重性精神疾病基层防治手册

ZHONGXING JINGSHENJIBING JICENG FANGZHI SHOUCE

蒋 霞 主编

甘肃科学技术出版社

（甘肃·兰州）

图书在版编目(CIP)数据

重性精神疾病基层防治手册 / 蒋霞主编. -- 兰州 :
甘肃科学技术出版社, 2016.7 (2023.12重印)
ISBN 978-7-5424-2334-4

Ⅰ.①重… Ⅱ.①蒋… Ⅲ.①精神病 - 防治 - 手册
Ⅳ. ①R749-62

中国版本图书馆CIP数据核字(2016)第166084号

重性精神疾病基层防治手册

蒋　霞　主编

责任编辑　陈　槟
封面设计　魏士杰

出　版　甘肃科学技术出版社
社　址　兰州市城关区曹家巷1号　730030
电　话　0931-2131575（编辑部）　0931-8773237（发行部）

发　行　甘肃科学技术出版社　　印　刷　三河市铭诚印务有限公司
开　本　787毫米×1092毫米　1/16　　印　张　15.5　字　数　260千
版　次　2017年12月第1版
印　次　2023年12月第2次印刷
印　数　4001~5050
书　号　ISBN 978-7-5424-2334-4　　定　价　135.00元

编委会名单

目　录

第一章　精神疾病概述

第一节　认识精神疾病

一、什么是精神疾病

精神活动是人类大脑最重要的功能，没有之一。当大脑功能受损后，精神活动就会出现各种异常，我们称之为精神疾病或精神障碍。精神活动有三个层次，由低到高依次为知（认知）、情（情感）、意（意志行为）等过程，因此，精神疾病或精神障碍主要表现在患者的认知、情感、意志行为障碍。

精神活动正常与异常的界限相当模糊。精神正常的人，也可以有局限的精神异常表现，精神异常的人，也不是整个精神活动都不可思议。其实人的精神活动相当于一个圆环，精神异常只是环中的一段。如果将人的精神正常比作白色，精神异常比作黑色，那么白色与黑色之间存在着一个巨大的缓冲区域，即灰色区——非器质性精神痛苦的总和，包括心理不平衡、情绪障碍、行为问题等，这些均不同程度地干扰人们正常的生活。从群体来说，人类的心理健康不是黑白分明，而是两极小，中间大。因此，人们不要忽视了灰色区域的存在，应对心理问题做及时的矫正。因为，精神病与非精神病性障碍不是一成不变的，在某些特定的条件下可以相互转化。

我们应该从以下几个方面鉴别精神活动正常与否：

1. 现在与过去比：即他现在的精神状况与他过去的精神状况进行比较。若过去一贯表现很好，现在却一反常态，判若两人，则提示他现在精神活动可能不正常了。如某个学生，一贯学习认真，成绩优良，遵守纪律，生活很有条理，与老师同学关系融洽;而现在却疲疲沓沓，纪律松懈，生活懒散，与老师同学关系紧张，甚至无事生非，无端诬陷他人，与过去的行为表现大相径庭，则该学生可能精神有毛病了。

2. 本人与他人比：即他的言行举止，活动表现与周围人是否有很大的不同。若明显异于众人，而且离奇古怪，则提示其精神可能不正常。如某学生在教室上课，大家都认真听讲，课堂秩序良好。而该学生则突然在教室内东奔西跑，擅自进进出出，或大声讲话唱歌，不能听从劝阻，则该学生可能精神不正常了。

3. 是否符合当时当地的习俗和规范：一个时代有一个时代的习俗规范。一个地方也有一个地方的风俗习惯。装束服饰的大众化，言行举止的规范化往往是精神正常的表现之一。反之，往往会认为是不正常。如在汉族，青少年时代身穿“奇装异服”是无可非议的，但是到了五六十岁仍然如此穿着打扮，则往往会被认为是精神异常。然而在少数民族地区，即使是老年人，这种服饰却不一定是“奇装异服”了。

4. 是否符合客观现实：人的精神活动是客观现实的能动反映。因此，正常的精神活动应与客观现实相符。而异常的精神活动往往对客观现实进行歪曲，其言行举止往往与客观现实相违背。如某人诉说，常听到有人在窗外议论他，甚至广播电视的节目也是专门针对他来的，而事实调查却毫无根据。又如某人诉说他被人用某种仪器控制着他的脑子。其实，目前最先进的科学技术也不能控制人的思维。可见这就是精神失常的表现了。

5. 是否有不可理喻的行为表现：正常的行为都有一定的动机和目的，是人们可以理解的。反之，如果毫无动机和目的的行为表现则意味着精神异常。如行凶杀人，如果是出于复仇、谋财的动机和目的则是正常人的犯罪行为。若无缘无故地把人打死，则可能是受幻觉妄想等病态的支配，就是精神不正常了。

6. 整个精神活动是否协调统一：正常的精神活动是一个相互联系，协调统一的有机整体。如当听到一个令人高兴的好消息时，内心就会产生一种愉快的体验。同时流露出一种喜悦的表现。反之，本来值得高兴的事，而其感到悲伤痛苦，或常常毫无原因，毫无内心体验的独自发笑，整个精神活动彼此分裂，自相矛盾，变得支离破碎，混乱不堪，则是精神异常的表现。

二、心理障碍与精神疾病的区别

一般人认为，精神疾病是由心理障碍发展而来，这是不正确的。精神疾病有其自身的发生、发展规律，绝不会由心理障碍或神经症发展而来。在精神疾病的早期，往往以性格改变或神经症的形式为表现，容易被误认为是神经症，但两者是有本质区别的。

心理障碍是指不良刺激引起的心理异常现象，是心理活动中的轻度创伤。例如：遇到挫折后或愤怒攻击，或消沉自悲；遇到两难其全难以抉择时的心理冲突；考试前的过份紧张焦虑等等。心理障碍时多伴有情绪的焦虑或抑郁，紧张或恐惧以及生理功能的改变。心理障碍往往只是暂时的，在一定情景下偶然发生的，是正常心理活动中的局部异常状态。每一个正常人在特定情景下都可能产生不同程度的心理障碍，但其社会功能完好无损，往往不需经过治疗，只要不良生活事件消除，适当应用心理防御措施就会自然消失。但是严重而持久的心理障碍不仅会对人格发展产生影响，也会诱发一些精神疾病。

精神疾病是由生物、遗传、心理、社会、文化、环境等多因素引起的心理或行为障碍。它主要包括神经症和精神病以及人格障碍，精神发育障碍，器质性，中毒性精神病等。神经症又包括强迫症，恐怖症，焦虑症，神经衰弱，癔症，疑病症等。神经症可由长期的心理冲突，过度的心理防御转化而来，也多伴有焦虑，抑郁等不愉快体验和身体不适，但与现实仍有较好接触。神经症只是一组较轻的精神疾病，但患者自己感到很严重，过分担心，十分痛苦，故迫切要求治疗。其治疗应以心理治疗为主，可配合药物治疗，预后是良好的。

三、精神疾病与精神病的关系

精神疾病是在各种生物、心理以及社会环境因素的影响下，大脑功能失调导致认知、情感、意志和行为等精神活动出现不同程度障碍为临床表现的一类疾病，也就是人们常说的精神失常。

精神失常有轻有重，轻者称非精神病性障碍，如神经衰弱、癔症、焦虑症、疑病症、抑郁性神经症、强迫症、恐惧症等各种神经症，人格障碍，性功能障碍，性变态，药瘾，心身疾病以及程度较轻的精神发育迟滞，各种睡眠障碍及各种应激反应状态或情绪反应等。

重者称精神病（psychosis）。具有幻觉、妄想或明显的精神运动兴奋或抑制等“精神病性症状”，主要包括精神分裂症、情感性精神障碍、反应性精神病，偏执性精神病、各类器质性或症状性精神障碍，癫痫性精神障碍以及中度以上的精神发育迟滞。其病因不明，表现为认知，情感，思维，行为的紊乱，不能适应社会环境，脱离现实，否认有病，多拒绝治疗。其治疗则应以药物治疗为主，在其恢复期也可采用一些心理治疗和康复措施。

四、精神病与神经病的区别

在日常生活中，人们开玩笑或者骂人时经常使用“神经病”这个词，其实人们心里想表达的内容主要是“精神病”方面的涵义。一般人不大清楚神经病与精神病二者之间到底有何关系，有时甚至以为他们是一回事。但在医学上，两个概念有很大的区别。

如前所述，精神病表现为认识、情感、思维意志、动作、行为等精神活动出现持久的明显的异常；不能正常的学习、工作、生活；动作行为难以被一般人理解，显得古怪、与众不同；在病态心理的支配下，自杀或攻击、伤害他人的动作行为；有程度不等的自知力缺陷等。除少部分人继发于器质性疾病，大部分患者不能找到明确的病因，只能靠症状来诊断。

神经病则指的是神经系统疾病，常见的疾病有脑出血、脑梗塞、脊髓灰质炎、脑瘫、末梢神经炎、帕金森病、脑外伤、癫痫、面瘫等。这些疾病都是因为各种原因导致脑、脊髓、外周神经等神经系统组织的器质性损害，而导致神经系统功能障碍。主要症状为感觉麻木、肢体瘫痪、抽搐、肢体运动障碍、意识障碍等，一般思维能力、判断力都是正常的。体格检查会表现出神经定位体征，即神经控制区域感觉运动的异常表现，或其他功能异常。这类疾病通过CT、肌电图、脑电图、脑血流图、实验室检查及其他检查可以明确病因。

治疗方面，精神病必须坚持精神药物治疗为主，辅以心理治疗。药物包括：抗精神病药物（如氟哌啶醇、甲硫哒嗪、氯丙嗪、维思通、奋乃静、舒必利、氯氮平、阿立哌唑、启维等）；抗抑郁药（百忧解、赛乐特、吗氯贝胺、马普替林、丙咪嗪、氯丙咪嗪、阿米替林、多虑平等）；抗躁狂药（碳酸锂、卡马西平）抗焦虑药（安定、氯硝安定、阿普唑仑等）。

神经症的治疗却是以心理治疗为主，药物治疗为辅。心理治疗必须由受过专业训练的人来实施，如像外行人自作主张给亲友或自己服药，不能正当地称为药物治疗一样。求神拜佛也有可能对病人产生好的心理作用，但不能说这是一种心理治疗。

五、重性精神疾病与严重精神障碍的区别

重性精神疾病是一个管理上的概念。我国卫生部自2005年起开始将精神分裂症、双相（情感）障碍、分裂情感障碍、偏执性精神病、癫痫所致精神病、精神发育迟滞伴发精神障碍实施社区管理，称为重性精神疾病管理治疗项目，2009年国家基本公共卫生服务项目也将其纳入管理。随着国家经济社会的不断发展，重性精神疾病所包括的疾病也会不断增加。

对于严重精神障碍，它不是一个专业诊断名称，而是一个法律概念。我国《精神卫生法》第八十三条有定义：指疾病症状严重，导致患者社会适应等功能严重损害、对自身健康状况或者客观现实不能完整认识，或者不能处理自身事务的精神障碍。严重精神障碍分两类：第一类：需要发病报告和管理的严重精神障碍，又称“重性精神疾病”；第二类：其他严重精神障碍。

从以上介绍可以看出，重性精神疾病是一个管理上的概念，严重精神障碍是法律概念，二者与精神病的范围大体一致。

第二节　临床常见精神症状

在精神病学中，病因已明的外源性精神病，即由感染，中毒，脑外伤，脑瘤，脑血管疾病，脑变性病，内分泌疾病及其他躯体疾患所致之精神障碍，只占10%左右，90%左右精神疾病的发生尚未找到明确的主要原因，并且多数精神疾病无特殊的体征或化验等其他阳性发现，因而精神疾病的诊断，在目前水平仍以精神症状结合病史为主要依据。

常见精神症状

一、认知障碍

（一）感觉障碍

1. 感觉过敏：由于病理性或功能性感觉阈限降低而对外界低强度刺激的过强反应。此症状多见于神经症或感染后虚弱状态患者。

2. 感觉减退：由于病理性或功能性感觉阈限增高而对外界刺激的感受迟钝，

此症状多见于抑郁状态、木僵状态和意识障碍患者，神经系统器质性疾病时常常有感觉减退。

3. 内感性不适：躯体内部性质不明确、部位不具体的不舒适感，或难以忍受的异常感觉。多见于精神分裂症、抑郁状态、神经症和脑外伤后综合征。

（二）知觉障碍

1. 错觉：对客观事物歪曲的知觉。正常人偶有错觉发生，但经现实验证后，可加以纠正。精神疾病患者的错觉不能接受现实检验，在意识障碍的谵妄状态时，错觉常带有恐怖性质。

2. 幻觉：无对象性的知觉。感知到的形象不是由客观事物引起。幻觉是一种很重要的精神病性症状。

根据感受器官不同，幻觉可分为幻听、幻视、幻嗅、幻味、幻触和内脏性幻觉。

临床上最为常见的是幻听，幻视次之，其他种类的幻觉较少出现。

幻听：包括言语性和非言语性的幻听。临床上言语性幻听比非言语性幻听更为常见，对精神疾病的诊断和鉴别诊断有临床意义。言语性幻听又可分为：命令性幻听、评论性幻听、争论性幻听。幻听可见于多种精神疾病，如精神分裂症，器质性、心因性、功能性精神障碍等。

幻视：缺乏具体形态和明确结构的幻视，叫做原始性幻觉。如见到闪光，火花等。幻视也可以同外界事物的形象一样。幻视可见于精神分裂症，脑器质性疾病和高热患者。

幻嗅：患者嗅到的异味感。如尸臭、轮胎烧焦后的气味等。幻嗅常见于精神分裂症，颞叶癫痫或颞叶肿瘤时也有时可见。

幻味：患者在食物或水中尝到某种特殊的怪味道。主要见于精神分裂症。

幻触：患者感到皮肤或黏膜上有虫爬、针刺、电灼等异常感觉。幻触常见于精神分裂症和癫痫等脑器质性精神障碍。

内脏性幻觉：患者躯体内部有性质很明确，部位很具体的异常知觉。多见于精神分裂症或严重抑郁症发作。

按幻觉体验的来源，有真性幻觉和假性幻觉两种。

真性幻觉：患者的幻觉形象清晰、生动，位置精确，与客观事物一样，并引发相应的情感和行为反应。

假性幻觉：幻觉形象模糊、不生动、位置不精确，与客观事物不一样。它产生于患者的主观空间（如脑内、牙齿内），叙述幻觉不是通过相应的感觉器官感知到的。例如，患者说闭上眼睛能看到东西、人像，不用耳朵，脑子也到声音。

按幻觉产生的特殊条件，又有功能性幻觉、思维鸣响、心因性幻觉等。

功能性幻觉：在某个感觉器官处于功能活动状态的同时出现的幻觉。

功能性幻听与正常知觉同时出现、同时存在、同时消失，两者互不融合。例如，患者在听收音机时，同时听到骂他的声音，关闭收音机，便听不到骂他的声音。多见于精神分裂症，有时见于气功所致精神障碍或其他精神障碍。

思维鸣响或思维回响：是特殊形式的幻觉。表现为患者能听到自己所思考的内容。思维鸣响多见于精神分裂症。

心因性幻觉：是强烈的精神刺激引发的幻觉。幻觉的内容与精神刺激因素有密切的联系。仅仅见于应激相关精神障碍、癔症等。

（三）感知综合障碍

患者感知客观事物的个别属性，如大小、长短、远近时产生变形。该症状分为“视物显大症”、“视物显小症”。统称为视物变形症。

有一种感知综合障碍叫做“非真实感”。患者觉得周围事物像布景、“水中月”、“镜中花”，人物像是油画中的肖像，没有生机。非真实感可见于抑郁症、神经症和精神分裂症。

还有一种感知综合障碍，患者认为自己面孔或体形改变了形状，自己的模样发生了变化，因而在一日之内多次窥镜，故称为“窥镜症”，可见于精神分裂症和脑器质性精神障碍。

二、思维障得

思维障碍的临床表现多种多样，人们大体上将其分为思维形式障碍和思维内容障碍两部分。

（一）思维形式障碍

思维形式障碍包括联想障碍和思维逻辑障碍。常见的症状如下

1. 思维奔逸

一种兴奋性的思维联想障碍，主要指思维活动量的增加和思维联想速度加快而言。患者表现为语量多，语速快，口若悬河，滔滔不绝，词汇丰富，诙谐

幽默。患者自诉脑子反应灵敏（“脑子转得快”）。

这一症状严重时，患者谈话的内容中夹杂着很多音韵的联想（音联），或字意联想（意联）。即患者按某些词汇的音韵相同或某句子在意义上相近的联想而转换主题。患者的谈话内容很容易被环境中的变化所吸引而转换谈话的主题（随境转移）。多见于躁狂状态或情感性精神障碍躁狂发作。

【病例】男25岁，情感性精神障碍躁狂发作。

在病房医生集体床旁查房时，患者主动问站在其身旁的医生姓名。这位医生告诉其姓“粟”，患者听到后就说：“啊！西米西米，东西南北，东风压倒西风，帝国主义和一切反动派都是纸老虎。”（意联）

此时病房门，走进一位身着工作服的其他病房的医生。患者的注意力立即被这位陌生人吸引过去，并自言自语地说：“他来干什么?我熟悉这儿的情况，我能帮他忙。”患者在离开众多医生，欲转而向这位陌生人走去以前，连声说：“对不起，我得问问他有什么事。”（随境转移）

2. 思维迟缓

一种抑制性的思维联想障碍，与上述思维奔逸相反，以思维活动显著缓慢，联想困难，思考问题吃力，反应迟钝为主要临床表现。

患者语量少，语速慢，语音低沉，反应迟缓。患者自诉：“脑子不灵了，脑子迟钝了。”

这一症状严重时，虽然患者本人非常努力，但是一篇作文或一篇简短的发言稿，经过很长时间还是写不出来，学习或工作效率很低，患者因此而苦恼。

多见于抑郁状态或情感性精神障碍抑郁发作。

3. 思维贫乏

患者思想内容空虚，概念和词汇贫乏，对一般性的询问往往无明确的应答性反应或回答得非常简单。回答时的语速并不减慢，这是思维贫乏和思维迟缓精神症状鉴别要点之一。

患者平时沉默寡言，很少主动讲话，被询问时则回答：“没有什么要想，也没有什么可说的。”患者对上述精神症状漠然处之，并不以为是精神病态表现。

多见于精神分裂症或器质性精神障碍痴呆状态。

4. 思维松弛或思维散漫

患者的思维活动表现为联想松弛，内容散漫。交谈中患者对问题的叙述不够中肯，也不很切题，给人感觉患者的回答是“答非所问”，此时，与其交谈有一种十分困难的感觉。

例如：某技校学生，笔试时监考老师已发现有一道问答题，其所答内容与所问问题毫无关系，曾前后两次提醒这位学生要好好审题。学生对答题内容仍不做任何修改，还说：“我已经看过了，这道题就这样回答。”

多见于精神分裂症早期。

5. 破裂性思维

患者在意识清楚的情况下，思维联想过程破裂，谈话内容缺乏内在意义上的连贯性和应有的逻辑性。患者在言谈或书信中，其单独语句在语法结构上是正确的，但主题与主题之间，语句与语句之间却缺乏内在意义上的连贯性和应有的逻辑性，因此，旁人无法理解其意义。

这是精神分裂症特征性的思维联想障碍之一，对精神分裂症的诊断有重要参考价值。

【病例】男22岁，精神分裂症青春型。

医生问，患者答，现记录一段交谈内容如下。

问：“这儿是什么地方?”

答：“现在的地方不管它，就是一小部分。”

问：“你来这里干什么?”

答：“我来这里没法说生活困难。现在我来就算是叨语。现在就代表一句话。院长就这样。今天是下午。”

问：“我们是做什么工作的?”

答：“我早晨没有吃饭，我找原来前面那个小小的商店。”……

6. 思维不连贯

类似破裂性思维，是在意识障碍情况下出现的，不但主题之间，语句之间缺乏内在意义上的连贯性和应有的逻辑性，而且在个别词句之间也缺乏应有的连贯性和逻辑性，言语更加支离破碎，语句片断，毫无主题可言，成为语词杂拌。

虽然破裂性思维时的语词杂拌在临床现象学方面很难与思维不连贯时的语词杂拌进行区分，但两者在临床上的严格区分却是非常重要的。

区别两者的要点在于后者是在意识障碍情况下出现的。思维不连贯多见于脑器质性和躯体疾病所致精神障碍有意识障碍时。

7. 思维中断

患者无意识障碍，又无明显的外界干扰等原因，思维过程在短暂时间内突然中断，常常表现为言语在明显不应该停顿的地方突然停顿。

这种思维中断并不受患者意愿的支配，有的患者在回答医生对上述现象的提问时说："当时我心里明白，但脑子里一片空白。"

患者可伴有明显的不自主感。多见于精神分裂症。

8. 思维插入和思维被夺

患者在思考的过程中突然出现一些与主题无关的意外联想，患者对这部分意外联想有明显的不自主感，认为这种思想不是属于自己的，是别人强加给他的，不受其意志的支配，称思维插入。

若患者在思考的过程中突然认为自己的一些思想 (灵感或思想火花) 被外界的力量掠夺走了，称思维被夺。

两者多见于精神分裂症。

9. 思维云集又称强制性思维

是指一种不受患者意愿支配的思潮，强制性地大量涌现在脑内，内容往往杂乱多变，毫无意义，毫无系统，与周围环境也无任何联系。这些内容往往突然出现，迅速消失。

有的患者说："这些乱七八糟想法的出现，就像夏天天空中的云彩一样，突然乌云密布，突然乌云消失，又见阳光。"

强制性思维多见于精神分裂症，也可见于脑器质性精神障碍。

10. 病理性赘述

患者在与人交谈过程中不能简单明了、直截了当地回答问题，在谈话过程中夹杂了很多不必要的细节。患者并不觉得自己说话□嗦，反而认为这些都是其认真交谈和回答问题时必不可少的内容。患者不听劝说，坚持要按照他原来的想法把话讲完。患者在讲了很多完全可以省略的谈话内容以后，最后终于讲出了其本次谈话的主题和中心思想。

多于见脑器质性精神障碍。

【病例】男45岁，癫痫性精神障碍。医生问："上次我给你开的药，你吃完了吗?”患者答：“医生，你上次给我开了两种药，一种叫鲁米那，一种叫苯妥英钠。这两种药你让我每天吃3次，每次各1粒。我为了治好病，我是完完全全按照你说的办法吃药的，既不多吃，也不少吃。我每天吃3次药，每次一样吃1粒。今天正好吃完了。

11. 病理性象征性思维

指患者主动地以一些普通的概念、词句或动作来表示某些特殊的、不经患者解释别人无法理解的含意。

例如：时值夏天，某患者只要睁眼醒来就紧紧抱住冰冷的暖气片不松手，甚至在一日三餐时也不松手。医护人员询问其原因何在，患者说：“因为暖气片是工人阶级制造的，我决心和剥削阶级家庭划清界限，永远和工人阶级在一起。”

病理性象征性思维多见于精神分裂症。

正常人可以有象征性思维，如以鸽子象征和平，游行时高举红旗象征革命，这样做是以传统和习惯为基础，已约定俗成，彼此能够理解的，而且不会把象征的东西当成现实的东西。

12. 语词新作

患者自己创造一些文字、图形成符号，并赋予其特殊的含意。有时把几个无关的概念或几个不完全的词拼凑成新的词，以代表某种新的概念或几个不完全的词拼凑成新的词，以代表某种新的含意。

例如：医生在患者写的文字材料中发现有一个字（字的上半部是“手”，字的下半部是“心”）。患者说：“这个字读作手心，是书桌的意思。”

语词新作多见于精神分裂症。

13. 逻辑倒错性思维

以思维联想过程中逻辑性的明显障碍为主要特征。患者的推理过程十分荒谬，既无前提，又缺乏逻辑根据，尽管如此，患者却坚持己见，不可说服。

例如：某中学生物老师，精神失常后拒食，在劝说下可饮水，仍拒食。医生询问时，患者答：“我是大学生物系毕业的。生物进化是从单细胞到多细胞，从植物到动物。植物和动物是我们的祖先。父母从小就教育我要尊敬祖先。我吃饭、吃菜就是对祖先的不孝了。”

逻辑倒错性思维多见于精神分裂症。

（二）思维内容障碍

1. 妄想

妄想是一种脱离现实的病理性思维。它的特点是：（1）以毫无根据的设想为前提进行推理，违背思维逻辑，得出不符合实际的结论；（2）对荒唐的结论坚信不移，不能通过摆事实讲道理进行知识教育以及自己的亲身经历来纠正这种荒唐结论；（3）妄想内容均涉及患者本人，总是与个人利害有关；（4）妄想具有个人独特性；（5）妄想内容常有浓厚的时代色彩。

临床上通常按妄想的主要内容归类，常见的有：

关系妄想：患者把实际与他无关的事情，认为与他本人有关系。例如：患者认为电视里在演他和他们家的事，因而关闭电视机。认为报纸上的内容是影射他和他们家，因而气愤地把报纸放在一边。认为马路上陌生人之间的谈话是在议论他，咳嗽吐痰是针对他的，是蔑视他，因而拒绝出家门。多见于精神分裂症。

被害妄想：患者坚信周围某人或某些团伙对他进行跟踪监视、打击、陷害，甚至在其食物和饮水中放毒等。受妄想的支配可有拒食、控告、逃跑或伤人、自伤等行为。多见于精神分裂症和偏执性精神病。

特殊意义妄想：患者认为周围人的言行，日常的举动，不仅与他有关，而且有一种特殊的含义。

例如：某男性患者回家后见妻子在逗小孩玩，边滚煮熟的鸡蛋，边说："滚蛋，滚蛋"，患者听到以后内心已不悦，其妻不知，又将一个削好皮的梨分给患者一半，患者当即勃然大怒，说："想和我离婚，没有那么容易"，多人解劝无效。此症状不易与"关系妄想"区分，新出版的《精神病学》教科书已不提及。

物理影响妄想：患者认为自己的思维、情感、意志行为活动受到外界某种力量的支配、控制和操纵，患者不能自主，称影响妄想。如果患者认为这种操纵其精神活动的外力是由某种先进仪器所发出的激光、X线、红外线、紫外线等（均为物理因素），就称物理影响妄想。多见于精神分裂症。

夸大妄想：患者夸大自己的财富、地位、能力、权利等。可见于情感性精神障碍躁狂发作、精神分裂症和脑器质性精神障碍，例如麻痹性痴呆。

自罪妄想：又称罪恶妄想。患者毫无根据地认为自己犯了严重错误和罪行，甚至自己是罪大恶极，死有余辜，应受惩罚，以至拒食或要求劳动改造以赎其罪。主要见于情感性精神障碍抑郁发作，也可见于精神分裂症等其他精神疾病。

疑病妄想：患者毫无根据地坚信自己患了某种严重躯体疾病或不治之症，因而到处求医，即使通过一系列详细检查和多次反复的医学验证都不能纠正其歪曲的信念，称疑病妄想。严重的疑病妄想，患者认为“内脏已经腐烂了、“本人已不存在，只剩下一个躯体空壳了”，又称虚无妄想。多见于精神分裂症，也可见于更年期和老年期精神障碍。

嫉妒妄想：患者坚信配偶对其不忠，另有外遇。因此，患者跟踪监视配偶的日常活动，甚至检查配偶的内裤等，想方设法寻找所谓的证据。多见于精神分裂症、酒精中毒性精神障碍、更年期精神障碍等。

钟情妄想：这一种妄想实际是一种被钟情妄想，患者坚信某异性对自己产生了爱情，即使遭到对方严词拒绝，反而认为对方是在考验自己对爱情的忠诚。多见于精神分裂症。

内心被揭露感：又称被洞悉感。患者认为其内心的想法或者患者本人及其与家人之间的隐私，未经患者语言文字的表达，别人就知道了。很多患者不清楚别人是通过什么方式、方法了解到他内心想法的。例如：一位女性患者，对近几天来单位同事间多次谈论有关“掏耳朵”的事情耿耿于怀，认为这些谈话都是针对自己的，是在讥笑自己蜜月里曾经主动给丈夫掏过耳朵，讥笑自己在丈夫面前撒娇等等，并且认为，不只是这件事情，她的其他个人隐私，以及她的想法，不说出来别人就都知道了，丈夫多次解释无效。多见于精神分裂症。

按照妄想的起源以及妄想与其他精神症状的关系分类：

(1) 原发性妄想：是突然发生，内容不可理解，与既往经历和当前处境无关，也不是起源于其他精神异常的一种病态信念。原发性妄想以突发性妄想(妄想的产生非常突然，找不到任何心理学上的解释)最为常见。除突发性妄想外，还有两种原发性妄想的表现形式。

妄想知觉：是指患者突然对正常知觉体验赋以妄想性意义。

例如：患者和同事们一同外出，大家都看到了前面马路上有一只家犬，患者当即说：“我要被提拔了，调令很快就会送到我们单位。”

妄想心境：也是原发性妄想的一种表现形式。妄想心境是指患者对他所熟悉的环境突然感到气氛不对，周围环境已经发生了某种对他不利的变化，使得患者有某种不祥的预感。此时患者尚不能明确地说出周围究竟发生了什么对其不利的事情。

原发性妄想是精神分裂症的特征性症状，对精神分裂症的诊断有重大参考价值。

(2) 继发性妄想：是指以错觉、幻觉、逻辑推理障碍、情感高涨或低落等精神异常为基础所产生的妄想，或者在某些妄想的基础上产生另一种妄想。

继发性妄想可以见于很多种精神疾病，在诊断精神分裂症时，其临床意义不如原发性妄想。

2. 强迫观念

又称强迫性思维，是指某一种观念或概念，反复地出现在患者的脑海中。患者自己知道这种想法是不必要的，甚至是荒谬的，并力图加以摆脱。但事实上常常是违背患者的意愿，想摆脱，又摆脱不了，患者为此而苦恼。

强迫观念可以表现为反复回忆某些事情经过、反复思索某些毫无意义的问题、反复对高层建筑物的层数进行计数、总是怀疑自己的行动是否正确、脑中总是出现一些对立的观念。

强迫观念多见于强迫症。

强制性思维多见于精神分裂症。

超价观念：是一种在意识中占主导地位的错误观念。它的发生虽然常常有一定的事实基础，但是患者的这种观念是片面的，与实际情况有出入的。只是由于患者的这种观念带有强烈的感情色彩，因而患者才坚持这种观念不能自拔，并且明显地影响到患者的行为。

多见于人格障碍和心因性精神障碍患者。

三、注意、记忆与智能障碍

（一）注意障碍

注意不是一种独立的心理过程，感知觉、思维、记忆、智能活动等之所以能够正常进行，均需要注意的参与，因此注意是一切心理活动共有的属性。注意对判断是否有意识障碍（特指对周围环境的意识障碍）有重要意义，意识障碍时总是伴随有注意障碍。

临床上常见的注意障碍：

注意减弱：患者主动和被动注意的兴奋性减弱，以至注意容易疲劳，注意力不容易集中，从而记忆力也受到不好的影响。多见于神经衰弱症状群、脑器质性精神障碍及意识障碍时。

注意狭窄：患者的注意范围显著缩小，主动注意减弱，当注意集中于某一事物时，不能再注意与之有关的其他事物。见于有意识障碍时，也可见于激情状态、专注状态和智能障碍患者。

（二）记忆障碍

记忆包括识记、保存、认知（再认）和回忆（再现）四个过程，四者既相互关联又密切组合。识记是记忆保存的条件或前提，而认知（再认）和回忆（再现）则是某种客体在记忆中保存下来的结果或显现。

记忆障碍包括：

1. 记忆增强：是一种病理的记忆增强，表现为病前不能够并且不重要的事情都回忆起来。见于情感性精神障碍躁狂发作或抑郁发作，也可见于偏执状态。

2. 记忆减退：可以表现为远记忆力和近记忆力的减退。脑器质性损害患者最早出现的是近记忆力的减退，患者记不住最近几天，甚至当天的进食情况，或记不住近几天谁曾前来看望等等。病情严重后远记忆力也减退，例如，回忆不起本人经历等。主要见于脑器质性精神障碍。

3. 遗忘：对局限于某一事件或某一时期内的经历不能回忆，称遗忘。

顺行性遗忘：指患者不能回忆疾病发生以后一段时间内所经历的事情。例如，脑震荡、脑挫伤患者回忆不起受伤后到意识恢复清晰前这一段时间内所发生的事情。

逆行性遗忘：指患者忘掉受伤前一段时间的经历。它的长度是指由受伤一刻开始，直至受伤前最后一件能清晰回忆的事情为止。典型的逆行性遗忘对脑外伤性精神障碍的诊断有参考价值。

例如，一位脑外伤性精神障碍患者，在医院留观期间，对脑外伤当天单位领导前来看望疑惑不解。患者对被送往医院的前后经过不能回忆，即对脑震荡史丝毫不知。患者对当天外伤前能清晰回忆的最近一件事是家人曾提醒他，出家门后骑自行车要一路小心（顺行性及逆行性遗忘）。

心因性遗忘症：指心理因素引起的遗忘。对生活中某一特定阶段的经历完全遗忘，通常与这一阶段发生的不愉快事件有关，多见于癔症。

4. 错构：是记忆的错误，对过去曾经历过的事情，在发生的时间、地点、情节上出现错误的回忆，并坚信不移。多见于脑器质性疾病。

5. 虚构：患者在回忆中将过去事实上从未发生过的事情，说成是确有其事。患者以这样一段虚构的事实来弥补他所遗忘的那一片段的经历。由于有虚构症状的患者常常有严重的记忆障碍，因而记不住曾经说过的、属于虚构的内容，其虚构的内容常常变化，并且很容易受暗示的影响。多见于脑器质性疾病。

需要指出的是，当患者同时出现记忆减退（特别是近记忆力减退）、错构、虚构以及定向力发生障碍时则称之为柯萨可夫综合征，又称遗忘综合征，多见于慢性酒精中毒性精神障碍以及其他脑器质性精神障碍。

（三）智能障碍

智能包括注意力、记忆力、分析综合能力、理解力、判断力、一般知识的保持和计算力等等。总之，智能是一个复杂的、综合的精神活动。临床上将智能障碍分为精神发育迟滞和痴呆两大部分。

1. 精神发育迟滞

是指先天或围产期或在生长发育成熟以前，由于多种致病因素的影响，使大脑发育不良或发育受阻，以致智能发育停留在某一阶段，不能随着年龄增长而增长，其智能明显低于正常的同龄人。导致精神发育迟滞的致病因素有遗传、感染、中毒、头部外伤、内分泌异常或缺氧等。

2. 痴呆

痴呆是一种综合征（症侯群），是意识清楚情况下后天获得的记忆、智能的明显受损。主要临床表现为分析综合判断推理能力下降，记忆力、计算力下降，工作和学习能力、生活自理能力下降或丧失，伴有精神和行为异常，例如思维贫乏、情感淡漠、行为幼稚、低级的和本能的意向活动亢进等。

临床上绝大多数的痴呆是脑器质性的，但须与少见的、大脑组织结构无任何器质性损害的、由心理应激（精神创伤）引起的假性痴呆进行鉴别。假性痴呆预后较好。

四、自知力障碍

自知力是指患者对其自身精神病态的认识和批判能力。

神经症患者通常能认识到自己的不适，主动叙述自己的病情，要求治疗，医学上称之为自知力完整。精神病患者往往丧失了对精神病态的认识和批判能力，否认自己有精神疾病，甚至拒绝治疗，对此，医学上称之为自知力完全丧失或无自知力。经过治疗，随着病情好转、显著好转或痊愈，患者的自知力也逐渐恢复。

自知力是精神科用来判断患者是否有精神障碍，精神障碍的严重程度，以及疗效的重要指征之一。

五、情感障碍

（一）以程度变化为主的情感障碍

1. 情感高涨

患者经常面带笑容，自诉心里高兴，就像过节一样。因而精力充沛，内心充满幸福感，睡眠减少，爱管闲事。同时，自我评价过高。有的患者认为自己能力强，赚钱容易，花钱大方，乱买东西乱花钱。有时患者自负自信，流于夸大，可有夸大妄想。有的易激惹，情绪容易波动，说到伤心事，也会哭泣流泪，但是很容易随着别人谈论高兴的事情而恢复原先的好心情。情感高涨时患者的动作行为有感染力，经常能引起周围人的共鸣。多见于情感性精神障碍躁狂发作。

2. 情感低落

患者经常面带愁容表情痛苦悲伤。自诉精力不足，失眠（或睡眠过多）。患者变得喜欢安静独处，原因是患者由于思维迟缓对社会交往变得顾虑重重。患者的愉快感缺失，原有的业余爱好和个人兴趣不复存在。患者自我感觉比实际情况要差，自我评价过低。自信心不足，流于自谦，可有自罪妄想。有时表现长吁短叹。患者可有自杀企图和行为。如果思维迟缓、情感低落、动作减少同时存在，则构成抑郁状态，

多见于情感性精神障碍抑郁发作，也可见于器质性和躯体疾病所致精神障碍，例如脑卒中后抑郁等。

3. 焦虑

患者在缺乏充分的事实根据和客观因素的情况下，对其自身健康或其他问题感到忧虑不安，紧张恐惧，顾虑重重，犹如大祸临头，惶惶不可终日，即使多方解劝也不能消除。并伴有憋气、心悸、出汗、手抖、尿频等自主神经功能紊乱症状。严重的急性焦虑发作，称惊恐发作，患者有濒死感、失控感，伴有呼吸困难、心跳加快、手心出汗、尿频、尿急等自主神经功能紊乱的症状。惊恐发作一般持续几分钟到半小时。焦虑和惊恐发作多见于焦虑症、惊恐障碍。

4. 恐怖

正常人面临危险处境时也会出现恐怖这一情绪反应，并伴有明显的心悸、气短、尿频、出汗、四肢震颤等自主神经功能紊乱的症状，这是容易为他人所理解的。

某些患者遇到特定的境遇（例如参加集会）或某一特定事物（例如看到家犬或剪刀等尖锐的物品时），随即产生一种紧张恐惧的心情，患者明知没有必要，却无法摆脱这种恐怖的内心体验。脱离这种特定的环境或事物时，紧张恐惧的心情随即消失。多见于恐怖症。

（二） 以性质改变为主的情感障碍

1. 情感迟钝

患者对一般情况下能引起鲜明情感反应的事情反应平淡，缺乏相应的情感反应。例如，某早年丧父的女患者，多年来母女相依为命，情意深重。病后患者对母亲变得疏远和冷淡，对母亲关心体贴的谈话越来越少，与病前相比，判若两人。情感迟钝不仅仅指正常情感反应量的减少，更具特征性的是患者的一些高级的、人类所特有的、很精细的情感 (例如劳动感、荣誉感、责任感、义务感等) 逐渐受损，但是还没有达到完全丧失的程度，见于精神分裂症早期以及脑器质性精神障碍。

2. 情感淡漠

指患者对一些能引起正常人情感波动的事情以及与自己切身利益有密切关系的事情，缺乏相应的情感反应。患者对周围的事情漠不关心，表情呆板，内心体验缺乏。见于精神分裂症衰退期和脑器质性精神障碍。

3. 情感倒错

患者的情感反应与现实刺激的性质不相称。例如，遇到悲哀的事情却表现欢乐，遇到高兴的事情反而痛哭。或是患者的情感反应与思维内容不协调。例如，说到自己受人迫害时，患者的面部不但没有愤怒的表情，反而笑嘻嘻地好像在谈论与自己毫无关系的事情。多见于精神分裂症。

（三） 脑器质性损害的情感障碍

1. 情感脆弱

患者常常因为一些细小或无关重要的事情而伤心落泪或兴奋激动，无法克制。

常见于脑动脉硬化性精神障碍，也可见于神经症的神经衰弱等功能性精神障碍。

2. 易激惹

患者很容易因为一些细小的事情而引起强烈的情感反应，例如，生气、激动、愤怒，甚至大发雷霆，持续时间一般比较短暂。常见于脑器质性精神障碍，例如脑动脉硬化性精神障碍。也可见于躁狂状态等功能性精神疾病。

3. 强制性哭笑

患者在没有任何外界因素的影响下，突然出现不能控制的、没有丝毫感染力的哭或笑的面部表情。患者对此既无任何内心体验，也说不出为什么要这样哭或笑。这是在脑器质性精神障碍时较为常见的一种精神症状。

4. 欣快

是在痴呆基础上的一种“情感高涨”。患者经常面带单调并且刻板的笑容，连他自己都说不清高兴的原因，因此给人以呆傻、愚蠢的感觉。可见于麻痹性痴呆和脑动脉硬化性精神障碍。

六、意志行为障碍

（一）意志增强

意志活动的增多，不同的精神障碍表现不尽相同。躁狂状态情感高涨时，患者终日不知疲倦地忙忙碌碌，但常常是“虎头蛇尾”，做事有始无终，结果是一事无成。而有被害妄想的患者受妄想的支配，不断地调查了解，寻找所谓的证据或到处控告等。

（二）意志缺乏

表现为患者缺乏应有的主动性和积极性，行为被动，生活极端懒散，个人及居室卫生极差。严重时患者甚至连自卫、摄食及性的本能都丧失。意志缺乏多见于精神分裂症精神衰退时，也可见于痴呆患者。

（三）意志减退

指患者的意志活动减少。

常见于下列情况：

抑郁状态患者，此类患者受情感低落的影响，总感到自己做不了事。或是由于愉快感缺失，对周围的一切兴趣索然，觉得干什么都没有意思，以至意志消沉，使患者的学习、工作或家务劳动成绩受到明显的影响。

另一种情况是程度较轻的意志缺乏，即意志低下患者。

两类患者的意志活动都有明显的减少，但是这两类患者的内心情感体验不同，疾病诊断有别，治疗方案各异。

（四）精神运动性兴奋

常区分为协调性和不协调性精神运动性兴奋两种。

协调性精神运动性兴奋时，患者动作和行为的增加与思维、情感活动协调一致，并且和环境协调一致。患者的动作和行为是有目的的，可理解的。多见于情感性精神障碍躁狂发作。

不协调性精神运动性兴奋时患者的动作、行为增多与思维及情感不相协调。患者的动作杂乱无章，动机和目的性不明确，使人难以理解。多见于精神分裂症的青春型或紧张型，也可见于意识障碍的谵妄状态时。

（五）精神运动性抑制

1. 木僵

指患者不言不语、不吃不喝、不动，言语活动和动作行为处于完全的抑制状态，大小便潴留。由于吞咽反射的抑制，大量唾液积存在口腔内，侧头时顺着口角外流。

如果患者的言语活动和动作行为明显减少，但是还没有达到完全消失的地步，则称之为亚木僵状态。

木僵多见于精神分裂症紧张型，称之为紧张性木僵。临床上还可见到抑郁性木僵、心因性木僵、器质性木僵。

2. 违拗

患者对于别人要求他做的动作，不但不执行，反而做出与要求完全相反的动作，称作主动性违拗。例如，要求患者张嘴时，患者反而把嘴闭得更紧。

如果患者对别人的要求不做出任何行为反应，称作被动性违拗。多见于精神分裂症紧张型。

3. 蜡样屈曲

患者不仅表现为木僵状态，并且患者的肢体任人摆布，即使被放在一个很不舒服的姿势，也可在较长时间内像蜡塑一样维持不动。如果将患者的头部抬高，做出好似枕着枕头的姿势，患者也可以很长时间内保持不动，称之为空气枕头。多见于精神分裂症紧张型。

4. 缄默

患者缄默不语，也不回答问题，但有时可以用手势或点头、摇头示意，或通过写字与别人进行交流。多见于精神分裂症紧张型和癔症患者。

5. 被动性服从

患者被动地服从医生或其他人的命令和要求，即使是完成别人所要求的动作对他不利，会使他难受，患者也绝对服从。例如，患者已经历过舌体被针刺的痛苦，再次让其伸舌时，患者还是被动地服从。见于精神分裂症紧张型。

6. 刻板动作

指患者机械刻板地反复重复某一单调的动作，常与刻板言语同时出现。多见于精神分裂症紧张型。

7. 模仿动作

指患者无目的地模仿别人的动作，常与模仿言语同时出现，多见于精神分裂症紧张型。

以木僵为主要临床表现。同时有违拗、蜡样屈曲、缄默、被动性服从、刻板言语、刻板动作、模仿言语、模仿动作等精神症状中的几个症状，就构成紧张性木僵症候群，是紧张症性综合征的一部分。

紧张性木僵和紧张性兴奋单独或交替出现，就构成紧张症性综合征的全部内容。多见于精神分裂症紧张型，也可见于脑器质性精神障碍等其他精神障碍。

8. 意向倒错

指患者的意向活动与一般常情相违背，导致患者的行为活动无法为他人所理解。例如，患者吃粪便、喝尿、喝痰盂里的脏水等。见于精神分裂症青春型。

9. 作态

患者做出幼稚愚蠢、古怪做作的姿势、动作、步态与表情。例如，做怪相、扮鬼脸等。多见于精神分裂症青春型。

10. 强迫动作

是一种违反本人意愿，反复出现的动作。例如，强迫性洗手，强迫性地检查门是否锁好等。患者清楚地知道，自己做这些动作完全没有必要，并努力设法摆脱，但徒劳无益，为此患者感到非常痛苦。多见于强迫症，也可作为强迫状态的一部分见于精神分裂症。

常见精神障碍综合征

一、概述

精神病综合征（psychiatricsyndrome）也称精神病综合症，是指精神疾病的一系列综合症疾病的总括。例如，情感性精神病具有躁狂状态和抑郁状态，但是这两种综合征在其他精神疾病中也并不少见。组成综合征的症状之间往往具有一定的内部联系或某种意义上的关连性，例如情感性精神病的躁狂相，其情感高涨、思维奔逸和活动增强，可理解为愉快的心境所致。其次，它们还可以同时或先后地出现和消失。

精神疾病中的综合征，有的是以其组成综合征的症状而命名的，有的是以提出某一综合征的人名而命名的，有的这两种形式同时应用，有的还以其他情况来命名的综合征。熟悉精神疾病的综合征，对于临床上诊断具有很大的帮助。

二、常见精神障碍综合征

（一）幻觉征（hallucinosis）

临床表现：以在无明显的意识障碍的情况下出现大量持久的幻觉为其主要特点。

（二）精神病综合征

幻听和幻视较多见，但也可伴有其他幻觉，主要是言语性幻听。言语性幻觉常伴发与其关联的妄想以及恐惧或焦虑的情绪反应。

（三）幻觉妄想综合征（hallucinatory-paranoidsyndrome）

临床表现：以幻觉为主，多为幻听、幻嗅等。在幻觉的基础上产生妄想，如被害妄想，影响妄想等。妄想一般无系统化倾向。主要特征在于幻觉和妄想密切结合，而相互依从，互相影响。

（四）精神自动症综合征（psychicautomatismsyndrome）

临床表现：包括感知觉、思维、情感、意志等多种精神病理现象。临床特点是在意识清晰状态下产生的一组症状。其中包括假性幻觉、强制性思维、被控制感、被揭露感，以及系统性的被害妄想、影响妄想等相互联系的综合征。

（五）疑病综合征（hypochondriacsyndrome）

临床表现：患者对自身状态过分关注，相信患了某些实际并不存在的疾病，并对微不足道的一些症状和体征过分夸张而终日焦虑紧张。

(六) Cotard综合征（Cotard’ssyndrome）

临床表现：患者感到自己已不复存在，或是一个没有五脏六腑的空虚躯壳，并认为其他的人，甚至整个世界包括房子、树木都不存在了。

(七) Othello综合征（Othello’ssyndrome）

临床表现：以怀疑配偶不贞的嫉妒妄想为核心症状。患者个性固执、多疑，好发于30~40岁，患者以许多似是而非的证据证明其配偶另有新欢，但往往说不出具体的对象，为此反复侦察、盘问、跟踪、拷打、症状可持续数年，可能产生攻击行为，甚至杀死配偶。其他方面的精神活动基本正常。

(八) 遗忘综合征（amnesticsyndrome）：又名柯萨可夫综合征或遗忘—虚构综合征。

临床表现：临床特点是记忆能力障碍，时间定向力障碍，虚构症和顺行性或逆行性遗忘症。患者开始时是对其发病后的事件，或刚做过的事情不能回忆。遗忘综合征常可和记忆错误结合在一起，患者常以错构症或虚构症的方式去填补既往经历中记忆脱失的空白部分。

(九) 紧张综合征（catatonicsyndrome）

临床表现：最突出的症状是患者全身肌紧张力增高，包括紧张性木僵和紧张性兴奋两种状态。前者常有违拗症、刻板言语及刻板动作、模仿言语及模仿动作、蜡样屈曲等症状。紧张性木僵状态可持续数日或数年，可无任何原因地转入兴奋状态。兴奋状态持续较短暂，往往是突然爆发的兴奋激动和暴烈行为，然后进入木僵状态或缓解。紧张综合征多发生于意识清晰状态，少数在梦样意识障碍背景上产生，此时出现对周围环境的感知障碍及大量幻想性形象，意识清醒后对幻想性形象的内容仍能回忆。

(十) Capgras综合征（Capgras’ssyndrome）：又称双重错觉综合征、易人综合征、替身错觉、双重人身症、冒充者综合征。

临床表现：指患者认为其亲友已被假扮者顶替，两者极端相似，但还是坚持认为他们是不同的，是有细微差别的（亦有人认为二者躯体不同）。是辨认不足，是对亲人正身的妄想性否认。被顶替的对象多涉及配偶、子女、而不涉及上一代人。近年来，认为替身同原来的人面貌并不一定一致，替换对象也不一定是亲人，可以是周围的熟人，甚至是家里的动物。女性多见。

（十一） 神经衰弱综合征 (neurasthenicsyndrome)

临床表现：临床表现主要有头昏、头痛、失眠、健忘、注意力不易集中、焦虑、紧张、烦躁、疲乏，工作效率降低，怕声、耳鸣，全身不适和精神萎靡等。可伴有植物神经及性机能障碍。

第三节　精神疾病的流行现状

一、全球流行状况

2001年世界卫生组织发表的《2001年世界卫生报告》说，目前全世界共约有4.5亿各类精神和脑部疾病患者，每4个人中就有1人在其一生中的某个时段产生某种精神障碍。

世界卫生组织（WHO）于2001—2003年在美洲、欧洲、非洲和亚洲的14个国家（6个不发达国家，8个发达国家）中进行了一项世界精神卫生调查，结果显示：

精神障碍总患病率差异较大，从中国上海的4.3%到美国的26.4%。除一个国家外，焦虑障碍是所有国家最为常见的障碍（乌克兰情绪障碍患病率较高），患病率为2.4%~18.2%不等。其次为情绪障碍，但两个国家除外（在尼日利亚和中国北京，应用精神物质所致精神障碍的发生率与之相等或较高），其发生率为0.8%~9.6%。物质障碍（12个月发生率为0.1%~6.4%）以及冲动控制障碍的发生率（12个月发生率，0.0%~6.8%）在调查中均较低（表1）。

二、我国流行现状

我国于1982年、1993年实施了两次全国精神疾病流行病学调查，2012年第三次全国精神疾病流行病学调查正在进行当中。通过前两次调查，初步摸清了我国精神疾病的分布情况。

1982年中国12地区精神疾病流行病学调查结果显示15岁及以上人口中精神障碍（不包括神经症）时点患病率10.54‰，终生患病率12.69‰。1993年采用相同方法和标准在其中7地区进行的第二次全国精神疾病流行病学调查，时点患病

表1　12个月精神障碍发病率（%）
（世界精神卫生《国际诊断检查·精神障碍诊断和统计手册》第4版）

区域	国家	焦虑	情绪	冲动控制	物质	任一
美洲	哥伦比亚	10.0	6.8	3.9	2.8	17.8
	墨西哥	6.8*	4.8	1.3?	2.5	12.2
	美国	18.2	9.6	6.8	3.8	26.4
欧洲	比利时	6.9	6.2❈	1.0✣	1.2✽	12.0
	法国	12.0	8.5❈	1.4✣	0.7✽	18.4
	德国	6.2	3.6❈	0.3✣	1.1✽	9.1
	意大利	5.8	3.8❈	0.3✣	0.1✽	8.2
	荷兰	8.8	6.9❈	1.3✣	3.0✽	14.9
	西班牙	5.9	4.9❈	0.5✣	0.3✽	9.2
	乌克兰	7.1★☆	9.1❈	3.2△▲❆	6.4✽	20.5
非洲	尼日利亚	3.3	0.8	0.0△▲❆	0.8	4.7
亚洲	黎巴嫩	11.2	6.6	1.7△▲❆	1.3	16.9
	日本	5.3★	3.1	1.0△▲★★	1.7	8.8
	中国（北京）	3.2★	2.5	2.6△▲❆	2.6	9.1
	中国（上海）	2.4★	1.7	0.7△▲❆	0.5	4.3

*焦虑障碍包括广场恐怖症、广泛焦虑障碍、强迫障碍、惊恐障碍、创伤后应激障碍、社交恐怖症和特殊的恐怖症。情绪障碍包括双相Ⅰ和Ⅱ障碍、恶劣心境和重症抑郁障碍、冲动控制障碍包括贪食症、间歇性爆发障碍以及过去12个月报告持续存在3项儿童—青少年障碍症状（注意一缺陷多动障碍、行为障碍和对抗缺陷障碍）。物质障碍包括酒精或药物滥用或依赖。如果物质依赖，回应者在生活中的某些时候符合全部标准并持续存在有12个月的依赖症状，他们目前不符合障碍的全部标准。器质性障碍按照精神障碍诊断和统计手册第4版的特别规定予以排除，但未用诊断等级规定

★强迫障碍症未作评定　　☆特殊恐怖症未作评定

❈双相障碍未作评定　　✣间歇性爆发障碍未作评定

△贪食症未作的评定　　▲注意缺陷多动障碍未作评定

❆对抗缺陷障碍未作评定

✽行为障碍未作评定林只对酒精滥用和依赖进行评定，其他药物滥用或依赖未作评定

率11.18‰，终生患病率13.47‰。两次调查的时点患病率和终生患病率分别比较差异均无显著性。

城乡精神障碍总患病率比较，1982年城市时点患病率11.19‰>终生患病率13.18。农村时点患病率9.88‰，终生患病率12.19‰。城乡患病率相比较差异无显著性。1993年城乡时点患病率（10.68‰，11.6‰）及终生患病率（12.96‰，

表21993年≥15岁人口中各类精神障碍的患病率及城乡患病率比较（‰）

精神障碍	时点患病率	终生患病率		合计
		城市	农村	
精神分裂症	5.31	8.18	5.18	6.55
精神发育迟滞（中、重度）	2.70	1.14	4.03	2.70
情感性精神障碍	0.52	0.14	0.58	0.83
酒依赖	0.68	0.23	1.06	0.68
药物依赖	0.47	0.34	0.67	0.52
阿尔茨海默病	0.36	0.68	0.10	0.36
脑血管病所致精神障碍	0.31	0.34	0.29	0.31
癫痫性精神障碍	0.21	0.11	0.29	0.21
偏执性精神障碍	0.10	0.00	0.19	0.10
人格障碍	0.10	0.11	0.10	0.10
睡眠与觉醒障碍	0.10	0.00	0.19	0.10
颅内感染所致精神障碍	0.05	0.00	0.38	0.21
内脏器官疾病所致精神障碍	0.05	0.11	0.10	0.10
一氧化碳中毒所致精神障碍	0.05	0.23	0.10	0.16
反应性精神障碍	0.05	0.11	0.38	0.26
气功所致精神障碍	0.05	0.11	0.00	0.05
分裂情感性精神障碍	0.05	0.11	0.10	0.10
内分泌疾病所致精神障碍	0.00	0.00	0.10	0.05
其他脑器质性疾病致精神障碍	0.00	0.00	0.10	0.05

2009年6月13日，《柳叶刀》杂志发表了对中国四省精神障碍的流行病学调查结果：成年人群30天患病率高达17.5%——据此估算，中国约有1.73亿人患有不同类型的精神障碍。

13.91‰）相比较仍未显示出明显差异。

在国内两次大规模流行病学研究中发现，几种主要精神障碍患病率高低分别排序，前三位的病种相同，均为精神分裂症、精神发育迟滞和情感障碍，而1982年排名4、5位的反应性精神病和脑血管意外所致精神障碍在1993年已经被酒依赖和药物依赖代替。可见物质依赖在精神卫生工作中越来越占有重要的地位。

第四节　精神障碍的病因

基于生物—心理—社会医学模式的认识

现代医学模式认为，精神障碍是由多种病因共同作用所致。大体可分为内因（生物学因素）和外因（心理、社会因素），两者往往相互作用的。

一、内因—生物学因素

1. 遗传因素：最重要的致病因素之一，但并不是唯一的因素，也不是肯定的单基因遗传，一般认为是多基因相互作用提高了精神障碍的危险性或者可能性。以精神分裂症为例，即使是单卵双生，同病率也不到50%。正常人的终生患病率约1%，而精神分裂症患者家属的终生患病率也只有10%左右。

2. 中枢神经系统疾病：指脑变性疾病、脑血管疾病、颅内感染、颅脑创伤、颅内肿瘤、癫痫等脑器质性病变所致的精神障碍，这类患者大多就诊于神经科，但精神科医师也经常会遇到这类问题。

二、外因—心理、社会因素

（一）心理因素

心理因素对某些精神疾病的发生有一定作用。如心因性精神障碍、神经症和与文化密切相关的精神障碍等，是心理因素起着主导作用，但不是起病的单一致病因素。主要看心理因素的性质和强度，对患者反应的程度而定。即个体对心理因素所持的态度。

1. 生活事件生活事件的心理因素可按张明园和Holmes等编制的生活事件量表65项或43项作参考。如离婚、丧偶、失败、失恋、失学、家庭纠纷、经济问题等等。

2. 自然灾害是指突然、强烈而急剧的精神应激，如地震、火灾、洪水、爆炸、滑坡、空袭、交通事故、亲人突然死亡等重大而骤然事故。心理急剧受致超过限度的应激多急剧诱发短暂的或持久的精神障碍。

（二）社会环境因素

1. 环境因素是指社会上和环境上心理因素的影响。如空气污染、噪杂声音、交通乱杂、环境卫生不良、人际关系等等增加了心理和躯体应激，对精神卫生产生不良影响。使人们长期处于厌烦、紧张状态之中，易患心身疾病、神经症和某些精神病。且发病率很高。

2. 文化环境是指不同的民族、不同的文化和不同的社会风气以及宗教信仰、生活习惯等等与精神疾病的发生有着密切的相关。由于文化、民族和环境不同出现特有的精神疾病。如马来西亚、印度尼西亚等东南亚国家有拉塔病（Latah）、行凶狂（Amok）和缩阳病（Koro）。加拿大森林地区的冰神附体（wililge）。澳大利亚北部的灵魂附体（Molgri）。日本冲绳岛的矮奴（EMU）。蒙古的比伦奇等精神疾病。

上述精神病病因中生物学因素和心理社会因素，各有偏重。在某些精神疾病中以某种因素起着主导作用。而在另一些精神疾病中的某些因素起决定性影响。不是单一的致病因素，而是多种因素共同作用的结果。有的精神医学工作者或有些患者的家属、单位、亲友们往往单纯调查寻找心理因素，认为心理是发病的唯一的致病因素是不全面的。心理因素只是各种发病病因中的一种，可以说属于诱发因素。如神经症、心因性精神障碍等心理因素是起主导作用。但还有其他生物因素的存在。精神分裂症、躁狂抑郁症等疾病主要是生物因素的影响。如遗传、性格、年龄和性别等因素特点起主导作用。而心理社会因素是发病的诱发因素。又如感染性、中毒性、躯体性、颅脑损伤性和其他器质性疾病时精神障碍，感染、中毒、躯体外伤和其他病因的疾病，在某些人中产生精神障碍，而在某些人中不发生，这些差异说明与患者的生物学因素如遗传关系，性格特征和体质等有关

基于心理学角度的病因分析

精神分析理论、行为主义理论、认知理论是当前最主要的三大心理学流派，它们分别心理障碍产生的原因有不同的分析。

一、意识论：精神分析

精神分析从历史与逻辑相统一的观点出发，认为心理障碍就是心理幼稚、不成熟。刚出生的婴儿都是精神病患者，与精神病患者使用同样的心理防御机制；到了儿童期，他们变成了人格障碍者，与人格障碍者使用同样的心理防御机制；到了青春期，他们变成了神经症患者，与神经症患者使用同样的心理防御机制；到了成年期，他们终于变成了正常人，使用正常人的心理防御机制。

精神分析对性变态的看法也是如此，认为性变态就是性幼稚。弗洛伊德把性心理发展分为五个阶段：口腔期，肛门期，尿道期，潜伏期，青春期。如果性心理停留在口腔期，就会导致口交癖、淫语癖；如果停留在肛门期，就会导致肛交癖、恋粪癖、恋物癖；如果停留在尿道期，就会导致手淫癖、磨擦癖、暴露癖和窥视癖；如果停留在潜伏期，就会导致同性恋。

那么，心理发展为什么会停留在某个时期呢？原因还是创伤。创伤可以导致心理发展停滞，这种情况称为“固着”，也可以导致退化，即倒退到某个比较幼稚的阶段。为什么会倒退到这个阶段？原因是个体曾经在这个阶段遭遇过心理创伤。一般认为，创伤越严重，退得越远。如果倒退到婴儿期或胎儿期，那就是精神分裂症，其特点是自我封闭，人格支离破碎。

二、认知论：认知分析

所谓认知一般是指认识活动或认识过程，包括信念和信念体系、思维和想象。认知理论认为人的情绪来自人对所遭遇的事情的信念、评价、解释或哲学观点，而非来自事情本身。情绪和行为受制于认知，认知是人心理活动的决定因素。具体来说，“认知”是指一个人对一件事或某对象的认知和看法，对自己的看法，对人的想法，对环境的认识和对事的见解等等。例如：同样的一所医院，小孩可能依自己的认识和经验，把它看成是一个“可怕的场所”，不小心就会被打针；一般人会看成是“救死扶伤”之地、可帮其“减轻痛苦”；而有些老年人则可能把医院看成是“进入坟墓之门”。所以，关键不在医院客观上是什么，而是被不同的人认知或看成是什么不同的认知就会滋生不同的情绪，从而影响人的行为反应。因此，一个人的非适应性或非功能性心理与行为，常常是受不正确的认知而不是适应不良的行为。认知疗法就是通过改变人的认知过程和由这一过程中所产生的观念来纠正本人的适应不良的情绪或行为。治疗的目标不仅仅是针对行为、情绪这些外在表现，而且分析病人的思维活动和应付现实的策略，找出错误的认知加以纠正。

三、行为论：行为分析

（一）条件反射理论

早期的行为主义心理学认为，一切心理活动都是从刺激到行为的反应，都可以简化为刺激-反应（S-R）的活动和单纯的适应功能。所谓刺激是指引起机体行为的内部和外部的变化，而反应则是指构成行为最基本成分的肌肉收缩和腺体分泌。

巴普洛夫提出经典条件反射。认为人和动物的心理活动，包括人的一切智慧行为和随意运动都是无条件反射基础上形成的条件反射。斯金纳提出操作条件反射，其基本规律是：自发性行为在先，强化在后；行为表现的频率随该行为造成的结果而改变（效果律）；取消强化物可使原已习得的操作行为消退（消退律）。与经典条件反射实验相比，操作反应是自发性的，虽有条件刺激和条件反应，但无明确的非条件反应出现。在行为主义看来，任何复杂的行为以及变态的行为都来自学习，尤其是早期的行为实践。

（二）情绪理论

原始的情绪模式表现为恐惧、愤怒和爱，而其他的各种复杂情绪是通过条件作用而逐渐形成的，情绪反应可以归结为特定内脏变化的行为表现。

（三）环境决定论

行为主义认为，人的一切心理现象和行为都是环境塑造的结果，而且行为是可以通过教育变化的，否认遗传和本能对行为的作用。新行为主义的社会学习理论认为，人类不仅通过自身行为被强化而习得新的反应，而且还可以通过观察他人（榜样）完成的行为而习得新的行为。

（四）人格理论

认为人格是在环境的影响下形成的一切动作的总和，是所有的各种习惯系统的最后产物。人在与社会相互作用的过程中形成了多种行为习惯系统，而所谓人格不过是诸多习惯系统中占有优势的习惯系统。行为主义看来，人格并非一成不变，而是可以通过改变环境和行为而得以重塑。

第五节 精神障碍对社会的影响

精神病人不仅对家庭影响大，而且对社会和其他人的影响也非常大，因此，改善精神病人的精神状况和社会功能对于社会、家庭和病人本人会带来很大的益处。

精神疾病病人往往在以下几个方面对社会有严重的影响：

一、影响社会生产力

精神病人在患病期间，不能从事正常工作。病后残留有后遗症状者，也会程度不等地影响工作。即使康复良好，已获痊愈，由于社会的误解和偏见，他们也难以被社会接受，很少再恢复原来的工作。因此，社会上存在的一批精神疾病病人，必将给社会生产力造成不可估量的损失。

二、增加社会负担

由于社会上精神疾病的发病逐渐增加，因此在社区中的各种服务机构，需供给大量抗精神病药物，社会服务部门，保险公司和公费劳保、医疗等，都得为精神疾病病人支付大量的费用，所以每年花费于精神卫生事业的费用，在卫生保健经费中占很大比重。

三、增加社会不安定因素

精神疾病病人中的犯罪率通常较高，他们往往受精神症状如妄想、幻觉的支配，可出现凶杀、纵火、破坏公共设施、危害交通安全、性犯罪等等。而抑郁症病人及精神分裂症病人还容易自杀。在发达国家，流浪汉、无家可归者多为慢性精神病人、酒瘾者和病态人格者，离婚、家庭破裂、失业、贫困、虐待儿童及家庭暴力事件，多与此类精神不健全的人群有关。

四、降低人口素质

精神分裂症、躁狂抑郁症、精神发育迟滞和人格障碍等疾病，均有一定的遗传倾向。因此，在计划生育工作落后、优生法律不健全的国家，人口中存在如此多的精神疾病病人，肯定会增加许多精神不健全的后代，从而严重地影响人口素质。

第六节　精神障碍的三级预防

我国精神卫生工作实行预防为主的方针，坚持预防、治疗和康复相结合的原则。在这里对于精神疾病的预防主要是三级预防，即一级预防、二级预防、三级预防。

一、一级预防

工作的第一个层面是初级预防，初级预防主要目的是减少社区中各型精神疾病的出现率。在这个预防的层面上是病因的预防。由于精神疾病的产生受多种因素的影响，如个人与生俱来的特质、性格发展的过程、身体健康的程度及人际关系中的各种际遇等都会直接、间接地影响个人处理、面对环境中各种压力的能力，造成适应或不适应的行为。因此，促进健全的人格发展，发现并改善不良的环境特质，评估及加强个人对不良环境所造成压力的抵抗力及解决问题的能力，使个人能有较健康的应付生活压力、挫折的方法等，这些都是初级预防的策略。为了预防精神疾病的发生，可以采用以下方法进行，如加强心理卫生教育、伦理教育，日常生活知识的灌输，应变能力的培养，提倡正当的娱乐活动，辅助青少年适当发泄自己的精力、情绪，以及举办各种特殊的心理素质培训班，尤其是在青少年中进行，以便培养青少年的健全人格，防止精神疾病的发生。还可以通过设立相应的各种心理咨询中心，对于儿童和青少年中所出现的各种心理问题及时干预，防止演变得愈加严重。

此外，在日常生活中的一些事件，如配偶或家人的死亡、罹患身体疾病、发生意外事故、结婚、生产、被解雇、改变工作环境、迁居、退休等皆容易引起人们的心理危机。有学者研究表明，当一个人遭遇到心理危机时，如果能适时的得到帮忙，重新再适应的机会就会大大地增加，一时的失败不至影响将来的自我发展。著名心理学家Caplan的研究认为，心理卫生工作者在个人遭遇危机时给予的协助，不仅可以减低当事人心理的痛苦，还能使个人和其周围的人从这次的经验中获得一个学习的机会，促进其人格的成长。但是，若个人无法突破心理危机，又没有得到适当的帮助，则会导致精神疾病的产生。因此，在危机出现的时候，也就是说当个人出现焦虑、惧怕、感到罪恶、羞耻、觉得无助时，往往就是心理卫生工作者必须注意把握给予协助的重要时刻。除了这些生活上的压力事件外，人生发展过程中的青少年、中年期、老年期分别为某些精神疾病之特发期，这些人也是心理卫生工作者需要注意的危险人群。

二、二级预防

二级预防的主要目标在于缩短精神疾病病人的患病时间，并尽可能地使精神疾病对个人及社会所造成的损害减至最低的程度。因此，早期发现问题，早期接受正确的诊断和积极有效地治疗，即成为达到目标的重要手段。在现今社会，一般群众对精神疾病的认识仍然不是很清楚，加上对精神疾病的刻板印象，往往不易接受精神疾病和身体疾病一样只是一种病，常觉得若得了精神疾病是一种耻辱和不光彩的事。因此，许多人包括病人或者他们的家属会否认精神、情绪方面的问题，而对已存在的问题置之不理，或寻求寺庙、民俗医疗的协助，直到病情恶化到严重地影响周围的人，才开始或被迫寻求适当的治疗。这种情况下，往往错失了有效治疗的时机，使病程拖长、慢性化，对个人、家庭、社会造成重大的财力损失及精神上的负担。心理卫生工作者在二级预防中担任很重要的工作，一方面是要向病人和家属宣传精神卫生知识，增加全社会的人对精神疾病的认识，改变群众对精神疾病的态度，协助群众了解精神医疗机构的分布及功能等社区资源，使全社会的人能早点察觉精神异常症状，即时寻求适当的医疗与协助。另一方面，医护人员要不断地充实本身的专业知识及技能，使病人在寻求协助时能得到最佳、最有效的治疗，如此才能真正达到早期发现、早期治疗、缩短病程、减少病情迁延的目的。

三、三级预防

三级预防的主要目标是在使精神疾病病人的精神功能缺陷的残留程度减至最低，预防再发病或再住院。它可以说是一种精神上的康复。实际上，精神疾病的康复在二级预防期病人接受治疗的阶段即已开始，但它更包括了在社区中的各种重建工作。三级预防精神疾病康复工作既然开始于医院内，则在病人住院期间，医护人员即需要维持病人与原来生活环境中有关人、物的接触与联络，增进彼此间良好的关系。在病人出院前，医护人员须与病人相关的社会网路接触与沟通，通过这些接触与沟通协助社区中的居民或家人、朋友接纳病人，协助病人安排生活及重整在家庭中的角色。为了达到三级预防的目的，遂有各种中途膳宿服务机构、寄养家庭、共同租屋场所、庇护站及各种生活与职业训练场所的设立，在医疗机构及医护人员直接或间接的扶持下，训练病人能独立自主、自尊、自重，并预防疾病的再发。

在这些训练中对病人和家属的健康教育也是十分重要的。对病人及亲属进行心理教育的内容，大致包括：

1. 简明传授主要常见精神疾病的科普知识，使亲属能谅解病人的异常表现；

2. 降低家庭成员中的高情绪表达程度，减少对病人的批评和指责，使他感到亲人的温和及关心，同时从另一方面也要防止对病人的过分保护，避免依赖性；

3. 介绍常用精神药物的治疗作用及可能出现的不良反应.督促病人服药，提高治疗的依从性；

4. 讲解如何对待及应付病人出现影响家庭的不良行为，以减轻亲属的紧张不安心情及精神负担；

5. 督促病人参加康复训练，尽可能进行记录，供医护人员参考；

6. 提供有困难时与医护人员联系的方法。

第二章　社区精神卫生服务

第一节　社区精神卫生发展

一、社区精神卫生运动对社区精神卫生服务的影响

社区精神卫生运动的正式开始起源于20世纪60年代。当时由于精神药物的发明、新的治疗形态如集体治疗、家庭治疗的盛行，使得人们开始对导致精神疾病的因素做更多、更深入的探讨，进而体会到除去生理因素以外，个人所处的社会环境中所带来的困扰与挫折，亦是引起压力产生的来源。而压力所导致个人遭遇到生活中的困扰和危机，正是造成心理问题的基本因素。因此，社区精神卫生的概念是主张以社区为基本单位，针对社区成员的特性发展出一套有组织且适宜的社区精神卫生服务系统，提供社区成员多元化且合乎人性化的精神卫生专业服务，其中包括教育、治疗、预防、康复、宣教等措施，以提升社区生活的品质。

社区包含了家庭、学校、特殊团体（如部队、工厂等）、住宅社区等由特定对象所组成的社会团体。所以，社区精神卫生的另一个特色是能够为较多数的群众服务，提高精神卫生服务的经济效益，理想的社区精神卫生服务系统中，应设有完善的工作机构提供服务，例如社区精神卫生中心，精神医疗康复机构（按照病人的不同疾病的需要给予门诊治疗、急性短期住院、日夜间留院、慢性疾病康复治疗、病人之家、居家照顾等等不同层次的医疗服务），公共卫生机构（如社区工疗站、卫生所），社会福利机构，心理辅导机构（如电话咨询服务），危机处置机构（如电话热线服务），学校（心理卫生专业的工作人员）。

二、什么是社区精神卫生服务

社区精神卫生是精神医学的一个重要分支。它是应用普通精神医学、社会医学、公共卫生管理学、社会心理学及其他行为科学的理论、技术和方法，研究和处理一定时期和一定区域社会人群中精神卫生需求的一门新兴专业学科。

传统的精神卫生服务与社区精神卫生服务有很多不同。传统的临床精神卫生服务只对求诊者、求治者服务，为一种被动服务方式，且较少顾及社会群体的动态趋势，临床视野不开阔，对某些很少住院的病种或多数精神疾病的社会心理学背景所知有限，如老年性痴呆、心身疾病、各类心理障碍以及大量的轻型精神障碍的疾病自然史和社会人口学特征等，这些宏观的资料和纵向规律，只有通过社区工作的调查研究才能得到。而社区精神卫生服务的对象则为社区所有居民，研究社区群体的动态，提供范围更广的主动性服务，包括社会宣教、心理咨询、家庭治疗、危机干预、康复指导及实施等。因此，从某种角度看，社区精神卫生服务既为临床精神卫生服务提供连续性服务，又不完全等同于传统社区精神卫生服务。

社区精神医学是以社区人群为基础，进行精神疾病的治疗、护理、精神康复以及预防的一门科学。据WHO估计，全世界有1%的人患有精神病，而按终生估计，约有10%的人会成为精神病人。世界卫生组织2001年《世界卫生状况报告》指出，全球约有4亿人患有精神疾病，精神疾病占全球总负担的近11%。据估算，到2020年中国精神疾病的总负担将上升至疾病总负担的1/4，按这样的发病率就出现的精神科的医护人员明显的不足和相对短缺，而且精神病医院的床位也远远满足不了精神病病人的住院需求，所以社区精神卫生服务势在必行。由于美国和英国等发达国家率先开展了精神病人的社区服务，并取得了明显的效果，所以世界卫生组织极力推荐精神病人实施“以社区为基础的康复”。

是一个健康服务所提供的模式——尝试所提供的精神卫生照顾基本上在社区，而不是住院服务。在这个服务模式中强调让精神病人尽可能长时间地在社区中生活，该生活方式必须使他们与社区融合为一体生活得更有意义。为了达到这样的精神卫生保健的目标，必须改变以往以住院治疗为主，社区治疗为辅的精神卫生保健的模式，使其成为次要织结构的照顾模式，使社区中的精神卫生服务成为提供给精神神病人的主要照顾模式。以往社区精神卫生服务是附属于住院服务或者是加入到住院服务中，在这个服务模式中既忽略了预防工作，又不能积极主动地提供服务。在住院治疗为主的精神卫生服务模式中所提供的照顾，强调治疗胜于预防，遏制胜于干预。

大多数社区精神卫生服务的目标是提供给病人尽量不依赖住院的服务，同时使病人过着一种有作为和有意义的生活。并且希望慢性精神病人生活在社区，让住院的服务提供给急诊病人。使住院服务系统用于更需要的地方，即进行短期的治疗。长期的治疗最好是不住院在社区内进行。许多研究指出，在世界范围内对精神卫生保健的需要日益增加。许多照顾模式不能提供基础设施投资，不能满足所有的人对精神卫生照顾的需要。在这里强调的基础设施不是指医院的床位数量的减少，而是指在像中国那样的拥有大量人群的城市中，病人能获得最急迫和重要精神卫生照顾。这就改革了住院服务像庇护所的服务模式（虽然一些病人是需要这样的服务），通过住院病人服务能够提供短期的急性照顾，以后病人长期的恢复和康复在社区，在精神卫生服务和政府的其他医疗服务机构支持下，生活在社区。

三、社区精神卫生服务的支持系统

社区精神卫生服务需要良好的支持系统的参与，主要有以下支持系统：

（一）专业支持系统

专业支持系统由精神病学家（包括医、护专家）、心理学家、社会工作者和职业治疗师等组成的多专业和多学科支持系统来对社区精神卫生服务提供技术上的支持。

（二）法律支持系统

为了保护病人的合法权益，在司法精神病学的发展中有法律支持系统的参与，在一些精神病专科医院中还附设有法律咨询机构，为精神病人和他们的家属提供与精神疾病相关的法律上的咨询，一旦精神病人涉法，还可以为他们提供精神疾病的司法鉴定，

（三）经济支持系统

一些医院针对社区中贫困的人群，提供了医疗费用的减免。

（四）协调管理支持系统

各级政府的各个部门（卫生、公安、民政、残联、乡镇、街道、居委会、村委会等）组成的社区精神卫生工作领导网络，体现对精神疾病防治工作的协调和协作。这个管理系统，给予社区服务提供了最可靠的支持。

（五）家庭支持系统

当前对于病人来说，最主要的还是家庭支持系统。我国具有精神病人很好的照顾资源，所以要想发挥好家庭支持系统的作用，应重点在于做好家庭教育和家庭干预。

（六）志愿者支持系统

包括单位领导、同事、朋友、邻居及其他志愿者，给病人及其家庭提供精神上、物质上的支持。例如：生活照料、安慰、陪伴、娱乐活动、共同参与社会活动等。可减轻家庭的压力，使病人摆脱孤独，摆脱“病人”这一角色，享受正常人一样的生活，改善康复的环境，改善人际关系，提高社会适应能力，为消除病人的心理障碍，回归社会将起到非常重要的作用。

四、国外社区精神卫生服务模式

20世纪70年代欧洲去机构化运动兴起，精神病患者不再被长期隔离于医疗机构内，而从精神病院回到社区，并接受以社区为基础的照顾。仅仅是美国州立的精神病院的住院患者数量十年间就下降了80%，且有超过40万患者出院。美国在探索社区精神卫生服务模式中创建了个案管理、主动式社区治疗等服务模式，其中主动式社区治疗备受关注。主动式社区治疗是一种应用于重性精神病患者的社区照顾模式。它是指在社区中建立一种广泛、深入和细致的团队服务，帮助精神病患者逐渐恢复独立生活的能力，而不再依靠住院治疗，从而降低患者住院率，改善预后结局。主动式社区治疗为患者直接提供高度个性化的服务，尤其注重患者社会功能和生活质量的恢复。服务无时间或者顺序限制。服务强度随着所要达到的目标改变而改变。此外，主动式社区治疗小组中病情稳定的患者也可以参与协助服务人员，帮助其他患者康复。美国学者在研究社区精神卫生服务模式的同时，也注意到了精神病患者的躯体健康问题。1996年，美国DilipV.Jest等人提出运用CIRS-G（Cumulative Illness Rating Scalefor Geriatrics）工具对精神分裂症患者进行躯体合并症的评估。这种工具能够按照疾病严重程度对躯体的14个系统进行分级，级别跨度0~4级，0级为无，4级为最严重，然后算出累计的总分，用于反映精神病患者的躯体健康状况。20世纪90年代，英国政府开始重视社区卫生服务的发展，并将其纳入国家保健体系中。国家通过预付费系统鼓励全科医生为患者提供高质量的服务。英国于1999年建立了精神卫生服务体系和质量效果评价体系用于改进社区精神卫生服务的质量。

精神卫生服务体系主要针对工作适龄人群，为其提供健康和社会服务，共包含五大内容：精神卫生保健；基层医疗及便利服务；重性精神病患者的照顾；看护；自杀干预。该体系几乎囊括了所有精神卫生的服务项目，为居民提供全面的照顾。质量效果评价于2003年引入英国，目的是评价全科医生的服务质量，其中也包括了精神病患者的躯体健康检查和治疗等服务的评价。通过该评价标准对全科医生服务项目完成程度给予一定的分数，再将分数标准化后得出总分代表全科医生的工作效益，根据总分对能够提供高质量服务的全科医生给予奖励。澳大利亚于1992年提出一项重要精神卫生决策，决定将精神卫生服务从精神病院分离出来，而整合到基层医疗中去，目的是为了保护精神病患者的人身权利和公民自由。该精神卫生决策主要内容包括：持续为全科医生、社区护士及社会工作者等提供经济支持，以便为居民提供更好的服务；加强全科医生与精神科专家的经验与案例交流；提高全科医生的角色地位，均衡分配城市与农村的社区精神卫生服务资源。澳大利亚的社区精神卫生服务特色还在于特别注重老年人的精神及躯体健康。服务的承担者仍然主要是全科医生，并由护士协助，老年精神科专家支持。全科医生、护士及老年精神科专家共同管理病例，为老年精神病患者提供连续性照顾。老年精神科护士通过家访或者电话随访规律监测患者的精神与躯体健康的情况，陪同老年人去全科诊室接受治疗和参加康复活动。精神科专家经常通过电话与全科医生就个案进行交流，最终为患者制定详细可行的康复计划。

五、我国社区精神卫生服务模式

从1996年起我国开始大力发展精神卫生事业，政府按照“社会化、综合性、开放式”的途径、方式和方法，在全国各地逐步推广和开展精神疾病社区防治康复工作。政府相关部门在城市和农村建立市（县）、区（乡）、街道（镇）三级防治网络。基层单位根据三级防治网络初步建立了社区精神卫生服务体系。该体系包含社区精神卫生服务中心、观察看护医院、家庭病房、社会功能康复中心和精神病专科医院等机构。我国在建立和完善社区精神卫生服务体系的同时，还尝试将国外的优秀模式本地化。如海淀区卫生局、海淀区公共服务委员会与北京大学第六医院合作，借鉴意大利先进的管理模式和经验，于2009年9月，在海淀区建立了全国第一家意大利模式的精神病患者的康复居住之家——“玫瑰园”。玫瑰园由意大利“全国爱心与服务协会”出资，与精神卫生防治院合作建立，用于精神病患者的康复。这种引进意大利精神病患者康复理念、建立在社区的康复病房，在全国尚属首例。我国经过十余年的努力，精神疾病社区防治康复工作已经取得了一定的成绩，但是仍然存在大量精神病患者得不到及时有效治疗及康复的现象。导致这种状况的主要原因，一是精神保健工作力量不足，医务人员缺乏，医生水平参差不齐；二是传统的治疗方法比较单一，主要依靠专业机构和药物，缺少综合性的防治康复措施；三是由于社会及普通群众对精神病患者的误解、歧视和偏见，使其难以平等地参与社会生活，甚至被关锁和禁锢。

六、未来的改进措施

2008年，世界卫生组织报告中提出了将精神卫生服务整合到基层医疗中的十大原则，为各国发展社区精神卫生服务指明方向。我国由于社区精神卫生服务起步较晚，基础较薄弱，因此应该借鉴各国的成功经验，以十大原则为指导，结合本国国情创建有中国特色的社区精神卫生服务体系。

1. 发展社区精神卫生服务需要政策和法律支持。政府的决策代表了国家的态度，体现了国家的重视程度。我国的精神卫生政策和法律还相当匮乏，没有一套完备的政策与法律去指导社区精神卫生的发展。因此，我国急需制定完善合理的社区精神卫生政策和法律，依法规范精神卫生工作，明确目标和责任，进一步改善精神卫生状况，增进人民的精神健康，保护精神病患者的合法权益。

2. 大力宣传转变居民的态度和行为。大力宣传精神卫生知识能够提高人们对精神疾病的认识，有病及早就医。改变人们对精神病患者的歧视和冷漠的态度，使精神病患者能够被大众与社会所接纳。

3. 加大对社区精神卫生服务人员的培训力度。培训的作用在于不断巩固和更新社区精神卫生服务人员的现有理论知识和医疗水平，以便提升精神卫生服务的质量。培训应该包括工作前培训及工作中培训，工作前培训应该使社区精神卫生服务人员掌握主要的精神疾病的流行、诊断及治疗的理论知识；精神疾病与躯体健康之间的关系；如何主动随访及监测患者；如何制定治疗计划；如何与患者及家属交流等。工作中培训应该结合社区精神卫生服务人员的现有水平，重点培训人员服务中的薄弱环节。

4. 限定社区精神卫生的服务范围。保证可行性限定社区精神卫生服务的范围有利于社区精神卫生服务人员有目的地为社区居民提供服务。政府应该结合当地的实际精神疾病的流行和治疗情况、患者及家属的需求情况、卫生保健机构工作人员的意见等制定该地社区精神卫生的服务范围。例如澳大利亚的社区精神卫生机构针对老年精神病患者提供特定的服务。英国的社区精神卫生机构针对移民人口和流浪人口提供特定的服务。

5. 加强全科医生与精神科专家的交流。社区精神卫生服务机构应该与上级精神病医疗机构建立良好的转诊体制。全科医生应该时常与精神科专家保持联系，以便交流个案与治疗意见，也使全科医生在交流中逐步提升医疗水平。例如阿根廷的全科医生经常通过当地的心理社会康复中心寻求精神科专家的协助和建议。乌干达的精神科专家定期去社区精神卫生服务机构出诊和监督。

6. 充足的人力、物力和财力的支持。虽然社区精神卫生服务的投入费用巨大，但是从成本效益来看用财政支持社区精神卫生服务的发展是必要的。

第二节　严重精神障碍有关的项目介绍

一、686项目和重性精神疾病管理治疗项目

“686项目”正式名称是“中央补助地方卫生经费重性精神疾病管理治疗项目”，是受卫生部疾病控制司委托，由中国疾控中心精神卫生中心承担的为了解我国的精神卫生状况而设立的一个项目，项目启动初期，国家财政投入686万元作为启动资金，故称之为“686项目”。其宗旨是为了完善社区对重性精神疾病的防治和管理能力，降低精神疾病患者肇事肇祸的社会和经济影响，提高医务人员对重性疾病规范化治疗能力，中央财政安排专项资金，用于加强和完善精神疾病防治队伍建设，为建立医院-社区一体的精神卫生服务体系奠定人力资源基础。

二、严重精神障碍管理治疗项目与重性精神疾病患者管理项目

从内容上讲，“严重精神障碍管理治疗项目”与“重性精神疾病管理治疗项目”是一回事，那么为什么叫法又不一样呢？这是因为2013年5月1日《中华人民共和国精神卫生法》正式颁布实施以后，为了与精神卫生法中的表述一致，故此项目名称随之更改，但是内容没有任何变化，故在此不再赘述。

“重性精神疾病患者管理项目”是国家基本公共卫生服务之一，该项目主要由乡镇卫生院、村卫生室、社区卫生服务中心（站）负责具体实施。村卫生室、社区卫生服务站分别接受乡镇卫生院和社区卫生服务中心的业务管理，合理承担基本公共卫生服务任务。其他基层医疗卫生机构也可以按照政府部门的部署来提供相应的服务。重性精神疾病患者纳入健康管理服务，可以得到连续的免费服务，提供服务的医务人员都接受过专门的重性精神疾病管理培训。医生会主动地与患者和家属联系，每年4次随访患者，了解患者的病情，如患者病情有变化，医务人员可以提供转诊服务；在患者病情许可下，征得家属与患者本人同意，每年还可以进行1次健康检查；对患者及其家属进行有针对性的健康教育和生活技能训练，有利于控制患者病情发展。项目所规定的服务内容由国家为城乡居民免费提供，所需经费由政府承担，居民接受服务项目内的服务不需要再缴纳费用。

“严重精神障碍管理治疗项目”与“重性精神疾病患者管理项目”构成了当前我国严重精神障碍管理与治疗绝大部分的经费投入，“严重精神障碍管理治疗项目”侧重于整个精神卫生服务体系的能力建设，而“重性精神疾病患者管理项目”是以政府购买卫生服务的方式为重性精神疾病患者提供免费的健康管理服务，共同目标是更好地为重性精神疾病患者服务。

第三章　精神障碍的中医药防治

在祖国医学中，精神疾病具有独特的理论体系及治疗方法。中医文献中的癫狂证即相当于现代医学中的精神病，治疗方法以其本身的理、法、方、药为特点。我国常见的精神疾病为精神分裂症、躁狂抑郁症及神经症。由于现代医学中西医结合的发展，临床上我们采用西医辨病、中医辨证的原则对三类常见的精神疾病进行辨证论治。

第一节　精神疾病的辨证论治及其进展

辨证论治是祖国医学理论的重要组成部分。癫狂证的症状类似西医的精神分裂症和躁狂症，但不能划等号。癫狂症辨证论治是以主证（精神症状）、舌质、舌苔、脉象为主要依据，以八纲（阴、阳、表、里、寒、热、虚、实）为基础结合病因病机进行辨证，一般癫证属阴，多为虚证；狂证属阳，多为实证。二者可互相转化。治疗原则：癫证宜补虚扶正，宁心安神，壮阳兴奋为主；狂证宜清热泻火、攻痰、化淤为主；狂久则伤阴转为癫证，宜滋阴降火；癫证痰郁久化热转为狂证，宜清痰化热，就是实则泻之，虚则补之，以调整阴阳平衡。

一、证候

1. 实证　兴奋、易怒、急躁、语无伦次、两目怒视、逾垣上屋、弃衣而走、骂詈叫号、不避亲疏、哭笑无常、毁物伤人、不食不眠、面红耳赤、胸肋胀满、口喜冷饮、便秘溲赤、舌红绛、苔多黄腻、脉弦大滑数，或舌红紫或见瘀斑、脉沉实有力。

2. 虚证　素体虚弱或病程长，精神抑郁，表情淡漠，神志痴呆，少语善悲欲哭，不思饮食，心悸易惊，健忘，魂梦颠倒，言语杂乱，肢体困乏，舌质淡，舌体胖，有齿龈，舌苔薄白、脉细无力。

3. 虚实夹杂证　素体阴虚或狂久、精神疲惫、坐卧不安、紧张、恐惧、烦躁不得眠、手足心热、少苔或无苔、舌质红、脉沉细弦。或虚证出现痰结之象，脉滑数、舌苔内腻；或有瘀血之象；舌质暗或有瘀斑、苔薄黄、脉细弦或沉迟。

二、治疗原则

治疗原则就是根据辨证过程中取得对疾病概括的认识，抓住疾病的本质，为了解决主要疾病而采取的治疗方针和方法，即选方用药全过程。

1. 正治法正治法是一般的治疗方法，即采用与疾病性质相反的药物来治疗，精神科也是如此。如寒证用热药，热证用寒药，实证用泻法，虚证用补法。《内经》所谓“寒则热之，实则泻之，虚则补之”的方法，这是最常用的方法。如狂证邪入阳经就要清热泻火，如廉证心脾两虚就要补脾益气等都属此类。

2. 反治法反治法又称从治法，即采用顺从疾病所表现的现象来治疗的方法。如外观寒象而用寒药治疗，这是与寒证用热药正属相反，所以称为反治法。

常用反治法有以下几种：

寒因寒用：即因有寒象而用寒药，但是这种寒象是由热产生的假象，所以实质上仍是针对疾病本质是热盛而寒药，这样内热一除，寒的假象便可消失，也就是一般所说的“里热生外寒等”。

热因热用：即因有热象而用热药，但是这种热也是假象，就是真寒而出现的假热而用热药，以去真寒。

通因通用：即对一般通利症状，应当用固塞的方法来治疗，如腹泻应当止泻，这是正治法。但如腹泻是由于实热停滞所致，这时不仅不能止泻，反而应该用泻下法，以祛实热，实热一去，腹泻则止。这就是所谓“通因通用”。

塞因塞用：塞是闭塞不通的意思，一般对塞的症状，应当用通祛疗法，如腹胀应当消胀，这是正治法。但是腹胀是由于脾虚所致，则治疗上主要应当补虚，脾虚消除，腹胀自愈。这是所谓“塞因塞用”。

三、临床常用的几种治法

1. 清热泻火法　主要用于因火热过亢而引起的狂症，辨证用药的依据是

《内经·至真大要论》中的“诸躁狂越皆属于火”。相当于西医诊断的以精神运动性兴奋为主要症状的各种精神疾病，如精神分裂症、躁狂症等。辨证要点：七情内伤，肝胆气滞，气郁化火，上扰神明，故烦躁不安、语无伦次、胸肋胀痛、脉弦数。代表方剂：龙胆泻肝汤、清热泻火方等。

龙胆泻肝汤：龙胆草、柴胡、当归、车前子、焦栀子、炒泽泻各10g；细木通、黄芩各7g；生地黄12g；生甘草3g。

四黄栀子汤：大黄30g，黄柏、黄连各6g；黄芩、栀子各10g。一般治疗15d左右，注意不宜久服，因苦寒泻火药可伤及脾胃，影响食欲。一般停用这类药物以后，改用调胃安神的治疗方法，以减轻清热泻火治疗的副作，并巩固疗效。常用药物如白术、百合、石菖蒲、陈皮、太子参、远志、茯苓、柏子仁等。对于兴奋躁动时间较长，有津液亏损，阴虚火旺者，在使用清热药物时，可加大养阴药物的剂量，如应用滋阴清热汤（生地黄、麦冬、沙参、牡丹皮、石斛、天花粉、枸杞子、酸枣仁、石菖蒲各15g，地骨皮1g）。

2. 调气破瘀法　适用于情绪不稳，行为紊乱，兴奋躁动，妄见妄闻者。辨证要点：舌质紫黯有瘀斑、脉沉实有力。主要由于病期较短的精神分裂症偏执型、青春型，还可以用于周期性精神病、躁狂症、创伤后应激障碍、癔症性精神病、产后精神病。因此，对情绪不稳、行为紊乱、兴奋躁动、妄想、幻觉疗效较好。代表方：桃仁承气汤、新制柴胡汤、癫狂梦醒汤、血府逐瘀汤等。一般疗程1~2个月。

桃仁承气汤：桃仁1g，芒硝3g，大黄15g，桂枝12g。

新制柴胡汤：柴胡、桃仁、红花、丹参、香附、牡丹皮、赤芍、青陈皮，酒大黄各15g，龙伢或磁石、牡蛎各30g，竹沥、半夏、黄芩、甘草各10g。

调气破瘀汤：苏子、莱菔子、白芥子、虻虫、水蛭、土鳖虫、三棱、莪术各10g，桃仁、红花、酒大黄、赤芍、香附、牡丹皮各15g，桂枝、川芎、甘草各7g。本方破血作用较强，需慎用。

注：凡有出血性疾病、体弱、气血虚损、有出血倾向者不宜采用此方法。

3. 痰开窍法　适用于呆钝、语言错乱、狂躁、易怒、伤人毁物者。辨证要点：痰热交蒸、上扰心神、目瞪不瞬、喉中时有痰鸣、舌红苔白腻或舌红苔黄腻，脉滑数。目前，对此治疗方法的疗效具有较多的争议。有人试用治疗精神分裂症，认为疗效不高。

代表方：

温胆汤二陈汤加减，一般疗程1个月，可连用2~3个疗程。这些方剂药性温和，无重大禁忌。

解郁化痰汤：橘红、半夏、柴胡、郁金、香附、远志、石菖蒲各15g，瓜蒌30g，胆南星1g，竹茹10g。

解郁温胆汤：陈皮、半夏、竹茹、浙贝母、茯苓、栀子、黄芩、泽泻、防风、红花、柴胡、香附、石菖蒲各10g，枳壳、苍术各12g，楂炭、神曲各15g，砂仁3g。

4. 攻逐顽痰法　这都是一类药性竣猛药物，服药后产生严重的吐与泻，达到荡涤顽痰之目的，如三圣散、龙虎丸等。用于治疗狂症，病人多经大吐大泻后因体力衰竭而安静，待体力恢复后又吵闹如故，易产生因吐泻导致失水、电解质紊乱、虚脱等并发症，在治疗时应慎用，并密切观察病情。

5. 补虚扶正法　此法用于癫狂、舌脉俱虚各种精神疾病。辨证要点：素体脾虚，又劳伤心神，气血之源不充,形体困倦，面色不华，舌质淡，苔白薄，脉细无力。适用于食欲缺乏，心悸气短，神思恍惚，语言低微而无伦次，夜不能寐，善悲欲哭，两目少神者。

代表方：人参归脾丸、十全养荣丸。烦躁不安者可服甘麦大枣汤以养心安神。有人用壮阳汤治疗情感淡漠、行为退缩、懒散、呆滞、倦卧、思维贫乏等，舌脉辨证阳气不足者疗效较好。

6. 滋阴降火法　此方适用于狂症日久，耗津液酣致阴伤转癫。辨证要点：少苔或无苔、舌红、脉细数。

代表方：二阴煎加减。

7. 养血安神法此法适用于心慌、易惊、失眠、多梦、注意力不集中。主要方药有：百合、生地黄、麦冬、党参、黄芪。或应用治癫汤，生地黄30g，酸枣仁、柏子仁、五味子各15g，蜈蚣2条，知母12g，甘草6g。这类方剂无明显禁忌。

8. 养血补心法此方适用于精神萎靡、怔忡健忘、面色无华、脉细软无力、舌淡等气血两虚的病人。临床上多用于治疗神经症、老年性精神病、产后精神病及感染中毒所致精神障碍。常用方有八珍汤、十全大补丸等。

9. 温阳兴奋法此方适用于情绪淡漠、呆滞、退缩、孤独等阴性症状为主的梢神分裂症。也可以用于治疗以紧张性木僵为主的精神分裂症。

主要方剂：

温阳兴奋汤：党参、熟地黄、淫羊藿、肉苁蓉、龟甲各15g，附片、黄芪、炙甘草各10g，肉桂、干姜各2g。

10. 地黄饮子加减附片12g，山茱萸、补骨脂、石斛、仙茅、茯苓、远志、淫羊藿、熟地黄、石菖蒲各10g，干姜6g，肉桂对火热过亢者忌用。

四、精神分裂症的中西医结合辨证分型（1991年修订）

精神分裂症的思维障碍尚未有确切的辨证指征，而抗精神病药对舌脉象又有所影响，故缺少客观定性定量指标。为此中医辨证论治与西医诊断标准化结合起来，中西医结合学会精神疾病专业委员会对辨证分型开展了广泛深入讨论与验证。

精神分裂症的中西医结合辨证分型（1991年修订）如下：

（一）痰火内扰型

1. 精神症状：不协调性兴奋；思维紊乱；矛盾情感;情绪易激惹；注意涣散。

2. 躯体症状：*大便秘结、溲赤、面红目赤、喜冷饮；舌红或绛、苔黄厚或黄腻；脉滑数有力。

（二）痰湿内阻型

1. 精神症状：思维散漫；幻觉或妄想；情感淡漠；精神活动迟缓；意志减退或接触不良。

2. 躯体症状：心烦不眠，倦怠乏力，纳呆便溏；舌体胖或有齿龈，舌苔白腻；脉滑或沉级。

（三）气滞血瘀逛

1. 精神症状:行为幼稚或愚蠢；思维破裂；幻觉、妄想；情绪不稳；兴奋躁动。

2. 躯体症状:周身不适，肌肤粗糙，面色晦暗，痛经、闭经，经少色暗或有血块；*舌质紫或有瘀暗，少苔，舌下静脉曲张瘀血；脉涩或弦。

（四）阴虚火旺型

1. 精神症状：病情迁延不愈，或偶见冲动；幻觉、妄想；情感平淡偶伴激惹；思维联想障碍；孤独退缩。

2. 躯体症状:大便干燥，小便短赤，颧红，口干不渴；*舌红无苔，或舌绛苔薄；脉细数。

（五）阳虚亏损型

1. 精神症状：情感平淡；懒散退缩；思维贫乏或片段妄想；意志减退；寡言少动。

2. 躯体症状：*面光无华或萎黄，体虚乏力，形寒肢冷，食物不化；舌质淡，苔薄白；脉沉细弱。

（六）其他型

难以纳入以上各型者，可自行分型。

说明：① 精神症状5项中，应具备其中2项；② 躯体症状3项中，划“*”号者为必备症状，并同时具备其余任何一项症状；③ 各项症状中具有其中一个症状即可；④ 各症状的解释以全国统一教材为准。

五、情感性精神障碍的中西医结合辨证分型（1991年修订）

（一）躁狂发作

1. 肝胆郁热型：

(1) 精神症状：*情感高涨，易激惹；思维联想迅速，言语明显增多；夸大、自负；精力充沛，动作增多或躁动不宁；睡眠减少；重者可有意识障碍。

(2) 躯体症状：大便干结；小便黄；*舌质红，苔黄燥或黄腻；脉弦洪数或弦滑数。

2. 热盛伤阴型：

(1) 精神症状：*情绪饱满；言语增多；动作增多，但疲惫；注意力不集中；睡眠减少。

(2) 躯体症状：大便干；体质较弱；*舌质红嫩，少苔；脉弦细数或细数，

3. 其他型：不属于以上两型的躁狂发作（应注明具体辨证分型）。

（二）抑郁发作

1. 肝郁脾虚型：

(1) 精神症状：多愁善虑；*情绪抑郁，悲观厌世；失眠多梦；善叹息；动作减少或虚烦不宁。

(2) 躯体症状：*两肋胀满；腹胀腹泻;身倦纳呆；舌质淡红或淡白，苔薄白；脉细数或沉细。

2. 肝郁气滞型：

(1) 精神症状：*情绪抑郁；自杀观念或行为；焦虑、烦躁；思维迟缓；运动减少或迟缓。

(2) 躯体症状：面色晦暗；两肋胀满；妇女闭经；*舌质紫暗、瘀点，苔白；脉弦数。

3. 心脾两虚型：

(1) 精神症状：*情绪低沉；善悲易哭，嗜卧少动或倦怠、乏力；心悸易惊；兴趣减低或缺乏。

(2) 躯体症状：*面色淡白或萎黄；食少、腹胀、便溏；舌质胖淡或有齿龈；脉沉细或细弱。

4. 肝肾阴虚型：

(1) 精神症状情绪低落，精神萎靡；健忘、少眠；心烦、易惊；自罪自责。

(2) 躯体症状：颧红盗汗；胁痛、腰膝酸软,口干不思饮或便干；*舌红或绛有裂纹，苔薄白或无苔；脉弦细数或细数。

5. 其他型：不属于以上4型的抑郁发作（应注明具体辨证分型）。

说明：① 本分型的每一证型的精神症状必须符合其中3项，躯体症状需符合2项；② 有“*”号者为必备症状。

六、神经症的中西医结合辨证分型（1991年修订）

(一) 肝郁化火型

1. 躯体症状：头痛、头晕、面红、目赤、震颤；口苦、咽干、胸胁胀痛、便秘；舌边尖红、苔黄；脉弦或弦数。

2. 精神症状:烦躁、紧张易激惹；情感暴发，意识朦胧；入睡困难多恶梦、易醒；肌肉紧张、麻木感。

(二) 肝郁脾虚型

1. 躯体症状：纳差、便溏、头晕；胸肋胀满、腹胀、月经不调；舌质暗淡，舌苔白腻；脉弦细。

2. 精神症状:情绪低落，烦闷；敏感多疑，注意力不集中；梅核气；入睡困难；强迫思虑，强迫行为。

(三) 心脾两虚型

1. 躯体症状：心悸、乏力；纳差，腹胀，便溏；舌质淡，体胖，边尖有齿龈，苔薄；脉沉细弱。

2. 精神症状：易兴奋但易疲劳；嗜睡、多梦；健忘；抑郁、焦虑不安。

(四) 肝肾阴虚型

1. 躯体症状：五心烦热，盗汗，耳鸣；腰酸，腿软，遗精，月经不调；舌红少津，少苔；脉细数或沉细。

2. 精神症状：焦虑不安，惊恐，悲泣；虚烦不眠，多梦易醒；健忘，敏感多疑；肢体麻木感，抽搐，强迫思虑，强迫行为.

(五) 脾肾阳虚型

1. 躯体症状：形寒、畏冷、纳差、便溏；性欲减退，月经不调；舌淡，苔滑润；脉沉迟弱。

2. 精神症状：抑郁，少动；喜卧，少眠；胆怯、惊恐；健忘。

(六) 其他型不属于以上5型的神经症 (应注明具体的辨证分型)

说明：本分型中，每一证型的躯体、精神症状必须具备2项以上者，方可纳入该型。

第二节　中药单方的临床应用

在我国传统的中药治疗中，以四诊八纲为基础，结合病因病机进行辨证论治，这是祖国医学理论的精华，在民间流传着不少治疗精神疾病的单方，一般都是就地取材，有一定疗效，但疗效结果难以肯定，应进一步总结经验。

一、曼陀罗

临床常用名洋金花,其叶、种子也可入药。主要成分为阿托品、莨菪碱、东莨菪碱等生物碱，对中枢神经系统有抑制作用，但对骨髓有兴奋作用。

(一) 适应证和禁忌证

1. 适应证：临床用于治疗精神分裂症、躁狂症、创伤后应激障碍、周期性精神病、强迫症、中毒性精神障碍有一定的效果，但此药治疗操作复杂，护理量大，可产生高热等并发症，本疗法已极少应用。

2. 禁忌证：（1）青光眼或眼压高；（2）严重心、肝、肾功能受损；（3）严重高血压：（4）感染发热：（5）严重营养不良、失水、酸中毒。

（二）治疗方法

各地应用剂型不一，有洋金花浸膏、洋金花片及洋金花针剂3种剂型。针剂用法：治疗前按外科麻醉方法，先肌内注射氯丙嗪50mg，15min后再给药（用药量所含东莨菪碱计算），要求达到麻醉程度维持6~8mg，每日或隔日治疗1次，每次用量5~8mg，10~20d为1个疗程，只进行1个疗程。个别病人剂量用到100mg，亦有敏感病人用2mg即发生昏睡反应。口服剂量首次0.5~1.0g，据病人反应可逐渐加量6~10g。一般不需催醒药，若昏迷超过6h，可用毒扁豆碱2~4mg静脉缓慢注射。在治疗过程中，要严密观察血压、脉搏、呼吸，预防意外发生，并备好急救药品。

二、马桑寄生与马桑

马桑寄生与马桑的主要毒素是羟基马桑毒与马桑毒素。

（一）适应证及禁忌证

1. 适应证：可直接作用于中枢神经系统。临床上用于精神分裂症及躁狂症。临床观察马桑寄生或马桑毒性均较大，疗效并没有超过传统的电休克，而副作用较电休克强烈。故临床上现已很少应用。

2. 禁忌证：凡有心、肺、肝、肾及骨关节器质性疾病，体质衰弱，年老或年幼者皆不宜采用。

（二）治疗方法

马桑寄生煎剂，1次剂量为每千克体重用生药5~1.5g，或用马桑寄生混合结晶，首用6~12mg肌内注射，最大剂量为35mg。药量应控制在每次治疗出现抽搐3~5次，如果抽搐过多则适当减慢，每隔3~7d用药1次，1个疗程3~6次，一般病人给药30~60min后，即可出现药物反应，主要表现为恶心、呕吐，肌肉抽动和全身痉挛、出汗等。一般经过8h，药物反应才能完全消失。如果在治疗中，短于20min发作1次，可给予速效抗癫痫药，如地西泮10~20mg，或戊巴妥钠0.5g。在治疗过程中应防止因癫痫所致的各种并发症。

三、黄芫花

黄芫花别名芫蒿、醉鱼草、杜芫花。花蕾、叶均入药。性味：辛温、有小毒。功能：泻下逐水通便，反甘草。其主要成分花含皂苷。另有文献报道叶含黄芫花酮。北京医科大学基础医学院初步测定：黄芫花与氟哌啶醇比较，有镇静、安定作用；有与冬眠灵相似的降温作用，有抗苯丙胺的作用。

（一）适应证及禁忌证

1. 适应证：精神分裂症（青春型、偏执型病程长的躁狂状态，急性应激障碍等。

2. 禁忌证：年老体弱者及伴有躯体疾病病人慎用，孕妇禁用。

（二）治疗方法

醇提片及水提片每片含生药1~2g，3/d,每次3~6g（生药），2周为1个疗程，可连续治疗3~4个疗程，疗程间不必休息，一般无明显反应，蜜丸服后4~5h对胃有刺激作用，出现呕吐、腹泻，2~3d则减轻，停药后易引起便秘。黄芫花反甘草，故治疗期间禁服甘草。

四、黄花败酱

黄花败酱又名黄花龙芽，商品名眠尔静。功能：清热解毒、活血破瘀、镇静。药物化学分析，其中含有少量挥发油是镇静的主要有效成分，为败酱烯与异败酱烯。药理实验证实，其镇静作用是直接作用于中枢神经系统所致。

（一）适应证

以治疗失眠为主，对其他症状如头痛、头晕、怕声、周身不适与情绪不稳以及对易疲劳、脑力活动迟钝等也有一定疗效.

（二）剂量及用法

每日服2~4g（生物含量）。

五、灵芝

灵芝又名赤灵芝，为滋补药品之一。功能：滋补强壮、扶正培本，

（一）适应证

神经衰弱、神经衰弱综合征、其他神结症，抑郁症。辨证以气血两虚者为宜，实践证明，灵芝有明显增加食欲、增强脑力、体力功能与改善睡眠疗效。

（二）治疗方法

灵芝有片剂，每片含灵芝粉0.25g，3~4片/次，3/d。2~4个月为1个疗程。

六、大戟

（一）适应证及禁忌证

大戟为逐水剂，药性峻猛。有效成分为大戟酸及三萜醇类物质。主要用于治疗精神分裂症，尤其是对幻觉、妄想较好。禁忌证为患有各种躯体疾病、年老或年幼者，体弱者不宜应用。

（二）治疗方法

常用剂型为汤剂，每次服用量相当于生药30~180g，酊剂、粉剂和丸剂，相当于每次服用生药3~6g，主要副作用：服用后病人多有呕吐、腹泻。部分病人还可以有心悸、气闷、头昏、眼花、无力和多汗。

第三节　电针及耳针疗法

针刺治疗精神疾病是遵循辨证论治循经取穴的原则，一般取头面部、督脉穴位为多，及配伍远端四肢穴位。手法采取实则泻之即重刺提插；虚则补之即轻刺捻转；虚实夹杂即轻重兼施的原则。

一、针刺疗法

（一）取穴原则

1. 辨证取穴：实证取耳门、听会、大陵、合谷、太冲、上脘、中脘、足三里；虚证取大椎、身柱、神门、三阴交、听宫、翳风。虚实夹杂，两组穴位可随证加减。

2. 对证取穴：幻听取翳风、听宫、耳门、听会、中诸；幻视取赞竹、鱼腰；妄想取大椎、陶道；恐惧取胆俞、心俞；拒食取合谷、足三里；不语取上廉泉、哑门；呆滞木僵取十宣、涌泉；兴奋、躁动取人中、曲池；女子月经前紧张综合征取关元、三阴交。

（二）治疗方法

每次头面部穴位选1~2穴，躯干部各取1次，交替轮流使用，根据病情留针15~20min或不留针，10~15d为1个疗程，针刺主穴出现针感后立即退针，不可捻转，不可提插，不可留针。

（三）适应证

对思维障碍为主的精神疾病治疗效果好，但只能用于临床上合作的病人。主要用针对督脉备穴。

取穴：1. 主穴：大椎、陶道、身柱；2. 配穴：多取四肢远端穴位，如内关、神门、足三里、三阴交等。

（四）副作用及并发症

1. 消毒不严格造成局部感染。局部出血及水肿。

2. 针对督脉诸穴者应慎重，因可损及脊髓、神经根及脊髓血管引起偏瘫或单瘫，神经根性疼痛，蛛网膜下腔出血等并发症。这是由于针刺太深，或操作粗暴、反复提插、捻转，或病人不合作，针刺位置不正等所致.针刺大椎或风府穴时，针尖如过于向下，偶可伤及延髓导致死亡。注意：预防母针，对不合作病人禁用背部穴位。

二、电针疗法

电针疗法是在体针、耳针、头针得到针感后在针上通上电流，利用电流对穴位的刺激而达到治疗目的的一种方法。

（一）适应社对各类兴奋躁动、妄想、幻觉、木僵和神经症及初发的病人效果好。

（二）取穴

1. 主穴：翳风、听宫、头颞、定神、百会、印堂。

2. 配穴：四肢穴：内关、合谷、少商、足三里、太冲、照海、涌泉。耳穴：神门、交感、内分泌、脑干、心等。

（三）禁忌证使用电针时禁用利舍平。

一般每天取1对穴，分接正负电极。对兴奋躁动的病人首选百会与定神，脉冲治疗。安静者常以擗风、听宫及头颞3组交替轮换治疗。有幻听的病人常选用翳风、听宫；拒食、缄默、木僵者除翳风、头颞外可加四肢配穴给予强刺激。

有人采用电针百会、印堂穴治疗抑郁症，并与阿米替林进行对照研究，结果两组疗效近似，且对焦虑、躯体化症状与各种认识障碍，电针组较阿米替林组为好，而副作用亦少。有待进一步观察。

三、耳针疗法

耳针疗法是指常在耳穴上贴敷王不留行、埋磁珠、埋耳环针等方法。常配伍体针。临床多用于治疗失眠与幻听。

（一）取穴

1. 失眠取穴：心穴、神门、脑点，严重者选耳尖；多梦加胆穴。

2. 幻听取穴：脑点、皮质下、外耳为一组；神门、阳维、内耳为一组。两组交替使用，一般30d为1个疗程。

正确诊断，辨证选穴，准确探查敏感点（压痛点）是治疗成败的3个重要环节。临床须正确掌握和运用。

（二）注意事项

1. 针刺应严格消毒，以防止感染。

2. 如耳壳正面针刺部位，有瘢痕组织，可在耳壳背面相对应部位进行。

3. 耳壳外伤、冻伤或有炎症部位应禁针，以免炎症扩散或感染。

4. 妊娠期2?5个月最好不用针。

5. 过度疲劳的病人，最好平卧针刺。

6. 有个别病人出现晕针现象，其表现心慌、头昏、头晕、面色苍白、出冷汗、血压降低，出现这些症状时轻者平卧；重者起针平卧、针刺人中等。

四、激光治疗

激光技术是20世纪60年代发展起来的一门新科学，并衍生出激光医学。据报道，目前激光治疗病种达130多种，其中氦氖激光穴位照射代替针刺称为“光针”应用广泛。凡是针灸治疗适应证，几乎都可以以相同穴位进行照射。氦氖激光器型号不一，功率大小不同。精神科一般应用最大功率30mW，常用于治疗幻听、失眠、妄想、情感淡漠。取穴：哑门、大椎、听宫、听会、耳门、神庭、太阳，每次取1~2个穴位，每次照射10min，30次为1个疗程。在治疗过程中未发现不良反应，但国内外均报道，激光对眼睛有影响，故操作时要戴防护镜。

第四章　社区常见重性精神疾病的防治

第一节　精神分裂症

一、概述

精神分裂症（schizophrenia）是一种慢性的重大精神疾病，属于精神病里最严重的一种，是以基本思维、情感、行为的分裂，精神活动与环境的不协调为主要特征的一类最常见的精神病，对患者及其家属都造成很大的伤害，多青壮年发病，进而影响行为及情感。所以，精神分裂症的诊断和治疗必须及时。如患者未获得及时治疗，疾病症状给患者带来极大痛苦，患者日常学习、工作、生活能力受损，学生因学习能力下降而退学、休学，成人因工作能力受损而失去工作，对家人不知关心照顾，不能承担家庭的责任。有的发展到精神衰退状态，造成精神残疾。有时受幻觉、妄想、逻辑障碍、情绪障碍等精神症状的影响，患者可能出现伤害自己和他人的行为。

依据《中国精神障碍分类与诊断标准（第三版）》（CCMD—3），按照占主导地位的临床表现将精神分裂症分型为：偏执型分裂症，青春型分裂症，紧张型分裂症，单纯型分裂症，未定型分裂症；按照所处疾病的病期和预后分型为：精神分裂症后抑郁，精神分裂症缓解期，精神分裂症残留期，慢性精神分裂症，精神分裂症衰退期。

精神分裂症的病因尚未完全阐明，目前可以确定的一些影响因素，对疾病没有明确的因果关系。目前较公认的观点是，易感素质和外部不良因素通过内在生物学因素共同作用而导致疾病的发生。遗传学因素大样本人群遗传流行病学调查显示，患者亲属中的患病率高于一般人群数倍，血缘关系越近，患病率越高。分子遗传学研究提示了与精神分裂症有关的易感基因位。目前普遍认为，精神分裂症可能是多基因遗传，发病是由若干基因的叠加作用所致。社会心理学因素不良的生活事件、经济状况、病前性格等社会心理学因素，在精神分裂症发病中可能起到了诱发和促进作用。

二、临床表现

精神分裂症的表现涉及多个方面，会有各种各样不同的表现，但每一位患者的表现仅是其中的个别症状，并不是要具备所有的症状。

疾病早期大部分病人属慢性起病，工作的积极性和工作能力下降、学生学习成绩下降，对人冷淡，与人疏远，对外界事物不感兴趣，对家人不知关心照顾，生活懒散，敏感多疑，性格改变等。部分病人可有失眠、头痛、头晕、无力、情绪不稳等不适感及神经症症状。部分病例可急剧起病，临床上多表现为突然兴奋、冲动，言语凌乱，行为紊乱，片断幻觉和妄想。

患者整段的谈话或写作内容缺乏逻辑性，叙述不很切题，不能围绕谈话的中心思想明确表达意义，与其交谈有十分困难的感觉，使人感到迷惑不解（思维松驰）。语句之间缺乏联系，言语凌乱（思维破裂）。患者在说话时联想突然中断，脑内一片空白，之后转换为新的话题（思维中断）。同时感到思维被抽走（思维被夺）。在脑中突然涌现一连串的联想（思维云集或强制性思维）。有时感到脑子里的想法不是自己的，是外界强加的，是别人借自己的脑子思考问题（思维插入）。上述情况下患者伴有明显不自主感，不受自己控制。患者在思考时感到自己的思想同时变成了言语声，自己和他人都能听到（思维化声）。自己的想法被扩散出去，所有人都知道（思维扩散）。患者的逻辑推理过程离奇古怪，荒谬离奇（逻辑倒错）。将一些普通的词句、动作、符号赋予特殊的意义，除患者外旁人无法理解（病理性象征性思维）。创造字、词或符号，并赋予特殊的意义（语词新作）。慢性患者和以阴性症状为主的患者，语量少，言语简单，言语内容贫乏，缺乏主动言语（思维贫乏）。思维贫乏、情感淡漠、意志缺乏构成了精神分裂症的阴性症状群。

出现思维联想障碍、思维内容障碍、幻觉和情感障碍等一系列精神分裂症特征性症状。思维联想障碍主要表现为思维联想过程缺乏连贯性和逻辑性，这是精神分裂症最具有特征性的症状。思维内容障碍主要表现为妄想。妄想是一种病理性的歪曲信念，这种信念与客观事实、所受教育水平、文化背景等不相符合，甚至荒谬离奇，但患者确坚信不疑，无法被说服，也不能亲身的经历加以纠正。妄想是精神分裂症最常见的症状之一，可出现各种妄想，部分病人妄想非常突出。在疾病初期，患者对某些明显不合理的想法可能将信将疑，随着病情的发展，与病态的信念融为一体，自己不能识别。关系妄想、被害妄想是最多见的妄想，患者感到自己受到威胁，无根据地认为有人想陷害、破坏、谋害自己，进行跟踪、监视等（被害妄想）。患者感到周围发生的事都与自己有关，是针对自己的，认为周围的人都在说他、议论他（关系妄想）。患者感到自己的思维、情感、行为及躯体运动受外人或外界某种力量控制，不受自己的控制（被动体验，被控制感，影响妄想）。认为自己的想法和所做的事别人就都已知道（内心被洞悉感）。认为自己的父母不是亲生父母（非系统妄想）。坚信某异性对自己产生了爱情（钟情妄想）。坚信爱人对自己不忠，另有外遇（嫉妒妄想）。无根据地夸大自己的能力、地位、财富（夸大妄想）。突然发生，与患者的经历、现实环境无关的病理性信念（原发性妄想）。患者突然对正常的知觉体验产生妄想（妄想知觉）。幻觉指在客观现实中并不存在某种事物的情况下，患者却感知到他的存在，是精神分裂症的常见症状。最常见的幻觉为幻听，周围没有人说话，患者却听到有说话声。以言语性幻听多见，内容为评论性、争论性、命令性或思维鸣响（患者想到什么，就有一个声音讲出他所想的内容）是具有特征性意义的幻听，较持续存在的言语性幻听也具有诊断价值。其他类型的幻觉有视幻觉、触幻觉、味幻觉、嗅幻觉、内脏幻觉等。情感障碍患者对周围事物情感反应缺失，早期为细致的情感缺失，如对亲人的关心体贴（情感平淡），严重时对涉及自身利益的重大事漠不关心，对一般人都感到烦恼痛苦的事，患者无相应的情感反应（情感淡漠）。还可表现情感与周围环境不协调，无原因自笑，很难与患者进行情感沟通。

患者意志行为障碍表现孤僻离群、被动退缩、缺乏主动性和积极性，整日无所事事，生活懒散，无高级意向要求（意志减退），工作、学习、交往没有兴趣，能力明显下降，社会功能受损。还可出现愚蠢、幼稚、怪异行为。较轻时患者表现少语、少动，行为迟缓，严重时不吃、不喝、不语、不动，伴肌张力增高（紧张性木僵）。在木僵状态时，可以突然出现兴奋、冲动、行为杂乱（紧张性兴奋）。紧张性木僵和紧张性兴奋组成紧张症状群紧。

自知力指对自己疾病和表现的认识能力。患者对幻觉、怪异的想法和行为意识不到是病，患者不能认识到自己精神活动有问题，不能意识到自己的病态变化，否认有病，无自知力。

三、诊断

与很多其他科疾病不同，由于精神分裂症目前病因未完全阐明，至今还没有确切的实验室检查或者化验结果支持临床进行诊断，作为诊断依据。一些量表的评估和实验室检查，可作为医生辅助诊断和确定严重程度参考，并可作为鉴别诊断的依据，不能作为确切的诊断依据。诊断的确定仍然要靠病史，结合精神症状以及病程进展的规律。如果没有明显原因，表现出上述感知觉、思维、情感、意志行为等多方面障碍，精神活动自身内部及与外界环境不协调，持续一定的时间，对异常的表现没有认识，要高度怀疑精神疾病的可能。

目前在临床上常用的诊断分类标准：中国精神疾病分类与诊断标准-第三版（CCMD-3），精神疾病的国际分类法系统（ICD-10），美国分类法系统（DSM-Ⅳ）。根据中国精神疾病分类与诊断标准-第三版（CCMD-3），精神分裂症诊断标准为至少有下列2项症状，并非继发于意识障碍、智能障碍、情感高涨或低落（单纯型分裂症另规定）：1. 反复出现的言语性幻听；2. 明显的思维松弛、思维破裂、言语不连贯，或思维贫乏或思维内容贫乏；3. 思想被插入、被撤走、被播散、思维中断，或强制性思维；4. 被动、被控制，或被洞悉体验；5. 原发性妄想（包括妄想知觉，妄想心境）或其他荒谬的妄想；6. 思维逻辑倒错、病理性象征性思维，或语词新作；7. 情感倒错，或明显的情感淡漠；8. 紧张综合征、怪异行为，或愚蠢行为；9. 明显的意志减退或缺乏；10. 严重标准自知力障碍，并有社会功能严重受损或无法进行有效交谈。

病程标准：符合症状标准和严重标准至少已持续1个月（CCMD-3），单纯型另有规定。

排除标准：排除器质性精神障碍，及精神活性物质和非成瘾物质所致精神障碍。尚未缓解的分裂症病人，若又罹患本项中前述两类疾病，应并列诊断。

四、鉴别诊断

（一）躯体疾病、脑器质性疾病所致精神障碍

躯体疾病和脑器质性疾病导致大脑功能紊乱，可出现精神症状。鉴别点如下：

1. 精神症状出现的时间与躯体疾病密切相关，精神症状随躯体疾病的加重而加重，随躯体疾病的好转而好转；

2. 仔细、连续了解病史和观察，可以发现躯体病症状；

3. 体格检查和和实验室检查可发现相关的支持证据；

4. 不会有精神分裂症特征性症状。

（二）药物或精神活性物质所致精神障碍

某些精神活性物质（如兴奋剂、酒精等）及药物（如激素等）的使用，可导致精神症状出现。鉴别点：有确定的用药史，精神症状的出现时间用药密切相关。

（三）应激反应和适应性障碍

存在明确的较重大的精神刺激，表现的精神症状与不良的应激体验相一致，病程相对短暂，没有持续荒谬离奇、脱离现实的精神分裂症样的表现。

（四）情感性障碍

1. 情感性障碍的躁狂状态与青春型精神分裂症相鉴别。躁狂状态表现情感高涨，活动增多，为协调性精神运动性兴奋，后者表现行为杂乱、愚蠢、幼稚，为不协调的精神运动性兴奋。

2. 情感性障碍中抑郁状态与精神分裂症鉴别：抑郁主要表现为情绪低落、快感缺失、兴趣下降，思维联想迟缓，运动抑制。没有持续荒谬离奇、脱离现实的精神分裂症样的表现。

（五）人格障碍

人格障碍是一种固定的情绪和行为模式，偏离常态，多发生自青少年，一般无精神病性症状。

五、治疗

（一）治疗原则

1. 早发现，早治疗；

2. 药物治疗可以缓解绝大部分症状，抗精神病药物治疗应作为首选的治疗措施，药物治疗应作为治疗中重要的组成部分；

3. 治疗时需足量、足疗程，并积极进行全病程治疗；

4. 精神分裂症治疗是长期治疗，药物选择考虑症状、副反应、个体耐受性，同时考虑经济承受能力和可获得性；

5. 药物的剂量应个体化，并随不同的治疗阶段进行调整；

6. 患者会面临心理和社会问题，是疾病表现的一部分，也是病后的心理应激反应，通常要进行心理社会的干预；

7. 家庭对患者的治疗、康复起着非常重要的作用，家属需要了解疾病知识，支持患者治疗，帮助选择正确的治疗途径；

8. 精神分裂症治疗是长期治疗，患者和家属一定要掌握疾病的自我管理技能，防止反复发作，维持病情的长期稳定；

9. 患者、家属、医务工作者建立良好的治疗联盟，共同应对疾病。

（二）药物治疗

第一代药物长效针剂包括氟哌啶醇葵酸酯、氟奋乃静葵酸酯、哌普嗪棕榈酸酯，五氟利多为口服氟哌啶醇长效制剂。第二代药物利培酮、帕利哌酮的长效针剂已在我国应用。

1. 药物治疗可以缓解绝大部分症状，抗精神病药物治疗应作为首选的治疗措施；

2. 第二代（非典型）抗精神病药物，应作为一线治疗药物选用，副反应相对较小，具有较高的5–羟色胺受体阻断作用，同时也阻断多巴胺受体，称为多巴胺/5–羟色胺拮抗剂。包括利培酮，奥氮平，氯氮平，喹硫平，齐拉西酮，阿立哌唑，帕利哌酮，氨磺必利。氯氮平因其副反应大，作为二线药物使用；

3. 第一代（典型）抗精神病药物，应作为二线治疗药物选用，主要作用机制是脑内多巴胺受体的阻断剂，目前常用种类包括：氯丙嗪，氟哌啶醇，五氟利多，奋乃静，氟奋乃静，舒必利；

4. 长效药物：主要用于维持治疗和服药依从性不好的患者。

（三）治疗疗程需要全病程治疗和全方位治疗，持续的药物治疗和心理社会干预。

1. 急性期治疗：缓解主要症状，足量药物治疗，疗程至少4~6周；

2. 恢复期（巩固期）治疗：防止已缓解的症状复发，使用原有效药物和剂量继续治疗，疗程至少3–6月；

3. 维持期（康复期）治疗：维持病情稳定，防止疾病复发，坚持药物治疗，根据个体病情确定维持药物剂量，疗程不少于2~5年。有许多学者提出，对于停药复发者，应长期维持治疗。对于难治性、有严重自杀企图或暴力攻击行为的患者，建议持续维持治疗。总之，维持治疗的剂量和时间应个体化，与病期、复发史、疾病严重程度、缓解程度、环境、病前性格、既往用药的剂量和时间等有关，需综合考虑。

4. 如停药，需密切观察病情，如有复发先兆，尽早恢复药物治疗。

（四）心理社会干预治疗

1. 心理治疗：帮助解决患者的心理问题和危机干预；

2. 技能训练：帮助患者恢复社会功能和掌握疾病的管理能力；

3. 家庭干预：建立一个有利于患者疾病治疗和康复的家庭环境；

4. 社区服务：为患者提供各种可能的服务，使患者能够适应在社区中的正常生活，促进患者身心的全面康复。

需要特别指出精神分裂症得到及时、规范的治疗，绝大部分症状都可以缓解，可以避免发生不良的结局。

六、护理和预后

（一）疾病护理

1. 尊重、理解、接纳、关心、支持、帮助患者；

2. 正确认识疾病，支持患者积极治疗、尽早治疗和长期维持治疗，以达到长期的病情稳定；

3. 促使他们积极参加社会性活动，以期减少或防止发生残疾。在此过程中，对患者多给予鼓励、肯定，根据患者的能力，与患者一起制定切实可行的目标，不能操之过急；

4. 学习疾病知识和治疗知识，帮助患者观察病情，及时应对病情变化，采取正确的应对策略，避免对自己和他人造成伤害；

5. 对于患者偏离正常的怪异想法、行为和幻觉等病态表现，通过治疗解决，避免强行争辩和校正，激怒患者或引起患者反感。

（二）疾病预后

如果能够积极治疗，大部分精神症状可以得到控制。尤其早发现，早治疗，在药物治疗基础上接受心理、康复综合治疗，防止反复发作，可以避免或减轻社会功能损害。病程发展有持续进行和间歇发作两种主要形式。持续进行者病程不断发展，逐渐出现精神衰退，社会功能的缺损。间歇发作的病程在精神症状明显减退后进入缓解期，处于缓解状态的病人，有的患者精神症状消失，自知力恢复，社会功能恢复；有的患者虽然精神症状基本消失，可留下不同程度的个性改变，工作和学习能力较病前降低；有可能再次发作。一般情况下，不经积极治疗有相当多的精神分裂症患者预后不佳。

预后良好的因素包括：病前性格开朗，社会适应能力良好，急性起病，病程短，发病前存在明显的心理社会应激或躯体疾病，发病年龄晚，精神分裂症核心症状不典型，且具有鲜明的情感色彩，获得早期治疗，治疗效果好，家庭和社会支持系统好，无反复发作史，无精神疾病家族史。反之预后不佳。

七、预防

精神分裂症发病病因和机理尚未明了，本病的预防主要是早期发现、早期治疗、预防复发和防止发展精神残疾。不良的社会应激因素可以诱发本病发病和复发，应注意学会调整自己的心态，提高适应能力。抗精神病药维持治疗，对防止复发和再住院起着非常重要的作用，应定期复查，坚持服用精神病药物维持治疗。注意社会功能锻炼，防止功能衰退和精神残疾。由于精神分裂症治疗是长期的治疗，患者和家属需要掌握疾病的自我管理技能，尽可能长期维持病情稳定。对于存在高危症状群的人群，对症状进行规律监测，对遇到的心理社会问题给予帮助。有研究资料显示，母孕期病毒感染，围产期并发症，幼年时不良应激，在精神分裂症发病中有一定影响。因此，注意母孕期和围产期的医学保健，注意婴幼儿心理健康发育。不要轻信除根治疗。

八、正确认识精神分裂症

精神分裂症的病因复杂，尚未完全阐明，目前可以确定的一些影响因素，对疾病没有明确的因果关系。因此，目前的医学治疗水平只能对症治疗，达不到对因治疗即除根治疗。精神分裂症有各种表现形式，患者可有一次发作或发作间歇期正常，不是在哪里获得了除根治疗。实际上，我们日常有许多病如高血压、糖尿病等，都是对症治疗，不是除根治疗。不要因为疾病不能除根而惊慌失措。慢性病求治心切可以理解，但切忌有病乱投医，终止正规治疗。

许多家属和患者认为精神科药物能把人吃傻了或会有一些严重不良反应，而不接受精神科药物治疗，造成延误治疗。实际上，疾病造成的损害远超过精神科药物，定期门诊治疗，进行药物调整，选择合适的药物，可以避免严重不良反应的发生。

我们每一个人都不希望自己得病，无论是什么病。但是，得病是自然现象，我们无法选择不得病或得什么病，我们无法回避；每一个人在遇到重大或严重的疾病时，自己和亲属都要经历几个心理阶段：吃惊、惊慌、不知所措；紧张害怕、否认；将信将疑、四处就医；内疚、自责及责备、遗憾及懊悔，伴随焦虑、抑郁、自卑、悲观；恐惧、害怕；最后，形成各种慢性适应、接受和面对；实际上，我们身体的各系统都可能出现问题，都可能出现疾病。心理或精神也是一样，是我们身体非常重要的系统，同样也会出现问题，也会出现疾病，是回避不了的；遭遇精神疾病和心理问题，大可不必惊慌失措、悲观，我们医学科技的迅速发展，带来了疾病治疗的迅速发展，只要我们积极面对，绝大多数预后都挺好，治疗方式既不复杂也不难。即使一时难治，只要不放弃，患者、家属、医生之间建立良好的治疗关系和治疗联盟，共同应对疾病，系统接受正规治疗，都会有好转，甚至达到治愈；我们许多患者和家属，在面对疾病、战胜疾病过程中，积累了许多宝贵经验，收获了很好的结果。我们的许多患者康复后，像正常人一样工作、学习、生活。

第二节　双相情感障碍

一、概述

双相情感障碍简称双相障碍（bipolar affective disorder，BPD），也称双相心境（情感）障碍，是精神科常见病、多发病，一般指既有躁狂或轻躁狂发作，又有抑郁发作的一类心境障碍，兼有心境变高和变低两极性特点，是心境在正常，高涨（躁狂），低落（抑郁）之间往返摆动。双相情感障碍，是针对单相情感障碍（重性抑郁）而言，双相情感障碍虽有单相躁狂，但一般所谓单相一概指的是单相抑郁（重性抑郁），是心境往返于正常和抑郁之间。双相障碍又以临床症状的多样（躁狂症状，抑郁症状及精神病性症状）和病程的复杂多变性著称，极易和精神分裂症，重性抑郁混淆，造成漏诊和误诊，治疗难度也极大。双相情感障碍具有高患病率（0.5%~1.5%），高复发率（90%病人多次复发），高致残率（WHO列为十大致残疾病），高死亡率（25%~50%自杀未遂，11%~19%

自杀身亡）和高同病率（46%酒依赖，60%药物依赖）特点。

2003年美国的一项全国范围的调查显示，在双相情感障碍的生活总体结局中，自杀7.8%，呈现慢性化15.9%，反复发作27%，不完全缓解7.8%，缓解25.5%，康复16%。可以说，双相情感障碍是一种难以解决的精神健康问题。患者的病程中至少有一半时间存在症状。即使在没有症状的时期，也可能出现损害社会功能的表现。另外，由于对双相情感障碍缺乏了解，也影响到患者及其家属寻求帮助的模式。包括中国在内的一些国际性大规模研究证实，60%有双相情感障碍症状的患者在初次发作的6个月内未得到治疗。35%的双相情感障碍患者在首发症状后的10年内都未寻求治疗。

二、临床分类

《中国精神障碍分类与诊断标准》第三版（CCMD-3）中关于双相障碍，根据发作时所处的状态分类如下：

目前为轻躁狂；

目前为无精神病性症状的躁狂；

目前为有精神病性症状的躁狂；

目前为轻抑郁；

目前为无精神病性症状的抑郁；

目前为有精神病性症状的抑郁；

目前为混合发作；其他待分类的双相障碍；

目前为快速循环发作，环性心境障碍。

另外，根据躁狂抑郁发作的轻重进行分类，是目前临床经常使用的分类。双相障碍分为：

双相Ⅰ型：躁狂发作明显且严重，又有重性抑郁发作；

双相Ⅱ型：躁狂发作一般较轻，其抑郁发作明显而严重；

双相其他型：躁狂或抑郁发作均不严重；

环性情绪人格：具有躁狂抑郁双相情绪波动人格特征，其情绪波动幅度轻。

三、临床症状

情绪高涨、易激惹或情绪低落，或呈双相性。

情绪低落者，从轻度悲观到强烈自罪感。

思考困难，缺少决断，缺乏兴趣。头痛，睡眠障碍，精力不足。焦虑，病情严重者可有运动迟滞、激动不安、疑病或被害妄想、厌食、失眠。

四、诊断

双相障碍发病以后既有躁狂或轻躁狂发作、又有抑郁发作。躁狂发作需持续一周以上，抑郁发作需持续两周以上，躁狂和抑郁交替或循环出现，也可以混合方式同时出现。一般呈发作性病程，每次发作后进入精神状态正常的间歇缓解期，大多数病人有反复发作倾向，部分可有残留症状或转为慢性。病人出现两次或多次的情感和活动水平明显紊乱的发作，其中至少有1次表现为心境高涨、精力和活动增加，另1次表现为情感低落、精力减低和活动减少。如果在一次发作中躁狂和抑郁症状共存，即有经典躁狂症状，又有明显焦虑、抑郁、心境恶劣，则称之为混合状态（混合性躁狂，心境恶劣性躁狂或易激惹性躁狂)。历史上有躁狂性木僵，病人呈运动性迟滞，刻板，缄默，但心境高涨。观念飘忽的抑郁，病人心境抑郁，但思维加速，有观念飘忽的描述。多出现在躁狂和抑郁转型或过度期间，往往与疾病严重程度相关。临床更常见的是病人兴奋多动，但心境是低沉而忧郁的，单独发生，自始至终均有此混合症状。值得注意的是躁狂时出现一过性心境低沉十分常见，但混合状态最常见于躁狂和抑郁症状持续存在的病例。

（一）躁狂发作

症状学标准：

1. 症状以情绪高涨和/或易激惹为主要特征，且相对持久。

2. 首次发作者情绪障碍至少已持续2周（如症状严重到需住院或过去有肯定符合标准的躁狂或抑郁发作者不受此限)，且至少有下列症状中四项（若情绪仅为易激惹；则需具有五项)：言语比平时增多，或滔滔不绝；意念飘忽，思维奔逸；注意力不集中，随境转移；自负，自我评价过高；自我感觉良好：感到头脑灵活、身体特别强壮或精力充沛；对睡眠的需要减少；活动增多（包括工作、日常活动、社交及性行为方面)；轻率任性，不顾后果。

严重程度标准：临床症状必须达到下列严重程度之一者：无法进行有效交谈；社会能力（指工作、学习、社交或家务能力）明显受损；需立即治疗或住院；具有精神病性症状。

排除标准：

1. 当情绪症状消退后，下列症状继续存在：（1）与心境不协调的妄想和幻觉。（2）怪异行为。（3）“一级症状”。（4）紧张症状群。

2. 情绪症状系附加于精神分裂等其他疾病者。

3. 情绪症状系药物、中毒或其他器质性原因所引起。

（二）抑郁发作

症状学标准：

1. 症状以心境抑郁为主要特征；且相对持久，但在一日内可有晨重晚轻的节律变化。

2. 首次发作者，情绪障碍至少已持续2周（如症状严重需立即治疗或住院者，或过去有肯定的躁狂或抑郁发作者不受此限），且至少具有下列症状的四项：（1）对日常活动丧失兴趣或无愉快感，性欲减退。（2）精力明显减弱，无原因的疲倦，软弱无力。（3）反复出现死亡的念头，或有自杀企图或行为。（4）自责或内疚感。（5）思考能力或注意力减退。（6）精神运动迟钝或激越。（7）失眠、早醒或睡眠过多。（8）食欲减退，体重明显减轻。

严重程度标准：临床症状必须达到下列严重程度之一者：社会能力明显受损；需立即治疗或住院；具有精神病性症状。

排除标准：情绪症状系药物、中毒或其他器质性原因所引起。

（三）双相情感障碍

符合下列两项中的一项：

1. 过去有躁狂发作，本次表现为抑郁发作者；

2. 过去有抑郁发作，本次表现为躁狂发作者。

五、鉴别诊断

双相障碍诊断除依据横断面精神症状外，纵向病史和家史也颇重要。病人往往忽视其轻躁狂史。因此，不仅要详细询问病人，最好包括知情人，才有可能揭示是否有过轻躁狂，否则常误诊为重性抑郁。这种鉴别具有极大治疗和预后意义。

约10%~20%病人既符合躁狂诊断标准，又出现一个或多个精分“一级症状”（如评论性幻听，思维影响，被动体验等），按研究用诊断标准应诊为分裂情感障碍、躁狂型。诊为躁狂，伴精神病性症状。如幻觉妄想与心境高涨一致，被诊为躁狂，伴心境协调的精神病症状。不协调的被诊为躁狂，伴与心境不协调的精神病症状。

六、治疗

(一) 治疗原则和目标

1. 明确诊断，排除继发性障碍，及时掌握病情变化，调整治疗方案。

2. 以心境稳定剂（MS）为主，辅以抗精神病药，抗抑郁药或BDZ。没有一种药能全面有效控制/预防BPD所有症状，多数病人需联合用药。药物联用的方式有两种心境稳定剂联用，心境稳定剂加抗精神病药或苯二氮卓类药物、心境稳定剂加抗抑郁药。在联合用药时，要了解药物对代谢酶的诱导或抑制产生的药物相互作用。

3. 定期监测血药浓度，评估疗效及不良反应由于锂盐的治疗指数低，治疗量和中毒量接近，应对血锂浓度进行动态监测。卡马西平或丙戊酸盐治疗躁狂也应达到抗癫痫的血药浓度水平。取血时间应在末次服药后12小时（如次日晨），以测定谷血药浓度为标准。

4. 一种药物疗效不好，可换用或加用另一种药物要判断一种心境稳定剂无效，应排除依从性差和血药浓度过低等因素，且用药时间应大于3周。如排除以上因素仍无效，可换用或加用另一种心境稳定剂。

5. 以全面、持续症状缓解为目标，长期维持治疗是必需的。

6. 除急性控制症状和防止复发外，更应力求恢复社会功能和提高生活质量。

7. 强化心理治疗，减少心理应激因素。

8. 难治和病情严重，强烈自杀意念和行为者可优选ECT。

双相情感障碍是一种周期复发性疾病，尚不能治愈，但通过早期诊断和长期治疗，患者完全可以控制病情、减少复发、避免恶化。

(二) 治疗药物

1. 常用的心境稳定剂：碳酸锂；丙戊酸盐；卡马西平。

2. 候选的心境稳定剂：拉莫三嗪；托吡酯；加巴喷丁；第二代抗精神病药：氯氮平、利培酮、奥氮平与奎硫平。

3. 苯二氮草类药物：氯羟西泮、氯硝西泮。

4. 第一代抗精神病药物：对具有兴奋、激惹、攻击或精神病性症状的急性躁狂或混合发作者，伴有精神症性症状的抑郁以作者也可在治疗早期阶段短期联用心境稳定剂与第一代抗精神症药。

5. 增效剂的应用与药物的联合治疗对于难治性双相障碍患者，特别是难治性快速循环发作患者，候选的心境稳定剂、钙通道拮抗剂（异博定80~120mg/d，2/d、尼莫地平40~90mg/d，2~3/d）甲状腺激素（T325-50ug/d、T480-200ug/d用4~6周）、5-HT1A受体拮抗剂（如丁螺环酮、心得静）可考虑做为增效剂与经典心境稳定剂联合试用。

6. 抗抑郁剂在双相障碍中的使用用问题在双相障碍的治疗中，应用抗抑郁剂可能诱发转躁狂或轻躁狂发作，或使循环频率增加，或促发快速循环发作而使治疗更加困难。因此，双相障碍抑郁发作时应慎用抗抑郁剂。如抑郁症状十分严重、且持续时间超过4周以上，既往发作以抑郁为主要临床相，则可以在充分使用心境稳定剂的前提下，合用抗抑郁剂。一般可首选几无转躁作用的丁胺苯丙酮，其次选用5-HT再摄取抑制剂，尽量不选转躁作用强的TCAs。

7. 20世纪90年代一批新型抗精神病药上市，躁狂治疗又有了很大进展。众多的新药中以维思通，奥氮平研究的较多，大量研究结果证实对躁狂有效。据报道1999—2001年全球新型抗精神病药处方中，70%用于包括BPD在内的非精神分裂症病人。这些药共同特征是相对传统抗精神病药而言不良反应少，耐受性好，作用广谱，疗效好。新型抗精神病药治疗BPD有以下优点：

（1）比MS更快，能更有效控制急性兴奋症状；

（2）本身具有心境稳定作用，对躁狂和抑郁都有效，反映在治疗精分时PANSS焦虑抑郁评分减少，其抗躁狂和抗抑郁作用度认为与其D2，5-HT2拮抗药理作用有关。有人甚至提出是MS合格的候补药，至少是MS理想的补充；

（3）耐受性好，毒副反应小，有效剂量下EPS少；

（4）可改善认知功能；

（5）也可用于维持治疗，预防复发。近年，有关维思通治疗BPD的文献日益增多，其中不乏大样本、设计严谨的双盲对照研究。研究表明：不论单用或合并MS治疗急性躁狂的疗效和氟哌啶醇相当，明显优于单用MS；耐受性比氟哌啶醇好，起效较快，多数可在一周内起效；对混合性躁狂、快速循环、难治性躁狂、分裂情感躁狂型、对伴或不伴精神病性症状的躁狂都有效，表明维思通治疗躁狂是其直接的作用，并不取决于其抗精神病作用。维思通治疗躁狂的剂量平均为2~4mg/d，常在1周内加至有效治疗剂量，小剂量有预防作用。虽然其它几种非典型抗精神病药也具有抗躁狂作用，但维思通无过度镇静，无抗胆碱能副作用，与MS的药物相互作用少，价位较适中。维思通合并心境稳定剂治疗双相情感障碍急性躁狂发作的适应证已在全球17个国家获得批准，2003年美国FDA批准了维思通单用或合并MS治疗急性躁狂的适应证。新型抗精神病药物在双相情感障碍中的应用无疑将给更多的患者带来新的希望。

在实施药物治疗的同时，也要进行心理治疗。在此过程中，医生应密切注意观察患者的情绪变化，并安抚患者的情绪，让患者放松心情，摆脱不良情绪的困扰，回到宁静平和的情绪当中。

七、护理和预后

尊重、理解、接纳、关心、支持、帮助患者；正确认识疾病，支持患者积极治疗、尽早治疗，反复发作者树立长期治疗的理念，定期门诊复查，与医生沟通，监测病情和药物副反应，维持病情稳定，防复发。

病情不稳定时，注意防止自伤自杀，冲动伤人，及早就诊治疗，做好心理疏导。抑郁时让患者看到希望，感受到关心支持，处于激越及严重躁狂状态时避免冲突，避免激惹患者。

学习疾病知识和治疗知识，帮助患者观察病情，及时应对病情变化，采取正确的应对策略，避免对自己和他人造成伤害；平日注意帮助患者培养良好的性格，矫正不良的认知模式和行为模式，学习心理调节的方法。

促使患者积极参加社会性活动，以期减少或防止发生残疾。在此过程中，对患者多给予鼓励、肯定，根据患者的能力，与患者一起制定切实可行的目标，不能操之过急。

对于躁狂发作的病人，首先迅速采取有效的治疗措施、力争短期控制病人的兴奋。将躁狂的病人应安置在安静的隔离房间，或暂时与其他病人隔开。防止冲动伤人，同时也要保护病人的安全。对极度兴奋的病人，可采取保护带约束于床上。在约束期间，应严密观察，防止皮肤损伤或妨碍血液循环。还应及时补充液体和营养，加强个人卫生护理。

对抑郁状态病人，应加强护理、严密监护，以防自杀。应将病人安排在易观察的病室里，不宜单独居住。护理病人服药，防止蓄积藏药、尔后一次大量吞服。有些抑郁症病人，伪装痊愈，表现愉快的假象，以麻痹周围人员，达到乘机自杀的目的，医务人员对此必须提高警惕。根据病人不同的心理状态做好心理安慰与指导，建立良好的医护关系；合理安排好工作娱乐活动，进行家庭干预及健康教育。

八、预防

预防双相障碍的发病，应重点做好高危人群的心理健康保健与遗传咨询工作；有效防止外界因素的侵扰，减少于各种应激相关的心理障碍发生的有效途径。

美国曾调查（1994）双相障碍发病后平均10年才能得到首次治疗，50%以上的现症者5年以上未受过治疗，其中36%甚至10年以上未治疗；有认为，抑郁症中有20%~50%会发展成双相障碍，要用心境稳定剂来维持治疗，以免复发；25%~50%的双相障碍有过自杀行为，11%~19%自杀身亡。第一次诊断为双相障碍的年轻病人在第一年内易于自杀尤应警惕。

第三节　偏执性精神障碍

一、概述

偏执性精神障碍（Paranoid mental disorders）是一组病因未明，以系统妄想为主要特征的精神障碍。以固定、持续，较系统的妄想为主要症状，伴有相应的情绪与行为。伴有与妄想内容相联系的幻觉，但在临床相中不占突出地位。在不涉及妄想的情况下往往没有明显的精神异常，病期虽久并不引起精神衰退，智力保持良好。

二、临床表现

本病好发于女性，多于30~40岁缓慢起病。病前性格多有主观、固执、好强等特征，1/3起病前有心理因素。多缓慢起病，初期由于现实接触能力尚保持良好，往往不易被人发现，而误为性格固执，随着病情发展，症状逐渐暴露，且有相应情绪与行为表现，才引起人们和重视和怀疑，主要表现为固定，持续，较系统的妄想，内容以被害为多见，次为夸大，嫉妒，钟情，疑病等妄想，病人往往曲解生活细节中的一些经历，作为某种信念的依据，对偶然巧合的事作出固定性质的坚信不疑的错误解释，并时时观察，寻找证据，以证实他们妄想观念是客观存在的，对思维内容常采取隐蔽态度，对他认为可信赖的人，才警惕地暴露思想内容，这种信念似乎有一定真实性，若不深入调查事实真相，甚至可达到令人信以为真的地步，如仔细分析，仍可发现其逻辑推理与现实不符，病人对自己的信念是坚信不疑，不能被说服，在妄想支配下，患者常有反复控告，跟踪，狎吸，杀人，逃走，自伤或自杀等违法行为，若不涉及妄想，待人接物，工作，学习，家庭生活等一般的社会适应能力保持良好，疗程虽久，并不引起智力衰退及人格缺损，一般无幻觉，但在妄想基础上偶可出现片断，不持续的幻听（妄想性知觉）。

三、诊断

（一）诊断要点

1. 以持续、固定，较系统妄想为主要症状，在不涉及妄想的情况下，精神活动常无明显异常，病程虽长，无精神衰退。

2. 自知力丧失，其社会功能明显受损。

3. 妄想持续3个月以上。

4. 排除精神分裂症，脑器质性和躯体疾病所致的精神障碍。

（二）症状标准

以系统妄想为主要症状，内容较固定，并有一定的现实性，不经了解，难辨真伪，主要表现为被害，嫉妒，夸大，疑病，或钟情等内容。

（三）严重标准

社会功能严重受损和自知力障碍。

（四）病程标准

符合症状标准和严重标准至少已持续3个月。

（五）排除标准

排除器质性精神障碍，精神活性物质和非成瘾物质所致精神障碍、分裂症或情感性精神障碍。

四、鉴别诊断

需要与精神分裂症，脑器质性和躯体疾病所致的精神障碍相鉴别。主要通过做CT排除脑器质性和躯体疾病所致的精神障碍。

五、治疗

颇困难。可试用心理治疗，胰岛素昏迷治疗，改变工作或生活环境可能有帮助。治疗时，应与患者尽量保持良好关系，但又不能卷入其妄想之中。长期服用抗精神病药可能有一定效果，但长效制剂不宜。

六、护理和预后

病程可迁延数年，预后欠佳，少数起病较急，病程在半年以内者，预后较好。

七、预防

病理病因尚未明了，目前尚无特异性的预防方法。一般认为与病前性格特征和环境因素有关，偏执症状易于发生在偏执性人格或素质比较敏感的人，具有敏感多疑主观固执，容易激动，自尊心强，自命不凡，自我中心，爱好幻想等特征；在性格的基础上，环境中的某些精神刺激因素可能是起疾病诱发作用的主要原因；社会隔离也与其发生有关，如被孤立的人，难民，移民都较易发生偏执，Freud认为偏执症状来源于防御机制之否认与投射，一个人不会有意识地承认自己的不足与不信任，但却把它投射到他人，遗传因素不明显。

第四节　分裂情感性障碍

一、概述

分裂情感性障碍又称分裂情感性精神病（schizo-affective psychosis），是指一组分裂性症状和情感性症状同时存在又同样突出的精神障碍。分裂症状为幻觉、妄想及思维障碍等阳性精神病性症状，情感症状为躁狂发作或抑郁发作症状。

（一）发病原因

1. 遗传因素：一级亲属的对照研究资料（Maier和Krause，1989）表明，本病在遗传学上是介于精神分裂症和双相情感性精神病之间，而单相重症抑郁则无明显的遗传上的特异性。推测分裂情感性精神病是两种遗传性疾病，精神分裂症和双相情感性精神病两种基因的联合。但这一假设与临床特点不符合，如病人具有精神分裂症基因外，还具有双相情感性精神病的基因，则分裂情感性精神病的预后将较以上两种精神病更差，因第二个致病基因对预后起不良影响。

另一假设为延续性模式 (continuity model)，该假设认为：单相、双相、分裂情感性精神病和精神分裂症是一个从黄色→绿色→蓝绿色→蓝色的连续。双相为黄色疾病，精神分裂症为蓝色疾病，分裂情感性精神病为绿色疾病。这一假说本身有很多未解决的疑点，要论证基因型是延续模式，尚需做大量流行学人口调查或一级亲属的调查（Samuel G.Siris，Michael R.Lavin，1995）。

分裂情感性先证者的家族调查，有报道情感障碍的患病率高于一般人口，多支持与情感性精神障碍的关系。但亦有研究发现亲属中患精神分裂症的风险较大，支持本症可能是精神分裂症的变异。有的作者根据本病先证者家族调查资料，发现情感性精神障碍和精神分裂症的发生率均高，而没有发现本病家族中分裂情感性的发生率有增高，认为支持本病遗传上的异质性（TsuangMT，1991）。

2. 发病诱因：Kasanin最早提出，本病在发病前有应激或巨大生活事件。Brickington（1980）报道10/32的分裂躁狂性精神病发病前有应激：分娩，手术，头部外伤或重要人际关系问题。Tsuang（1986）报道分裂情感性精神病发病前有较多促发因素，为60%，而精神分裂症为11%，躁狂症为27%，抑郁症为39%。Marners等（1990）发现分裂情感性精神病和情感性障碍在发病前的生活事件各占51%，而精神分裂症为24%。此外，有报道酒精能增加精神病性情感症候群的发病危险度。

3. 神经内分泌研究：由于在诊断标准和分类上的分歧，影响本病研究工作的开展。对分裂情感性障碍的神经内分泌研究，结果有分歧。如地塞米松抑制试验（DST）的脱抑制率在分裂情感性抑郁型较低，与精神分裂症和正常对照相接近，不同于重症抑郁的高脱抑制率。同样对甲状腺素的反应（TSH）以及催乳素（Prolactin）在注射甲状腺素释放激素（TRH）的反应，分裂情感性精神病人的反应与精神分裂症和正常对照相似，并不迟钝，与重症抑郁病人的反应不同。但部分分裂情感性病人，其内分泌反应和内源性抑郁病人相似，这些病人的康复较其他分裂情感性精神病人更完全。对分裂情感性躁狂型病人的研究较少，但发现至少有一项研究，DST和TRH试验的结果与情感性精神障碍较接近。另有一个研究，在尿内3-甲氧基-4-羟基苯乙二醇（MHPG）的排出率接近双相情感障碍而不是精神分裂症。

（二）发病机制

有关本病的发病机制，有作者（SAMUEL SIRIS，MICHAEL LAVIN，1995）提出可以参考精神分裂症的素质模式，少数病人遗传负荷，生物学基础极为显著者，不论在任何环境中均能发病，出现精神分裂症的认知和感知障碍，遗传素质处于中间状态者，只有在一系列环境中生物，心理-社会因素的冲击下发病，遗传素质负荷极为微小者，在应激影响下不易出现精神分裂症的症状。

研究资料表明，本病在遗传学上介于精神分裂症和双相情感障碍之间，有学者推测，分裂情感性精神病是两种遗传性疾病，即精神分裂症和双相情感性精神病两种基因的联合。

研究发现，发病前应激或巨大生活事件对本病的促发因素为60%，均高于精神分裂症，躁狂症和抑郁症（11%，27%和39%），此外，有报道酒精能增加精神病性情感症候群的发病危险。

二、临床表现

（一）临床特点

1. 有典型的抑郁或躁狂病相，同时具有精神分裂症症状。这两种症状同时存在，或先后在发病中出现。分裂症状为妄想、幻觉和思维障碍等阳性精神病性症状。

2. 病程常有反复发作，间歇期或症状缓解后不留明显缺陷。

3. 起病较急，发病前可有诱发应激因素。

4. 病前个性无明显缺陷，部分病人可有分裂症、躁郁症家族史。

5. 发病年龄以青壮年多见，女性多于男性。

（二）临床分型

根据情感障碍在发病时,情感障碍的症状特点呈单相或双相发作（躁狂、抑郁还是两者兼有），可分为3种类型：躁狂型、抑郁型、混合型。

三、诊断

主要根据临床表现特征进行诊断，必须具备分裂性症状和情感性症状，在整个病程中同时存在或先后出现，而且出现与消失时间比较接近。在诊断中要注意整个病程的症状演变，不可只以一时所见的症状为诊断依据，否则易误诊为精神分裂症或躁郁症。发病中分裂性症状为主要临床相的时间，必须持续2周以上，以此作为诊断本病的主要条件之一。

世界卫生组织诊断分类第10版（ICD-10，1993）临床描述与诊断要点中，对本病的诊断要点为：只有在疾病的同一次发作中，明显而确实的分裂性症状和情感性症状同时出现或只差几天，因而该发作既不符合精神分裂症亦不符合抑郁或躁狂发作的标准，此时方可作出分裂情感性障碍的诊断。本术语不适用于仅在疾病的不同发作中分别显露出精神分裂症及情感性症状的病人，例如，精神分裂症病人在精神病性发作的余波中往往出现抑郁症状〔见精神分裂症后抑郁（F20.4)〕。有些病人出现反复的分裂情感性发作，可为躁狂型或抑郁型，也可为两型之混合。另一些病人可在典型的躁狂或抑郁发作之间插入1~2次的分裂情感性发作，对于前一种情况，分裂情感性发作是恰当的诊断；而后者只要在其他方面临床相典型，则偶然出现的分裂情感性发作并不能推翻双相情感性障碍或反复发作性抑郁障碍的诊断。

（一）诊断要点

1. 精神分裂症和情感性精神障碍的症状在临床上都很突出，难分主次。

2. 患者的社会功能严重受损，自知力不全或缺乏。

3. 分裂性症状与情感性症状在整个病程中同时存在至少2周以上。并且出现与消失的时间比较接近。我国精神疾病分类系统（CCMD-2-R，1995）将分裂情感性精神病列在精神分裂症及其他精神病性障碍项目下。含义是“分裂症状和情感症状同时存在又同样突出，常有反复发作的一种疾病。分裂性症状为妄想、幻觉和思维障碍等阳性精神病性症状，情感性症状为躁狂或抑郁。”

4. 符合精神分裂症和情感性精神障碍的症状标准。

5. 严重程度标准，符合以下2项：（1）社会功能显著下降。（2）自知力不全或缺乏。

6. 分裂性症状与情感性症状在整个病程中多同时存在，出现与消失的时间比较接近。但以分裂性症状为主要临床相的时间，必须持续2周以上。

7.说明如果一个病人在不同发作中分别表现以分裂性症状或情感性症状为主要临床相，仍按每次发作的主要临床相作出各自的诊断。

（二）分型诊断

1. 分裂情感性障碍，躁狂型

在疾病的同一次发作中分裂性症状和躁狂症状均突出。心境异常的形式通常为高涨，伴自我评价增高和夸大观念，但有时兴奋或易激惹更明显，且伴攻击性行为和被害观念。上述两种情况均存在精力旺盛、活动过多、集中注意力受损，以及正常的社会约束力丧失。可存在关系、夸大或被害妄想，但需要其他更典型的精神分裂症症状方能确立诊断，例如，病人可能坚持认为他们的思维正被广播或正被干扰、异己的力量正试图控制自己，或诉说听到各种不同的说话声，或表露出不仅仅为夸大或被害内容的古怪妄想性观念。常需仔细询问病人是否真正体验到了这些病态现象，而非玩笑或隐喻之词。躁狂型分裂情感性障碍通常急性起病，症状鲜明，虽然常伴有广泛的行为紊乱，但一般在数周内即可完全缓解。

诊断要点：必须有显著的心境高涨，或不太明显的心境高涨伴有易激惹或兴奋。在同一次发作中，应明确地存在至少1个、最好2个典型的精神分裂症症状。本类别适用于单次躁狂型分裂情感性发作以及大多数发作为躁狂型的反复分裂情感性发作。包含：分裂情感性精神病，躁狂型。

2. 分裂情感性障碍，抑郁型

是一种在疾病的同一次发作中分裂性症状和抑郁性症状都很突出的精神障碍。抑郁心境通常伴有若干特征性抑郁症状或行为异常，如迟滞、失眠、无精力、食欲或体重下降、正常兴趣减少、集中注意力受损、内疚、无望感及自杀观念。同时或在同一次发作中，存在其他更典型的精神分裂症症状：例如，病人坚持认为自己的思维正被广播或正被干扰，或异己的力量正试图控制自己。他们可能确信自己正被跟踪或陷入某种阴谋之中，但他们自己的行为不能说明这些确信是合理的。可听到不仅仅为贬低或责怪内容的声音，而且还听到要杀死病人或幻听在议论他们的行为。抑郁型分裂情感性发作表现往往不如自狂型鲜明和令人吃惊，但一般持续时间较长，而且预后较差。虽然大部分病人完全缓解，个别病人却逐渐演变成精神分裂症性缺损。

诊断要点：必须有明显的抑郁，至少伴2种典型的抑郁症状或属于抑郁发作的有关行为异常。在同一次发作期间明确存在至少有1种、最好2种典型的精神分裂症症状。本类别适用于单纯抑郁型分裂情感性发作以及大多数发作为抑郁型的反复发作性障碍。包含：分裂情感性精神病，抑郁型；精神分裂样精神病，抑郁型。

3. 分裂情感性障碍，混合型

精神分裂症症状与混合型双相情感性障碍同时存在者。包含：循环性精神分裂症。

四、鉴别诊断

首先要排除器质性精神障碍、精神活性物质和非成瘾物质所致精神障碍。与精神分裂症或情感障碍的鉴别并不难，关键是对临床症状的认定，以及确认分裂症症状和情感性症状的主次地位。如果一个病人在不同发作中分别表现以分裂性症状或情感性症状为主要临床相，仍按每次发作的主要临床相做出各自的诊断。

1. 分裂情感障碍与精神分裂症的鉴别较为困难，因为精神分裂症也常伴有情感症状，尤其是抑郁症状。

(1) 精神病性症状可从开始持续到恢复之前，但两者的心境发作期所占病程的比例不同。分裂情感性障碍在精神病性症状活跃期，持续时间较长，占总病期大部分时间。精神分裂症的心境发作以抑郁发作常见，前驱期残留期，持续的时间较短。

(2) 情感发作的严重程度不同。分裂情感性障碍的心境发作较重，精神分裂症的心境发作多为抑郁发作。

2. 心境障碍鉴别点主要在于情感症状持续的时间。两者的精神病性症状都可以从疾病开始持续到疾病恢复前，但情感症状持续的时间明显不同。

3. 躯体疾病所致精神病性障碍病史、体格检查或实验室检查结果表明。

4. 物质所致精神病性障碍服药史、体格检查，尤其是实验室检查测到患者体液中的药物，有助于这两种疾病的鉴别。

5. 偏执性障碍偏执性障碍的精神病性症状只限于妄想，而且妄想不怪异。

五、治疗

本症应作为急性期精神分裂症进行治疗。选择有效抗精神病药迅速控制精神症状，使患者完全恢复，包括恢复自知力。维持治疗视恢复情况而定。如恢复完全，可不必长期维持治疗。一旦发现有复发征象应及时给予抗精神病药治疗。

一般采用抗躁狂药物或抗抑郁药物和抗精神病药物合用，可取得较好疗效。如药物治疗效果不佳时，可选用电休克治疗（ECT）。

(一) 分裂情感性躁狂的治疗

1. 急性期治疗：对这一状态的精神药物，最常用的药物是氯丙嗪和锂盐。

两者对控制急性症状均有效。但有资料提示，控制高度兴奋的病人，氯丙嗪效果优于锂盐；中等度兴奋的病人，两者效果相当。两者合用比单独使用效果好。锥体外系副作用在联合使用时有所增加。氯丙嗪的剂量同一般治疗剂量。锂盐的剂量要通过监测血锂进行调整。电休克治疗（ECT）是一种对急性情感性躁狂有效的手段，当需要有快速反应时（危险处境）以及其他治疗无效时可采用。分裂情感性躁狂的控制速度不如躁狂症，缓解程度亦不如躁狂症完全。

2. 维持治疗：锂盐可用于维持治疗及预防分裂躁狂型或双相型复发。用于维持治疗时，血锂浓度一般应维持在0.60mmol/L左右。接受长期锂盐治疗的病人应注意液体和食盐的摄入，定期检测血锂水平、肾和甲状腺功能。此外，锂可通过胎盘，影响胎儿发育。妊娠头3个月要慎用。

3. 部分双相型分裂情感性障碍的病人及难治病例的治疗：除抗精神病药物和锂盐外，可考虑抗痉挛药，如卡马西平（Carbamazepine，tegretol）、丙戊酸钠(Sod.Valproate)，单独或合并使用。合并用药要注意药物副作用。有资料提示，氟哌啶醇和锂盐合用，血锂浓度上升，导致明显的神经系统中毒症状。氟哌啶醇和卡马西平合用时，氟哌啶醇的血浆浓度下降50%左右，出现严重的精神运动性兴奋副作用，可能是通过卡马西平本身代谢特点，通过肝脏酶系统降低血内氟哌啶醇的浓度，而丙戊酸钠不影响通过肝代谢的药物。为了较迅速地控制兴奋，在抗精神病药物中，除氯丙嗪外，有人提出氯氮平是一个可供选择的药物。或加用苯二氮类药物。此外，新型抗精神病药，如利培酮、奥氮平也可试用。

（二） 分裂情感性抑郁的治疗

1. 急性期治疗：一般认为，抗精神病药物和抗抑郁药物合并使用，对精神病性抑郁是一个可供选择的方案。传统的抗精神病药物（如酚噻嗪类）和抗抑郁药物（包括三环类和单胺氧化酶抑制剂）经历过较多的验证，但由于它们合用时的副作用（如体重增加等）明显而限制了它们的使用。新型抗精神病药物和新型抗抑郁药SSRI可能是一个更有吸引力的选择，但尚缺乏系统的验证。锂盐对此型的效果不明显，但有作者推荐，双相病程的难治性精神病性抑郁可以一试。也有作者提出，此型用抗精神病药物进行治疗，临床上观察到抑郁症状随精神病性症状的改善而消失者。如精神病性症状消失后，抑郁症状仍存在，且排除神经阻滞剂的副作用后，可采用抗抑郁剂治疗，逐渐加量。用量与治疗原发性抑郁相同。电休克治疗（ECT）亦可以考虑在顽固性病例中应用(Michael Gelder，Dennis Gath，1996)。

2. 维持治疗：在急性发作性症状缓解后，需要进行维持治疗。锂盐对分裂情感性抑郁的作用不如分裂躁狂型。抗精神病药物使用的原则同分裂躁狂型。在维持治疗阶段如出现抑郁发作，可联合使用抗抑郁药物。此时的治疗方法同精神分裂症后抑郁，逐渐加大抗抑郁药物剂量至治疗量。当分裂情感性症状消失后，如精神病性症状持续存在，需要考虑长期的神经阻滞剂治疗（Tsuang MT，1996)。

六、护理和预后

分裂情感性障碍者饮食宜清淡为主，多吃蔬果，合理搭配膳食，注意营养充足。

国外将本病分为分裂躁狂和分裂抑郁两型。研究预后时，分别与精神分裂症和躁狂症或抑郁症相比较。Angst（1986）和Samson（1988）复习文献资料后指出本病预后较精神分裂症好，较情感性精神病差。最早有作者提出过，分裂情感性障碍的躁狂型预后和躁狂症相接近，而抑郁型的预后和重性抑郁明显不同，但并未为以后的资料所肯定。Coryell等（1990）认为慢性化是本病预后的指征，不论是分裂躁狂型或分裂抑郁型。纵向调查的资料对确定预后有帮助。有资料提出：如持续的精神病性症状而缺乏情感性症状是预后不良的指征。Coryell概括文献中其他预后不良的指征：病前适应能力差，青少年时期适应能力差，成年社会适应能力差，慢性化病程，以及临床相中以持久的精神病性症状为主。作者认为，上述指征适用于分裂情感性抑郁型和躁狂型两者（Tsuang MT，1996)。

七、预防

迄今为止，精神疾病的预防工作，大体上是协同心理、社会、教育等方面工作以及在医学的现有水平上开展的。至于根本上预防精神疾病的发生，则有待于精神病学和各相关科学的发展，以及对各种精神疾病的病因与发病原理的充分阐明。这是人类历史赋予医学科学的一项艰巨而崇高的使命。

在当前，几乎普遍公认精神疾病的病因学与流行病学中讨论的许多问题都具有多源因素。就是说，一些精神疾病的发生发展和转归预后，与患者个体的遗传因素、易感素质、病前个性特征、发病时的机体状态、精神创伤、环境中的促发因素，以至社会文化背景，都有着广泛的联系。该病发病前应激或巨大生活事件对本病的促发因素为60%，故针对已发生事件进行预防性干预十分重要。

首先，应准确地理解当事人面对生活事件的类别，了解可能得到的社会支持的性质，以及所处环境会使之产生些何种反应。然后再考虑需否或如何进行干预。例如婚后分离与少儿升入中学这类的事情，虽然也是生活事件，但未必构成对精神健康的威胁。又如，居丧个体如有近亲帮助就不再动员参加丧偶者互助小组。

与此相反，有些具体情况则急需进行预防性干预措施。比如对于身患危及生命的重病又急需动大手术救治，例如乳癌进行乳腺全切术这样患者同时缺乏配偶的深切同情和支持时，就需给予咨询，进行预防性干预（Maguire等，1980）。方法是由护士在手术前后与患者进行讨论，介绍术后伤口修补办法。然后，每2个月随访1次，检查上肢运动情况，鼓励进行锻炼，同时向其配偶了解情况，动员患者继续恢复积极的工作。上述的项目曾在152名妇女中进行，随机分成实验与对照的两个组别。然后在手术后3个月，12个月和18个月分析评定焦虑、抑郁与性问题发生的情况。评定结果提示，两组皆产生有焦虑、抑郁与性生活问题，但实验组至多延续6个月，而对照组则第10个月时尚未消除。此外，实验组全恢复工作，社会功能优良。对乳房缺如可以适应，对佩戴的假乳房也非常满意。

为了对身处心理刺激逆境进行预防性干预，防止心理异常，有些国家在社会中自发地设置了许许多多的互助小组，进行社会互助运动。例如，有对12~20岁青少年身处酗酒家庭中的互助小组，有为居丧者设立的“同情之友”小组，为盲人设立互助机构，为残疾儿童父母设立的组织等等，进行互助互救。由于成员间遭遇相似又同病相怜，因而积累了许多可贵经验和可取办法，尽管最终不在于预防心理障碍，但至少能沟通信息，在情绪上可以获得支持，行动上得到帮助。为此在实际效果上起到能够应付困难处境的作用，因而具有广义上的心理卫生的意义。

刺激性生活事件对个体精神状态影响深刻的莫过于居丧问题。居丧反应当时是一种悲恸反应，时过境移之后仍有些人经久处于情绪抑郁状态，有的演变形成抑郁症。许多专家为此研究了居丧者心理异常的预测问题，并对高危人群安排以长期随访加以证实。Parkes（1981）提出了居丧者易产生心理反常的主要危险因素为：

1. 一向依附于死者，

2. 易怒或好自责，

3. 对死者的亡故毫无准备，

4. 缺乏必要的家庭支持，

5. 身处经济文化的低层次。

对于高危人群Parkes采取干预措施并设置对照组，20个月后实验组没有产生焦虑与自主神经症状，而且酒、毒品与烟草消耗量也低于对照组。

第五节 癫痫所致精神障碍

一、概述

癫痫性精神障碍又称癫痫所致精神障碍。原发性及症状性癫痫均可发生精神障碍。癫痫患者在癫痫发作前、发作时、发作后或发作间歇期表现出的精神活动异常，有的患者甚至表现为持续性精神障碍。由于累及的部位及病理生理改变的不同，症状表现各异。精神障碍可大致分为发作性和非发作性两种。发作性精神障碍是一组反复脑电异常放电所致的精神障碍，可表现为一定时间内的感觉、知觉、记忆、思维和精神运动性发作，情绪恶劣及短暂精神分裂症样发作；非发作性精神障碍则表现为慢性精神分裂症样精神病、神经症、人格改变及智能障碍等。

（一）癫痫的分类

癫痫的分类（classification of epilepsy）是由国际抗癫痫联盟（International League Against Epilepsy，ILAE）所提议通过的，目前最为常用的分类法是癫痫发作的分类（1981年）及癫痫和癫痫综合征的分类（1989年）。

1. 癫痫发作的国际分类：

（1）部分性发作：部分性发作（partial seizures）是指临床发作表现为局灶

性或部分性的症状，脑电图提示脑的一个局部或一侧半球起源的癫痫放电。

① 简单部分发作：发作时病人的意识存在，单纯部分型发作包括：A. 运动型，B. 感觉或特殊感觉型，C. 自主神经型，D. 精神或情绪改变。

目前认为，在其他发作之前出现的所谓“先兆”，即是一种简单部分发作。

② 复杂部分发作：为局部起源的发作，发作时病人伴意识障碍，这种意识障碍可以发生在起病的一开始，也可以由简单部分发作发展而来，复杂部分发作时表现为意识的障碍并伴感知，情感，记忆，错觉，幻觉等，同时有愣神，咂嘴及双手的不自主摸索动作称为自动症（automatism）或精神运动型发作（psychomotor seizure）。

③ 部分性发作继发全面化：上述两种部分发作也可能演变为全身强直阵挛发作或俗称大发作（grand mal），有时和全面性发作不易鉴别，实际上这是一种由局部起始的继发性全身强直阵挛发作（secondary generalized tonic-clonic-seizure）。

(2) 全面性发作：全面性发作（generalized seizure）是指临床和脑电图变化从发作一开始就同时侵犯及两侧大脑半球，临床症状是双侧对称的，大部分均有意识丧失或意识障碍。

① 失神发作（absence seizure）：多见于儿童，女孩较多，临床表现为短暂的失神，此时呼之不应，两眼发直，有时伴眨眼或轻度自动症动作，一般持续几秒或十几秒，1天多时发作10余次或几十次，脑电图在发作间歇期可见不规则的每秒3次的棘慢波综合，发作时为双侧对称同步每秒3次的棘慢波综合节律，长程爆发出现。

② 肌阵挛发作（myoclonic seizure）：临床为全身型发作，表现为一瞬间的全身肌阵挛样动作，脑电图在发作间歇期可见到多棘波或单个的多棘慢波综合，发作时为对称同步出现的短暂的多棘慢波综合节律。

③ 强直发作（tonic seizure）：全身强直伸展并伴意识丧失，常常同时突然尖叫，有时病人因此而摔倒，强直发作大部分发生于睡眠中。

④ 阵挛发作（clonic seizure）：多发生于儿童及幼儿，表现为两侧肢体的阵挛样抽搐且常合并意识障碍。

⑤ 强直阵挛发作（tonic-clonic seizure）：就是一般所谓的大发作，其临床表现为突然意识丧失并全身抽搐，典型的包括一开始的强直期及随后出现的阵

挛期，持续1~2min后病人全身松弛无力，昏睡，醒后有头痛，全身乏力，酸痛等症状。

⑥ 失张力发作（aonic seizure）：经常表现为失张力后的摔倒，典型的为突然的猝倒，发作时的脑电图有些仅仅表现为单发的棘慢波综合，在很多情况下经常看不到明确的特异性放电或仅见动作伪差。

(3) 不能分类的发作（unclassified seizures）。

2. 癫痫及癫痫综合征的分类：国际抗癫痫联盟（ILAE）于1989年发表了癫痫及癫痫综合征的国际分类法，与过去的分类相比虽然有很大的不同，但基本原则是相同的，按病因分为特发性（idiopathic）及症状性（symptomatic）及隐源性（cryptogenic），按部位分为全面性（generalized）及部分性（localization-related）。

(1) 病因分类：

① 特发性癫痫（idiopathic epilepsy）：为一大组癫痫综合征，其主要特点为：A. 发病与年龄相关性强，儿童及青少年期发病；B. 发作相对稀少；C. 脑电图检查背景活动正常；D. 一般无神经系统阳性体征，精神运动发育及智力正常；E. 神经影像学检查无异常；F. 有自愈的倾向，一般于青春期前后痊愈。

② 症状性癫痫（symptomatic epilepsy）：临床上有如下特点：A. 年龄相关性不如原发性强；B. 较为明确的病因；C. 发作相对较多，甚至癫痫连续状态；D. 脑电图检查背景活动欠正常；E. 可有神经系统阳性体征及影像学异常；F. 部分病人有精神运动障碍及智力异常；G. 部分病人难治。

③ 隐源性癫痫是指一组原因未明的症状性癫痫。

(2) 部位分类：

① 全身性癫痫（generalized epilepsy）：是指脑电图具有普遍的，两侧对称性的癫痫样放电，临床发作为全身型发作（generalized seizure），即发作自一开始就是两侧对称的，如失神，肌阵挛，全身强直阵挛发作等。

② 部分性癫痫（localization-related epilepsy）：是指由大脑某一局灶起源的癫痫放电以及临床部分型发作（partial seizure）组成的癫痫，各种不同的部分性癫痫临床表现多种多样。在确定为癫痫发作后，且已知道癫痫发作的类型，然后又能确认病因，还必须再加上病人癫痫发作的初发年龄，神经系统检查，神经影像检查，引起癫痫发作的诱因，以及病程等而进行癫痫或癫痫综合征的分

类。1989年的分类中共有34种癫痫综合征，主要分为以下几大类：特发性全面型癫痫（idiopathic generaliz edepilepsy）；症状性全面型癫痫（symptomatic generalized epilepsy）；隐源性全面型癫痫（cryptogenic generalized epilepsy）；特发性部分型癫痫（idiopathic partial epilepsy）；症状性部分型癫痫（symptomatic partial epilepsy）；隐源性部分型癫痫（cryptogenic partial epilepsy）；不能确定的癫痫（undetermined epilepsy）；特殊癫痫综合征（special syndromes）。

（二）癫痫所致精神障碍的分类

1. 按发作的不同阶段（目前多采用的分类方法）：

（1）发作前精神障碍（preictal disorder）。

（2）发作时精神障碍（disorder associated with ictal）。

（3）发作后精神障碍（postictal disorder）。

（4）发作间精神障碍（interictal disorder）。

2. 其他：按意识清晰度可分为意识清晰状态下发生的精神障碍，意识障碍状态下发生的精神障碍，按精神障碍特点可分为体验性精神运动性发作，发作性精神障碍，慢性精神障碍。

（三）病理病因

临床上常将癫痫分为原发性和继发性，其中原发性癫痫又称真性癫痫或特发性癫痫或隐源性癫痫，其病因尚未明确，继发性癫痫又称症状性癫痫，可以找到病因，常继发于脑部疾病，颅脑肿瘤，颅脑外伤，颅内感染，脑血管病，脑变性疾病等，在低氧，代谢性疾病，心血管疾病，中毒性疾病等全身性疾病时也可发生。

癫痫的发病机制复杂，至今尚未阐明，目前多归因于神经元的过度同步放电，分子遗传学研究已取得突破性进展，如已明确的原发性全身性癫痫及伴有精神发育迟滞的癫痫的遗传方式为常染色体隐性遗传，而伴有幻觉特征的癫痫为常染色体显性遗传等。

癫痫发作是大脑皮质神经元功能障碍的临床表现，首次癫痫发作的原因可以是：

1. 由于急性脑部功能性障碍，例如高热，代谢失调等，或结构性病变，如中枢神经系统感染，脑血管疾患，头部外伤或脑肿瘤等所引起的反应性癫痫发作（reactive epileptic seizure），其预后则依引起癫痫发作的原因而异，可能一生中就只有这一次，但也可能在急性期过后，又反复发生癫痫发作而成癫痫，是为症状性癫痫（symptomatic epilepsy）。

2. 由于过去曾经有各种类型的脑伤，或先天具有脑伤或畸形，虽然当时并未发生癫痫发作，但后来却发生癫痫发作，且根据临床检查结果可以推测此癫痫发作与过去的脑伤具有高度的相关性，其发作可能也只有1次，但较常见的则会反复发生而成癫痫，也是症状性癫痫（symptomatic epilepsy）。

3. 过去未曾有任何脑损伤，且根据临床资料，推测首次癫痫发作可能是与遗传因素较具相关性的原发性癫痫（idiopathic epilepsy），其发作可能也是只有1次，但较常见的则会反复发作而成癫痫。

4. 过去虽未曾有任何脑损伤的病史，但根据临床资料，则怀疑还是可能有其隐藏的脑损伤或脑功能障碍而引起癫痫发作，称为隐源性癫痫（cryptogenic epilepsy）。

5. 癫痫发作只发生于直接受到外来或由于内在的刺激时，前者例如间歇性光刺激，声音刺激等，后者如计算，思考等，若能避免相关的诱因或接受去敏感治疗，则较少再发，称为反射性癫痫（reflex epilepsy）。

（四）发病机制

1. 神经电生理癫痫发作的根本原因在于大脑神经元的异常放电，癫痫的异常放电可以出现在发作期（ictal discharge），也可以出现在发作间歇期（interictal discharge），导致这种异常放电的原因可以多种多样，但到目前为止，对异常放电产生的本质还了解不多，随着科学技术的发展，有可能对癫痫成因有更明确的认识，根据目前的研究，有各种因素可能造成一群大脑细胞膜的电位异常去极化，并同步化形成周围神经元的点燃效应（kindling），大脑神经元电生理异常有各种不同的学说，一般认为和维系膜电位的离子异常有关，也有认为和大脑神经介质即兴奋性氨基酸（谷氨酸等）和抑制性氨基酸（GABA等）的不平衡有关，总之，癫痫发作是大脑神经细胞异常，过度放电的结果。

2. 神经病理学特发性癫痫的发病机制十分复杂，至今未能完全阐明，对于部分性症状性癫痫的病理曾有广泛的研究，在动物实验中，将氢氧化钴作用于猴局部脑组织，周围逐渐形成神经胶质瘢，4~12周后出现部分性癫痫发作，部分性癫痫的痫性放电通常在致痫性损害处的近旁开始，也有起始于与损害部位有关或完全无关的远隔部位，如猫右侧杏仁核受损，引起左侧杏仁核发作性放电，Johnson等发现，存在致痫瘢痕的动物，其大脑皮质，皮质下结构，乃至整个脑的惊厥阈都有所降低，远离致痫损害而在解剖上有联系的神经元，其兴奋性可升高，但本身并无器质性损害，这是一个很重要的概念，即脑电图上存在的散在棘波或节律性痫性放电，可作为部分性癫痫的诊断证据，但并不能肯定致痫损害就在同一部位，一般认为癫痫病人伴发的精神障碍，如偏执状态，精神分裂症样状态及攻击型人格障碍与大脑优势半球的病变有关，而抑郁状态与非优势半球病变有关，临床上表现为不可控制的强烈情绪及行为障碍，称为发作性控制不良综合征（episodic dyscontrol syndrome），可能与杏仁核的异常放电有关。

二、临床表现

（一）按发作的不同阶段（目前多采用的分类方法）

1. 发作前精神障碍（preictal disorder）：发作前精神障碍是指部分病人在癫痫发作前出现焦虑，紧张，易激惹，冲动，抑郁，淡漠或一段时间的愚笨或自主神经功能紊乱，如胃纳减退，面色苍白，潮红及消化不良等前驱症状。可分为先兆（aura）–癫痫发作前数秒或数分钟，和前驱（Prodromata）–癫痫发作前数小时至数天，常于发作前数分钟，数小时或数天即有相同的症状出现，使病人感到发作即将来临，称之为前驱症状，目前对这一现象发生的机制尚未阐明，过去在发作前称之为"先兆"（aura）的症状可以表现为各种类型的精神障碍，如情感，情绪，认知方面为表现的感觉性症状，"先兆"对决定癫痫源的起始部位有很大的定位价值，"先兆"必须与前驱症状相鉴别，后者系在发作前数小时或数天内的症状，而"先兆"实际上已经是临床发作的开始，病人的意识存在可能回忆并加以描述，必须熟悉各种先兆的表现特点，因为部分病人在很长的时间内先兆可能是癫痫惟一症状，常易被忽略，至全身性大发作出现后才被引起重视，同样，在大发作被抗癫痫药物控制后，"先兆"仍可保留，成为仅有的症状。

2. 发作时精神障碍（disorder associated with ictal）：发作时精神障碍主要包括精神运动性发作，发作性情感障碍及短暂的精神分裂症样发作等，又称精神运动性发作或颞叶癫痫可为先兆，也可单独发生，多见于由于皮质的限局性病灶所引起，而发作时的各种不同症状是由病灶的部位决定的，多数病灶在颞叶，也有的在额叶或边缘叶，发作时为一过性的精神病性体验，发作时多伴有意识障碍，常见的精神障碍主要有下列几种：

（1）知觉障碍：多为原始性的幻觉。

① 视觉发作：这一发作主要是由枕叶视觉皮质的异常放电所引起，但也可由其他皮质部位所引起，这是一种常见的感觉症状，如看见火光，闪光，黑蒙，但亦可看到很复杂而完整的情景，或既往经历的重现，有时出现错觉或感知综合障碍，后者常为视物显大症，视物显小症及视物变形症等，此外，病人还可有自身幻视或自窥症。

② 听觉发作：这是由于颞叶听觉皮质或第一颞回附近的异常放电所致，出现的是内容单调的听幻觉，如耳鸣，有时可伴有眩晕，如病灶靠近后部，则幻听的内容也可为言语声，如仿佛听到呼叫声或音乐或歌曲的片段等。

③ 嗅觉发作：主要由于钩回和杏仁核周围部位异常放电所致，病人可嗅到难闻的气味，有时像烧焦了的胶皮味，单纯的嗅觉发作较少见，大多和颞叶发作合并出现。

④ 味觉发作：由皮质味觉区的异常放电所致，病人可尝到某些不愉快或特殊的味道，这种发作常和嗅觉发作及颞叶发作合并出现。

（2）记忆障碍：病人可体验到一种记忆障碍，表现“似曾相识症”或“旧事如新症”，如对某些熟悉的名字，突然不能回忆，或在一个新的环境中有一种似乎过去早已体验过的感觉，称为熟悉感（又称似曾相识感），或在一个熟悉的环境中好像有完全陌生的感觉，称为陌生感（又称旧事如新感）。

（3）思维障碍：有思维中断，强迫性思维（forced thinking）等，病人感觉自己的思潮突然停止或病人的思潮不受自己意愿的支配，强制性地大量涌现在脑内，并常互相缺乏联系，这种症状可能是由于额叶病灶所致，还有强迫性回忆，有人认为是和颞叶外上侧面的异常放电有关。

（4）情感障碍：多为恐惧感或幸福感，也有表现以抑郁，焦虑为主者，但为数较少，偶有自笑，可有恐怖，抑郁，喜悦及愤怒发作，恐怖发作是情绪发作中最常见的一种，程度可轻可重，内容不一，发作性的情感障碍无明显精神因素，突然发病，时间短暂，反复出现同样内容的临床症状，有时发作常与错觉，幻觉同时存在。

（5）自主神经功能障碍：是指单独出现的自主神经发作，临床可见头痛，头胀，腹痛，恶心，流涎，呕吐，心悸，脉快，呼吸急促或暂停，出汗，面色苍白或潮红，体温改变等症状，这些以单独出现的自主神经发作较少，大多和其他发作合并出现，并常在复杂部分性发作之前出现，其精神运动性发作持续时间多较短，常为数秒，数分钟，偶见达数小时者。

(6) 自动症 (automatism)：是复杂部分性发作的一种常见表现，约75%的颞叶癫痫有自动症发作，但颞叶癫痫并非仅有自动症，常同时伴有大发作及其他形式的发作。

核心症状为意识障碍，不过常常在意识模糊的情况下作出一些目的不明确的动作或行为，令人难以理解，且与当时的处境不相适宜，整个发作过程一般长达半分钟到数分钟之久，复杂部分性发作 (CPS) 依发作的过程可分两类，第1类以简单部分性发作 (SPS) 的任何一种发作开始，接续并意识障碍，此时又可能合并自动症，因此整个过程的演进为SPS→CPS，第2类一开始就出现意识障碍，有的只有意识障碍，有的则在发作的过程中合并自动症，所谓自动症是指病人在意识障碍时，出现不适当的礼仪，或无目的，无效率的反复无意义动作，主要动作有反复咀嚼，咂嘴，吞咽，舔舌甚至咳嗽，吐痰，扮鬼脸，反复转头的寻找或疑惑状，或无目标的走动，跑步，玩弄衣物，搔首弄姿，搬动东西等，此外也会重复语言或自言自语，在此期间询问病人，无法获得迅速正确的答复，如果阻止病人时，甚至会出现反抗的动作，但罕有攻击性的行为，发作快结束时，病人的意识状态逐渐恢复，但常常不知道刚才发生了什么事，归纳如下：

① 发作先兆：多数病人发作有先兆，临床表现为躯体感觉异常或出现错觉，幻觉，感知综合障碍，思维紊乱等。

② 发作过程：突然开始，患者意识模糊，常做出一些令人难以理解的自动性动作，有时是较简单的动作，如伸舌，舔唇，咀嚼，吞咽，咂嘴，摸索，走动，奔跑，点头，旋转等，有的则是较复杂的动作，如脱衣，穿衣，解扣，系扣，梳头，撕毁衣物，搬动物体，整理床铺等，一些病人在自动症发作后仍继续发作前的工作，如继续走路，骑车等。

③ 言语自动症：一些癫痫自动症表现为言语自动症，即言语重复，刻板，发作通常持续数秒，数分钟，偶有持续数十分钟者，意识恢复后对发作完全遗忘。

④ 表现形式多样：根据发作表现，可见点头癫痫，奔跑性癫痫，发笑性癫

痫，神游症，梦游症等。

(7) 朦胧状态（twilight state）：是癫痫病人最常见的发作性精神障碍，临床表现较为复杂，意识障碍的程度不一，从心不在焉，反应迟钝，思维紊乱到完全不认识周围环境，对外界刺激毫无反应，常有严重的精神运动迟滞和异常，可在多种情况下发生，包括复杂部分性发作，发作前后朦胧状态，复杂部分性发作持续状态及失神发作持续状态等，朦胧状态有时可在一次或多次癫痫发作以后出现，或可能以全身强直阵挛性发作而告终，其特征是意识清晰程度降低，意识范围缩小，对周围环境的定向力差，有明显的精神运动性迟滞，反应迟钝，有时情感异常如恐怖，愤怒，有生动，鲜明的幻觉，大多为幻视，常伴有情绪爆发所致的冲动行为和其他残暴行为，病人还可有思维障碍，内容凌乱及片段性妄想等，在朦胧状态时，病人可有瞳孔散大，对光反应迟钝，流涎，多汗，腱反射亢进及步态不稳等，病人也可能表现淡漠，沉默不语，动作迟缓，对周围毫无反应或卧床不动，出现违拗，蜡样屈曲，临床表现酷似精神分裂症紧张型，称为癫痫性木僵状态，朦胧状态的持续时间不定，常可有1~2h，亦有长达1~2周或更长一些，发作结束时意识突然清醒，对发作情况可有部分回忆或完全遗忘，脑电图可以见到持续出现的高波幅异常节律或棘慢波综合节律，归纳如下：

① 突然发作，意识不清，对周围环境定向力不良，感知事物不清晰，不能与之正常接触，此时病人有很大危险性。

② 有生动幻觉，多为幻视，可产生片断妄想，少语或不语，或有重复语言，思维常零乱。

③ 情感障碍：表现恐惧，愤怒，行为紊乱，缺乏目的性，冲动伤人，毁物，易激惹，甚至出现行凶等残暴行为。

④ 谵妄状态：癫痫性谵妄状态可表现为较深的意识障碍，有丰富，生动，鲜明的幻觉，病人可出现情绪紊乱，如恐惧，愤怒，或出现诸如杀人，自杀等危险行为，幻觉或妄想有时带有迷信或宗教色彩。

⑤ 木僵状态：癫痫性木僵状态可出现酷似精神分裂症紧张性木僵，也可出现违拗，蜡样屈曲等，持续时间数小时至数天，然后突然清醒并遗忘。

(8) 自动症发作持续状态：自动症发作持续状态（status epilepticus of automatism）是指一种特定的癫痫发作状态，临床表现为有较深的意识障碍，有明显的定向力丧失，注意力涣散，对周围事物理解困难等，伴有生动，鲜明，恐怖的错觉及幻觉，如看到凶恶的鬼怪向自己冲来，或听到枪炮声，将周围人当作敌人与之搏斗或夺窗而逃，病人思维不连贯，并可有片段性妄想等，安静淡漠的病人也可能突然兴奋，甚至突然出现攻击和破坏行为，自动症发作持续状态时，脑电图显示一侧或两侧的颞部导联有持续存在的异常节律性活动，主要病变的脑区在海马，杏仁核，钩回，额叶眶面，扣带回，蝶骨电极导联往往能够显示颞前叶局灶性的棘波或尖波持续发放。

3. 发作后精神障碍（postictal disorder）：发作后精神障碍系癫痫发作后出现意识模糊，定向障碍，反应迟钝，或出现生动幻视，自动症及躁动狂暴行为，一般持续几分钟~数小时；少有持续至几天或数周之久者，可发生于任何年龄的病人，但最常见于30~40岁，癫痫发作后的朦胧状态常发生于全身强直–阵挛性发作及部分性癫痫发作后，尤其是全身强直–阵挛发作持续状态后，在发作后可出现意识模糊，定向力障碍，幻觉，妄想及兴奋激动等症状，其中兴奋激动及意识模糊是常见的症状，有时视幻觉或听幻觉及妄想很明显，视幻觉常具有完整的结构及迫害性，以致病人企图逃避，偶然会出现意外，此后病人可入睡或意识模糊逐渐减轻，直至完全恢复正常，每次可持续5~10min到数小时或更长，再次出现全身性大发作亦可终止发作后精神障碍，发作后精神障碍时的脑电图主要表现为高波幅节律，逐渐恢复至正常的基本节律。

4. 发作间精神障碍（interictal disorder）：这类精神障碍是指一组无意识障碍，但其精神症状的病期具有迁延性，可持续数月至数年之久，包括慢性精神病状态样精神病，神经症样症状，人格改变，智能缺陷及性功能障碍等，发作间期精神病发生于两次发作之间，并且与发作本身并不直接相关，与发作时及发作后的精神障碍比较相对少见，在非选择的病例中约占10%~30%，然而，就严重程度与持续时间而言，临床上要比发作时及发作后的精神障碍更明显，后者通常是短暂，且往往是自限性的。

（1）慢性精神分裂症样精神病：这是指慢性癫痫病人，尤其是颞叶癫痫所出现慢性幻觉妄想性精神病，或称为“慢性癫痫妄想性精神病”，约占癫痫病人的1%，多在癫痫发作10~20年后出现精神分裂症样症状，多呈慢性病程，可持续数月至数年，可出现精神分裂症的所有主要症状，但以慢性偏执幻觉状态多见，如关系妄想，被害妄想，被控制感，思维被夺，也可出现思维中断，语词新作，强制性思维等思维形式障碍，约半数有幻听，内容为迫害或命令性，常具有宗教迷信色彩，也可出现幻视，幻嗅和幻味，情感异常多为易激惹，抑郁，恐惧，焦躁，偶见欣快，也可表现情感淡漠，Pond曾把慢性癫痫患者所发生的慢性偏执幻觉性精神病描述为一种独立的临床疾病单元，Slater认为如果没有癫痫发作，病人所表现出的精神障碍可能会被诊断为精神分裂症，但也指出，精神分裂症与癫痫性精神分裂症样精神病之间存在明显的差别，后者存在某些特征，如情感保留，频发妄想和神秘宗教体验，以及较少的运动性症状，在癫痫性精神障碍中，负性症状少见且缺乏真正的思维紊乱及紧张症，Mckenna等指出，视幻觉要比听幻觉更明显突出，Tellenbach认为，妄想的内容缺乏组织性及条理性，一般认为癫痫性精神病与精神分裂症之间不存在任何的精神病理差异，Slater认为癫痫性精神病的长期预后要比精神分裂症的好，他经过随诊病人后发现，尽管是慢性的，但精神症状有逐渐消失的趋势且很少出现人格障碍，其作者也认为癫痫性精神病总的预后是好的，但目前尚无癫痫性精神病与精神分裂症间长期随后的纵向对比研究。

（2）躁狂抑郁症样精神病：病人可以单独罹患抑郁或焦虑，但在大多数情况下上述症状是同时并存的，一旦上述症状都表现比较轻微时则很难将二者在临床上区分开来，癫痫由于对患者正常生活的破坏而可能引发上述两种症状的出现，同时，上述症状的出现也可能与患者生活环境的改变，癫痫的存在以及抗癫痫药物的治疗无明显关系，然而一旦上述精神症状出现，人们则可能带有偏见性地认为它们与癫痫或其他一些外来的引起患者情绪不稳的因素有关，轻微的抑郁症状可表现为患者主观上的乏力，情绪低落，不悦，以及悲伤感等，与此不同的是在生理上抑郁患者往往能够洞悉自己的情绪状态，焦虑症的症状则更具有心理学上的特征，如具有恐惧色彩的期望，易激惹和不安，交感性的一些生理症状及肌张力增高等，在一些焦虑症状严重的患者中还可能表现有过度换气等症状，这常常被患者本人或医生误认为癫痫发作，也有周期性心境恶劣（dysphoria），病人在无明显诱因的情况下突然出现情绪低落，焦躁，激惹，紧张，苦闷，恐惧，对周围一切都感到不满意，挑剔找碴，怨天尤人，有时暴虐，凶狠，敌意，可出现攻击行为。

（3）癫痫伴发的神经症：Pond等报道约有1/2伴有心理因素的癫痫病人患有神经症，对患有神经症的癫痫病人予以重视有利于癫痫的治疗，因为情绪稳定对癫痫发作的控制可以起到重要的辅助作用，有关癫痫的社会压力问题可追溯至2000年以前，早在希波克拉地时代就将癫痫认为是一种恐怖性的疾病，从此已有过大量有关癫痫社会压力问题的文章，今天，甚至在我们对癫痫已有较清楚认识的时代里，这一严重的问题依然存在，对癫痫患者，家属及大众进行有关癫痫知识的教育是消除各类社会偏见最有效的方法之一，有关癫痫患者中存在的社会羞辱感，歧视，就业困难，在参加集体活动中所出现的不可预测的突然意识障碍等问题，社会的压力及对自身生活不能完全控制的感觉与患者抑郁症的产生具有极其密切的相关关系，一项对有关2601例在近3年内才确诊为癫痫的患者进行的心理学的调查研究发现，约80%的患者平时最担心的问题就是癫痫发作，其次，约有69%的患者在平时工作中常有因癫痫而所致的自我社会羞辱感，同时，患者癫痫发作越频繁其上述心理症状也就越明显，这表明在患者的癫痫早期阶段，患者可得到的医疗条件与其所遭受的各种心理压力存在有一定的关系，该研究的作者还进一步认为，患者因冠以癫痫病名而产生的心理压力要比因患癫痫后心理和社会因素所造成的压力轻，同时还指出需要长时间的追踪调查研究方法才能进一步明确，癫痫这一慢性的病理过程是如何导致患者的心理发展障碍以及在心理学上各种社会压力是如何形成的，有时还可能伴有焦虑性的生理症状，如心悸，恶心，腹部不适感，眩晕，不真实感，震颤以及气短等，强迫症（OCD）是一常见的精神症状，其主要特征为反复出现的偏执和不能自我摆脱的强迫行为，偏执是指一种持续性的，从外界侵入性的和不恰当的并能造成患者苦恼和焦虑的意念，思想，冲动或者影响等，强迫是指重复性的行为（如反复的清洗或反复的检查等）或心理程序（如不停的计数等），强迫行为的出现常常是为了中和因偏执而造成的焦虑情绪，患者往往会感觉到被强迫或被驱使从事某种强迫性动作的感觉，并认为自我很难抗拒而且还可能会加重自身的焦虑情绪，患者所叙述的一些重复性的，刻板的和不能自我控制的想法或行为表现可能与部分性癫痫发作中的一些症状相混淆。

（4）性功能障碍：癫痫患者中出现性功能障碍较多见，许多报道性功能障碍常见于颞叶癫痫病人，男性癫痫病人的性欲及性交能力减低是性功能障碍最常见的症状，有些学者认为引起性功能障碍的原因是由于抗癫痫药物引起血清游离睾丸素浓度减低所致，也有的认为高催乳素血症可以影响性交能力，对女性癫痫病人的性功能障碍的研究很少，但Herzog发现右侧颞叶癫痫的异常放电特别容易引起性冷淡，也有人认为许多癫痫病人的性心理不成熟，依赖性强，缺乏性交的技能和社会适应能力不良是引起性功能障碍的原因。

(5) 癫痫性人格改变：有关癫痫特别是颞叶癫痫患者出现人格障碍等症状相关关系的研究已有不少的文献报道，流行病学调查资料证明仅有少数低能的癫痫病人有严重的人格障碍，故人格障碍不是癫痫发作的必然后果，人格改变常给人际交往和就业带来困难，易发生司法问题，其特征性的临床表现包括智能及情感两部分，一般认为，凡有癫痫性智能衰退者都有不同程度的人格改变，而人格改变以情感反应最明显，可带有“两极性”，如一方面易激惹，残暴，凶狠，固执，敌视，仇恨，冲动，敏感及多疑等；另一方面又表现过分客气，温顺，亲切及赞美等，病人可在不同的时间内具有某一特点的倾向，但也有同时具有两个极端的特点，病人常因琐事发生冲突及攻击性行为，此外，病人的思维迟缓，黏滞和内容贫乏，癫痫性人格改变的黏滞性或爆发性比一般脑器质性人格改变者更为明显。在过去的几十年中，就是否存在“癫痫性人格”这一问题曾引起激烈的争论，大多数现代癫痫病学家持否定，并且有些人极力反对试图对癫痫患者人格特点加以阐述的做法，正是因为数百年以来，癫痫病人曾被认为是不可信任甚至是危险的，认为他们是被邪恶缠身的，受到了包括医生在内大多数人的躲避及嘲讽，癫痫病人常常被迫形成了各种古怪异常的行为方式，这就容易使人误解为他们存在精神障碍，另外，早期的抗癫痫药物（如溴剂，苯妥英钠，巴比妥类药物），可能引起认知及行为方面的副作用，所以，即使在发作获得较好控制的情况下，癫痫病人仍被另眼看待，仍存在对于癫痫病人的偏见，只有通过共同不懈的努力，才能改变这一局面，使癫痫病人享有充分的社会权利，目前，对于“癫痫性人格”的直接否定就是出于这一方面的努力。有关暴力行为与癫痫的相关关系问题争论已久，一些来自监狱的调查报告认为，在统计学上监狱中犯人的癫痫患病率较普通人群高，但进一步的研究观察却发现癫痫病本身与犯罪性暴力行为未能证实有密切关系，但犯罪人群中患癫痫的比例仅略高于正常人群。然而近来在对这一问题的重新审定中却发现在部分罪犯中，是由于为了达到逃避法律制裁的目的才驱使他们自认为患有癫痫自动症。关于癫痫发作过程中出现的攻击性行为，曾成立了一个国际工作组来对其进行深入的研究，其研究结果认为在癫痫发作时出现的攻击性行为，一般是突然的，毫无计划性的，持续时间平均约29s，多在复杂部分性癫痫发作中出现，攻击性行为的出现，可能是由于在发作期中患者出现的恐惧心理所致，或可能是对一些来自外界的制约性行为的反应，在癫痫发作中直接性的攻击性行为是十分罕见的，而一些所谓犯罪性的谋杀，胡乱性的屠杀以及不可控制的精神运动性自动症状等几乎都是不可能的，研究报告中列举了一些诊断标准，用以鉴别这些暴力性行为是否是由于癫痫发作所致，Devinsky和Bear在对具有攻击性行为史的5名颞叶癫痫患者的详细观察研究结果表明，癫痫发作期的攻击性行为是十分少见的，在他们的研究中还观察到，真正频繁发作的和具有临床意义的攻击性行为很少出现在癫痫发作期。

（6）智能障碍及痴呆：过去曾认为癫痫病人不可避免地会导致智能低下，但据近代许多学者的临床观察表明，仅有少数癫痫病人出现智力低下，Lennox报道1905例癫痫病人中，智力有轻度低下者占22%，中度低下者占12%，严重低下者占2%，因此，约有2/3的癫痫病人智力正常；1/7的病人智力明显低下，国内刘永刚报道126例成人癫痫患者中，智能低下者38例（30.6%），明显智能低下者8例（6.35%），其他学者所报道的明显智力衰退发生率亦相似，一般认为癫痫发病年龄越早，发作次数越多，智能障碍和人格改变就越明显，大发作，额叶病灶最易引起人格和智能改变，有些病人智能低下较轻，当发作控制后可逐渐恢复，严重者多系进行性衰退，可发展成为痴呆，这种痴呆亦称癫痫性痴呆，临床表现主要是慢性脑病综合征，首先是近记忆力减退，继之累及远记忆，理解，计算，分析及判断等能力，同时在思维，情感，行为方面均具有癫痫病人的共同特点–黏滞性和刻板性：做事过分细致，一丝不苟，在生活工作上固执于已经习惯了的模式，墨守成规，一成不变，难以适应变化了的新环境，癫痫性痴呆发生的原因较多，除脑部器质性损害外，有人认为同时还有遗传和心理社会因素，也有学者认为与癫痫病人长期服用抗癫痫药导致叶酸缺乏有关，故采用减少抗癫痫药来控制精神障碍，但历史上有些杰出的作家，学者，虽患癫痫多年，但始终保持优异的工作能力，并未发展为痴呆。

三、诊断

（一）检查方法

包括血细胞计数，血糖，血钙，肝，肾功能以及脑脊液常规，生化测定等。

1. 脑电图检查

脑电图检查对癫痫的诊断价值很大，不但能帮助确定癫痫的诊断，而且还可了解其发作类型，并对药物选择有所帮助，在发作期几乎全部有异常脑电图表现。

(1) 发作期脑电图异常表现：主要是痫性活动，（癫痫波形）包括棘波，尖波，棘-慢综合波，尖-慢综合波，多棘-慢综合波，爆发性高波幅节律等，不论是单一的，还是混合的；局部的，还是弥散性的；散在的，还是节律性的对本病的诊断均有同样的价值。

(2) 间歇期脑电图表现特点：间歇期约有一半患者有异常表现，一两次检查阴性不能排除癫痫的诊断，因为在间歇期，即使采用各种方法诱导，仍有20%左右是阴性，因此要多次描记方可发现异常，24h脑电图磁带记录及同时录像和记录脑电系统，可提高脑电图异常检出率，有助于早期诊断。

2. 特殊检查

对病因不明的患者应选择性地进行CT，MRI，PET，SPECT，脑血管造影检查，以及电生理学，免疫学，生物化学，遗传学等方面的检查。

CT扫描对局部性癫痫的病因和病理有所帮助，可以发现大脑病变者在63%，其中局限性异常占78%，弥漫性异常占22%。

MRI对癫痫的作用有两方面：（1）了解脑能量的代谢状态；（2）测定脑血流变化。

PET在三维空间可定出癫痫患者的脑代谢和脑血流局限异常，（1）决定癫痫发作期，间歇期和发作后各区代谢情况，帮助临床诊断，查明某种癫痫的病灶区域；（2）提高顽固性癫痫手术治疗定位的准确性；（3）可进行药理研究及了解癫痫病灶的神经化学，脑造影检查可发现血管畸形等血管病变或其他脑部病变，如颅内占位性病变。

（二）并发症

常并发急性肾功能衰竭，急性早幼粒细胞白血病，精神抑郁。

四、鉴别诊断

需要与癫痫发作作为鉴别诊断的症状很多，包括昏厥，过度换气，低血糖，一过性脑缺血，不随意运动，心因性发作，发作性睡病（narcolepsy），猝倒症（cataplexy），偏头痛，癔症发作，冲动（impulsive outbursts）以及小儿的屏气（breath holding）和各种类型的睡眠障碍等，这些鉴别诊断均要靠详细的病史，尤其常常需要有见证人的描述和补充，一般说来在病史的询问时要注意到如何开始发生，发生的过程，意识状态的变化与发生期间伴随症状的出现，结束的状况，病人在发生前以及发生后的感受，是否有外伤等，如果所获得的资料仍无法确认是癫痫发作，则须让病人和家属了解再次观察下次发作情况的重要性，有些病人可以暂不服药而进行临床观察，此时应告诉病人及家属要注意观察的项目，如有条件可用摄像机将患者发作的全程摄下来以供医师判断，当确定是癫痫发作时，便需要判定是那一种类型的癫痫发作，还必须再确定病人是否有第2种，第3种发作类型，有些病人可能同时有癫痫发作和非癫痫发作，在发作类型的判定上，最容易且最常被混淆的是失神发作与复杂部分性发作。

发作间期，癫痫性情绪不稳，欣快状态要注意与情感性精神障碍鉴别，癫痫性谵妄应与急性脑病综合征（感染与中毒所致精神障碍）鉴别，癫痫性木僵，慢性精神分裂样精神病，应注意与精神分裂症鉴别。

（一）晕厥

为短暂的意识丧失，应与小发作鉴别，有的小发作只表现意识丧失，跌倒，躯体强硬，全身无抽搐，颇似晕厥，晕厥多由血管舒张功能不稳定，体质虚弱或其他疾病所致暂时性低血压引起的脑缺血而产生，发作前多有头昏，胸闷，恶心，眼前发黑等症状，发作时伴有面色苍白，脉搏弱频，出汗，低血压等自主神经症状，脑电图无癫痫性活动。

（二）癔症

癔症患者可出现痉挛发作和精神分裂症症状，如幻觉，意识障碍等，全身肌肉不规则抽动，常反复发生，但癔症症状缺乏足够特异性，发病有精神因素和明显的心理应激因素，意识并不丧失，无器质性证据，常伴有哭泣或叫喊，动作和姿势带有癔症时的做作性，戏剧性，具有语言暗示性，症状多变性，表情丰富，瞳孔和腱反射无改变，肌肉抽动无节律，肢体乱动，发作历时数分钟至数小时，与大发作鉴别不难，详细询问既往发作史及每次发作的诱发因素和暗示性治疗有助于鉴别，值得注意的是有些癫痫病人，在精神因素的作用下，也可出现癔症发作，应慎重考虑，不要轻易排除癫痫的诊断，以免贻误诊治。

（三）梦游症

亦称“睡行症”，它是睡眠障碍的一种形式，常见于儿童，但儿童睡行症可以被唤醒，癫痫者则属意识障碍不可能被唤醒，神经症出现的睡行症亦可被唤醒，发作行为系日常动作易被人们理解;而癫痫性睡行症则多为粗暴而危险的动作，常导致外伤。

（四）感染性与中毒性精神病

癫痫性谵妄不易与感染和中毒时的谵妄状态相鉴别，癫痫性谵妄为发作性，持续时间较短，发作前无感染，中毒史及脑电图的阳性发现等，既往癫痫发作史和详细的躯体检查，脑电图检查可以有助于与感染中毒性谵妄鉴别。

（五）精神分裂症

慢性癫痫分裂样精神病可出现与精神分裂症极其相似的症状，如幻觉，妄想，强制性思维等，鉴别要点主要根据癫痫诊断依据，如病史，脑电图等，癫痫性木僵状态可表现与紧张型精神分裂症十分类似;但前者发作时有意识障碍，且发作后有遗忘，因此可以鉴别。

慢性精神分裂样状态与偏执型精神分裂症相似，但前者缺乏内向性表现，无精神活动之间不协调及与外界环境不配合等精神分裂症特点，此外癫痫发作史，癫痫性人格改变及脑电图所见，亦有助于鉴别诊断，值得注意的是癫痫病人有合并精神分裂症的可能性，但概率甚低。

（六）情感性障碍

癫痫性病理性情绪恶劣与抑郁症不同，虽然其情绪偏低，但表现苦闷，紧张，不满，而无真正的情绪低落，自责自罪，思维迟缓及活动减少；癫痫性的欣快状态常伴有紧张，恶作剧色彩，而不是真正的情感高涨，同时亦无思维活动加快，表情生动和动作的灵活性；且它发生突然，持续时间短暂，而可与躁狂症相鉴别。

五、治疗

（一）病因治疗

首先明确病因，应针对病因治疗，如低血糖，低血钙等代谢紊乱所致的癫痫，应积极治疗原发疾病；对颅脑疾病如肿瘤，脑血管畸形等所引起的症状性癫痫，可考虑进行外科手术治疗。

（二）抗癫痫的治疗

1. 发作期处置：对大发作的患者应置于安全处，解衣松扣，确保呼吸道通畅，若病人张口，应用压舌板或卷成细条状衣角，手帕等垫在上下臼齿间防舌咬伤，切勿强行撬开，抽搐停止将头偏向一侧，以利于口腔中分泌物流出，防止吸入性肺炎或窒息，意识未恢复前应保护病人。及时控制抽搐的方法可用地西泮（安定），成人首次剂量10~20mg，按1~5mg/min缓慢静脉注射，间隔30min可重复使用;或于首次使用后，将地西泮（安定）20~40mg加入10%葡萄糖100~250ml中静脉缓滴，10~20mg/h，视发作情况控制剂量和滴数，24h不应超过120mg。

2. 癫痫药物治疗：癫痫的药物治疗与癫痫的诊断和分类是密切相关的，一般来说，对仅有1次发作的病人可以暂不予药物治疗，如脑电图有明确的癫痫样放电，诊断确定无误，发生第2次，第3次发作的可能性极大，则要考虑予以抗癫痫药物治疗。

(1) 选药用药原则

① 主要是根据发作的类型选药，单一选药，逐渐增加药量，根据发作情况调节药物剂量，给药次数及时间，直至控制发作，然后以最小有效剂量加以维持，一般强直–阵挛发作，单纯部分性发作，自主神经发作首选苯妥英钠或苯巴比妥，其次为丙戊酸钠，扑米酮（扑痫酮），卡马西平等；复杂性，部分性发作首选卡马西平，其次为扑米酮，苯妥英钠，氯硝西泮（氯硝安定），丙戊酸钠;小发作首选乙琥胺或丙戊酸钠，亦可用地西泮（安定）；小发作变异为丙酸钠，氯硝西泮，乙琥胺等;肌阵挛发作同小发作；大发作合并小发作首选丙戊酸钠;West综合征首选ACTH，泼尼松（强的松）或硝西泮。

② 治疗1~2个月仍不能控制发作，可合并另一种药，但不宜超过3种药。

③ 更换药物要逐渐减量，切忌骤然停药。

④ 即使出现中毒症状也要逐渐减量，直至停用。

⑤ 发作控制后，维持治疗2~3年，应逐渐减量直至停药，脑电图异常，即使发作被控制也需坚持服药。

⑥ 怀孕最初3个月应减药。

⑦ 定期进行躯体及神经系统检查，如血常规，肝肾功能，血药浓度检查，注意药物副作用，常用抗癫痫药物见。

(2) 选择用量

药物的剂量在儿童按千克体重计算，成人按一般常用剂量，选择药物用量的原则为能够控制发作的最低剂量，所有抗癫痫药物的剂量均自低限开始，开始阶段以半量或1/3量用1周，如无特殊副作用即可加至足量，如不能控制发作，再逐渐加量，有些药物初服时反应较大，更需先从小量试起，如部分病人服用卡马西平后可产生严重的头晕症状；拉莫三嗪可致迟发性的皮疹；用药的初期阶段须逐渐缓慢加量，另外要根据药物半衰期的长短，来判断抗癫痫药物达到稳态浓度所需要的时间，再配合抗癫痫药物血中浓度的监测，以决定药物的最佳用量，血中的药物分为结合型（bound）及游离型（free）两种，目前医院经常监测的是包括二者在内的总浓度，一般认为药物的活性作用是由游离型浓度决定的，总浓度有时并不能正确地反映游离型浓度的水平，特别是在多种抗癫痫药物合并使用的情况下，因此，临床最好能同时监测总浓度和游离型浓度的水平，以作出正确的判断，血清药物浓度监测这是临床用于控制药物剂量的可靠方法，同时也是指导治疗，观察疗效的重要指标，监测指征：

① 大于常规剂量仍不能控制发作者。

② 服用接近中毒剂量时。

③ 剂量和血浓度不一致时。

④ 出现中毒症状或难以判断是否中毒时。

⑤ 不易区分药物过量或不足时。

⑥ 有干扰药物吸收，代谢，或排泄疾病。

⑦ 联合用药需要了解药物相互作用时。

⑧ 发作次数突然增加时。

值得注意的是药物更换不能突然停止，否则易引起癫痫持续状态，需在3~5天内渐减，同时递增第2种药物，药物达到最佳效果后，剂量务求稳定，但在有影响发作因素如发热，疲劳，睡眠不足和月经期则应暂时增加剂量。

(3) 选择配伍

大多数病人（约80%）单药治疗即可奏效，因此对于初诊的癫痫病人提倡单一药物治疗，反对滥用多种药物联合治疗，单药治疗确实不能控制发作者可考虑选择联合用药，抗癫痫药物联合用药的一个严重的问题就是药物的相互作用，使用的药物种类越多其相互作用就越多且越复杂，因此，我们必须对各种抗癫痫药物间的相互作用及机制有充分的了解，才能正确掌握用药，预防不良反应的发生，抗癫痫药物的相互作用多种多样，如苯妥英与苯巴比妥合用可降低其血中浓度，苯妥英也可降低丙戊酸钠的血中浓度，丙戊酸钠可显著地延长拉莫三嗪的半衰期等，因此临床医生必须了解抗癫痫药物常见的相互作用，辅以血中浓度的监测，选择最佳的配伍，两种药物确实不能控制发作的，再考虑用第3种药，然而实践证明，对两种抗癫痫药物不能奏效的病例，加用第3种药物得到较好疗效的几率很小。

(4) 增减药物

一般情况下，增药可适当快，减药一定要慢，增减药物必须逐一进行，切忌同时增加两种或同时减少两种药物，一增一减也不宜同时进行，以利于确切的了解药物的临床效果和毒副作用，在患者已然服用多种药物而临床发作未能控制的情况下，治疗原则是暂服用原有药物不变，添加上认为可能有效的抗癫痫药物，待达到血中稳态浓度及临床发作控制时，再考虑逐一渐减其他认为无效的药物，关于停药的时间各国学者有不同的掌握标准，但一般的原则为：第一，至少在两年之内临床无发作；第二，脑电图恢复正常，才能逐渐减药与停药。之所以对停药标准常有争论是因为：癫痫是一组由多种病因引起的复杂的临床综合征，不能一概而论，不同的癫痫综合征有着不同的治疗及预后，因此，我们仍必须强调癫痫正确的诊断与分类是治疗及判断预后的基础，经过长时间的药物治疗，尽管病人已多年无临床发作，减药停药的过程仍应尽量缓慢，谨慎，有些病人减药至完全停药甚至需要经历1年以上的时间。

(5) 给药方法

由于此类药物大多会产生胃肠道反应，因此每天剂量一般均分数次服用，苯妥英钠有强碱性，更易在饭后服用，易在夜间或清晨发作的病人可集中在下午或睡前给药，有些药物半衰期短则更宜分多次服用，如丙戊酸钠，卡马西平，扑米酮等，苯巴比妥半衰期长，可以日服1次。

(6) 联合用药问题

大多数患者开始即应单一用药治疗，这不仅疗效可靠，同时也便于观察药物的副作用，还可减少慢性中毒，但单一用药增量后效果仍不满意，或确认为难治性癫痫，非典型小发作，婴儿痉挛症以及某些混合性发作，也可开始即应用两种抗癫痫药，但要避免使用药理作用相同或药物副作用相同的药物，合并用药的另一个指征是拮抗第1种药物的副作用，例如乙琥胺治疗失神发作时，可能诱发强直-阵挛发作，可配用苯巴比妥;发作常被情绪激动和睡眠不足诱发者，可加用地西泮（安定）；妇女在月经期发作者，可临时加用乙酰唑胺。

(7) 预防药物副作用

给药前应做血，尿常规检查及肝，肾功能检查，以备对照和作为选药的参考，用药期间要定期复查以观察疗效和副作用，每月复查血常规，每季要做血生化检查，要了解药物的副作用和处理原则。

3. 难治性癫痫的诊断和治疗

难治性癫痫是指临床经过迁延，频繁的发作至少每月4次以上，应用适当的第一线抗癫痫药物正规治疗，药物的血中浓度在有效范围内，无严重的药物副反应，至少观察两年仍不能控制发作，影响日常生活，同时无进行性中枢神经系统疾病或占位性病变者，应当注意的是，由于诊断错误，选药不当，用量不足，依从性差等因素而造成的所谓（医源性）难治性癫痫，临床工作中应注意区分，如儿童良性部分性癫痫病人应首选丙戊酸钠类药物，一些可能降低患儿觉醒度的药物，如苯巴比妥，卡马西平可能使发作增加，卡马西平对肌阵挛癫痫不但无效，还会使发作增加，其他的因素，如患者不按时服药，酗酒，熬夜等均可使临床发作经久不愈，难治性癫痫在儿童以Lennox-Gastaut综合征为代表，在成人以颞叶癫痫最为常见，真正的难治性癫痫仅占癫痫人群的一小部分，临床工作中应注意区分，国外文献报道，难治性癫痫约占总数的20%~25%，但有人认为所谓“难治”具有很大的相对性，其中一些病人是由于诊断不正确或治疗不当而导致了病程迁延不愈，因此，不应将凡是临床治疗效果不佳者均归入“难治”之列，实践证明，只要通过及时而正确的诊断及合理的治疗，大多数癫痫发作均可得到缓解以至痊愈，安定类药物包括地西泮（安定），硝西泮，氯硝西泮等，除肌阵挛癫痫可作为首选外，均应当做短期内的辅助用药，此类药物治疗癫痫时，作用不持续，减药时又易产生反复，而且降低觉醒度的副作用较大，对儿童尤为不宜，常规一线抗癫痫药物无效的病人，有可能采用以下的治疗方法：

（1）癫痫持续状态的治疗：癫痫持续状态若不及时控制，轻者可造成脑的不可逆损害，重则危及患者生命，故应作急症处理，如在1~2h内控制发作，则预后良好。

① 治疗原则：选用强有力的，足量的抗痉挛药物，及时控制发作；维持生命功能，预防和控制并发症，应特别注意处理脑水肿，酸中毒，呼吸循环衰竭，高热，呼吸感染，外伤等；积极寻找原发病因，针对病因治疗；发作控制后，还应给予维持剂量，进行长期抗癫痫治疗。

② 治疗药物：

A. 地西泮（安定）：地西泮（安定）是治疗癫痫持续状态的首选药物，优点是作用快，1~3min内即可生效，有时注射后数分钟就能止痉，约有80%的病例可以终止发作。

用法：地西泮（安定）10~20mg静脉注射，速度不超过2mg/min，无效者可改用其他药物，有效而复发者可在半小时后重复注射;或给100~200mg安定，溶解在5%葡萄糖盐水500ml中，于12h内缓慢静脉滴注，同时密切观察呼吸，血压，脉搏变化。

B. 苯巴比妥：苯巴比妥每次5~10mg/kg，肌注，该药吸收缓慢，多在地西泮（安定）控制发作后，作为长效药物使用，每隔6~8h肌注0.2直至意识清楚，改为口服药。

C. 异戊巴比妥纳或硫喷妥钠：均为速效巴比妥类药物，成人剂量：0.25~0.5g，用10~20ml蒸馏水稀释，按50mg/kg/min速度静脉缓慢注射，直到发作停止，未注完的药物可肌内注射，以维持较长时间，注射过快可引起呼吸抑制，应注意观察呼吸频率和呼吸深度。

D. 苯妥英：本药为脂溶性很强的药物，为慢性长效抗惊厥药，静脉注射60min左右血浆达有效浓度，半衰期为10~15h，故有人推荐地西泮（安定）和苯妥英联合应用方案，即先用地西泮（安定）控制发作，然后用苯妥英维持较长时的控制发作，由于苯妥英只有10%具有抗惊厥作用，故开始必须使用大剂量(8~10mg/kg)，静脉给药速度要慢，不要超过50mg/min，由于该药的毒性与注射速度有关，注射太快可使血压下降，呼吸减慢，心率变慢，甚至心跳停止等，因此注射药物的同时要密切观察血压和心率，做心电图监护，血中药物浓度要保持在有效浓度（10~30μg/ml）因此要做血药浓度监测，苯妥英与葡萄糖可能形成沉淀，应使用注射用水或生理盐水稀释药物。

E. 氯甲噻唑：本药对于难治性癫痫状态有较好的疗效，有些患者在使用地西泮（安定）无效时，用本药有效，半衰期为46min，因此最好连续静脉滴注，成人用量是以0.8%溶液0.5~0.7g/h滴入，皆可在数小时内控制发作，但有时常需要继续维持数天才能避免复发，胃管给药也有效，成人用量为0.5g，1次/3h。

副作用：若剂量太大，可发生呼吸抑制，低血压，心率失常等。

F. 氯硝西泮（氯硝安定）：本药是较好的广谱治疗癫痫持续状态的新药，一般用量为1~4mg，静脉缓慢注射，大多数病例均可在几分钟内获得良好的效果，并证明其效果比地西泮（安定）和苯妥英钠为佳，疗效长达24h以上，本药应用后可有肌无力，嗜睡，呼吸抑制作用比地西泮（安定）强，使用时应注意。

G. 硝西泮（硝基安定）效果与地西泮（安定）近似，静脉注射用量比地西泮（安定）增加1倍。

H. 利多卡因：此药易透过血脑屏障，对皮质敏感，对兴奋性增高的神经元活动有作用，成人用药0.5~2mg/kg，用10%葡萄糖稀释，以20mg/min（不超过25mg）的速度静脉注射，1次静脉注射仅能维持20min左右，如确有效，再以3~4mg/(kg/h）的剂量加入5%葡萄糖或生理盐水中静脉滴注，剂量过大，可引起心室颤动，肌肉抽搐，甚至惊厥，因其半衰期短，停药即可，肝，肾功能不良及完全房室传导阻滞者禁用。

③ 肌肉松弛剂的应用：对抽搐无法控制而又出现明显呼吸抑制的病人，可使用肌肉松弛剂，并配合气管插管进行人工呼吸，同时停用对呼吸有抑制作用的抗惊厥药物，常用药物：

A. 筒箭毒碱（Tubocurarine）此药虽可肌内注射，但分布缓慢无法估计，可开始给予静脉注射7mg以便进行人工呼吸操作，疗效在3~5min达高峰，维持20~40min，以后剂量视疗效而定，为防止蓄积，第2~3次注射剂量较第1次减半，此药因阻滞交感神经节可导致低血压，其释放组织胺的作用可诱发支气管痉挛。

B. 泮库溴铵（Pancuroninm Bromide）：此药对交感神经节的阻滞作用及释放组织胺的作用较筒箭毒碱为弱，第1次剂量为1~2mg（40μg/kg），5min后可产生满意的肌肉松弛作用，维持25min左右，第2次剂量相同，间隙时间根据疗效而定，静脉注射新斯的明可逆转肌肉松弛的作用，通常还并用阿托品。

④ 其他治疗：上述药物还不能完全控制其抽搐时，可采用乙醚全麻，低温全麻等麻醉方法。

⑤ 并发症的处理：脑水肿，酸中毒，高热，缺氧是癫痫持续状态极为严重的并发症，往往由于这些并发症得不到有效的处理，使患者成为顽固性癫痫状态，心脏或周围循环衰竭而引起残废或造成严重的后遗症，必须高度重视，积极处理，脑水肿一般在2h内即可达高峰，可采用20%甘露醇，地塞米松等脱水剂，对酸碱平衡水电解质紊乱，肺部感染，心肾功能不全等，应积极处理，为促进神经功能恢复，尚可应用三磷腺苷（ATP），细胞色素C，维生素B6，γ-氨酪酸等。

4. 抗癫痫新药：新抗癫痫药物的出现是由于传统抗癫痫药物的局限性，临床需要耐受性强，疗效更好，副作用小的新药，自1978年美国FDA首次批准了抗癫痫新药非尔氨酯（Felbamate）和加巴喷丁（Gabapentin）以来，陆续上市了多种抗癫痫新药，主要有：

（1）加巴喷丁（Gabapentin）：

① 适应证：主要用于12岁以上青少年及成人的部分性癫痫。

② 作用机制：可能作用于受体，影响膜氨基酸的转换或细胞内代谢。

③ 药代动力学：口服后快速吸收，2~3h达到高峰，半衰期5~7h，全部以游离的形式存在，并由肾脏排除。

④ 相互作用：不明显。

⑤ 临床：3组对照试验表明有25%的病人临床发作减少50%。

⑥ 副作用：嗜睡，头晕，共济失调，疲乏，眼震，头痛，副作用与使用剂量有关。

⑦ 剂量：900~1800mg，因为耐受性较好，足量的药物可以在短时间内加入，因半衰期短，需3~4次/d服药。

（2）拉莫三嗪（利必通）：

① 适应证：顽固性癫痫，包括部分性及全身性。

② 作用机制：类似苯妥英及丙戊酸钠，对反复放电有阻滞作用，可能作用于谷氨酸相关神经递质。

③ 药代动力学：口服后能很快吸收，于1.5~4h到达高峰，55%与蛋白结合，几乎全部在肝脏代谢，半衰期约24h，但受其他抗癫痫药物的影响，特别是丙戊酸盐，可延长至60h。

④ 副作用：头晕，头痛，复视，共济失调，恶心，部分病人有视力模糊，嗜睡及皮疹。

⑤ 相互作用：与VPA合用需特别注意，剂量不能超过50~75mg/d。

⑥ 临床：临床试验证明，有15%~67%的顽固性癫痫病人发作减少50%。

⑦ 剂量：开始剂量50~100mg/d，最大用量400~500mg/d。

（3）氨己烯酸（Vigabatrin）：

① 适应证：部分性癫痫及继发性全身性癫痫，婴儿痉挛。

② 作用机制：通过抑制GABA转换酶，增加脑内GABA浓度，而加强抑制作

用。

③ 药代动力学：口服后吸收快，半衰期5~7h，65%的药物于24h内由肾排出。

④ 相互作用：与PHT合用时可降低PHT血中浓度20%~30%。

⑤ 副作用：嗜睡，疲乏，激惹，头晕，5%的病人可合并神经症或抑郁。

⑥ 临床：近半数病人发作可减少50%，10%可获得完全控制。

⑦ 剂量：开始剂量500mg，1~2次/d，最大剂量3000mg/d。

（4）托吡酯（妥泰）：

① 适应证：全身性癫痫及部分性癫痫，儿童Lennox-Gastaut综合征。

② 作用机制：多种作用机制，阻断电压依赖型钠离子通道，作用于GABA受体增强GABA活性，对谷氨酸受体的红藻氨酸/AMPA亚型具有拮抗作用，轻度碳酸酐酶抑制作用。

③ 药代动力学：无论单次投药或多剂投药均能迅速吸收，2h达到高峰，半衰期约为21h，生物利用度为80%，由肾脏排除。

④ 相互作用：对其他抗癫痫药物浓度无明显影响，其他抗癫痫药物可能降低托吡酯的血中浓度。

⑤ 副作用：包括头晕，嗜睡，焦虑，精神错乱，精神运动迟缓，一般发生在加量期，其他的副作用有肾结石及体重减轻。

⑥ 临床：约56%经治疗后发作减少50%以上，约10%完全无发作。

⑦ 剂量：开始剂量25~50mg/d，每周增加25~50mg，有效剂量200~400mg。

（5）唑尼沙胺（Zonisamide）（日本制）：

① 适应证：肌阵挛癫痫及其他继发性全身性癫痫。

② 药代动力学：口服很快吸收，2.4~6h达到高峰，半衰期平均60h，与其他抗癫痫药物合用时，半衰期缩短，由肾脏排除，有效血中浓度为20~40μg/ml。

③ 副作用：困倦，共济失调，厌食，胃肠道不适，反应迟缓，个别病人有白细胞减少及肝功能损害。

④ 相互作用：与其他抗癫痫药物（PHT，PB）合用时，可缩短其半衰期。

⑤ 剂量：儿童6~11mg/(kg·d)，成人开始100mg，2次/d，最大剂量600~800mg/d。

（6）噻加宾（替加平）：

① 适应证：各种类型的难治性癫痫。

② 作用机制：通过增强抑制性神经介质GABA的活性而达到控制癫痫的目的。

③ 药代动力学：口服快速吸收，2h达到高峰，90%以上与血浆蛋白结合，经肝脏代谢但无肝酶诱导作用，半衰期为4~9h。

④ 相互作用：与肝酶诱导剂合用时，其清除率会更快，与其他抗癫痫药物间相互作用不明显。

⑤ 剂量：30mg/d，分为3次服用。

(7) 非尔氨酯（Felbamate）：

① 适应证：难治性癫痫，儿童Lennox–Gastaut综合征，成人颞叶癫痫。

② 作用机制：尚不明确，可能作用于谷氨酸受体，有GABA增强效应，降低神经元的激活效应。

③ 药代动力学：口服后有90%被吸收，1~3h达到高峰，25%与血浆蛋白结合，50%从肾脏排除，40%经肝脏代谢，半衰期为20h，与CBZ，PHT合并用药时其清除率增加。

④ 副作用：10%的病人有嗜睡，厌食，疲乏，头痛，体重减轻，恶心，呕吐等胃肠反应。

⑤ 相互作用：与其他抗癫痫药物的相互作用是其主要问题，如降低CBZ的血浆浓度，增加CBZ的毒性反应，当合并用药时，CBZ剂量需降低30%，另外，PHT合用时剂量需降低20%~30%。

⑥ 剂量：儿童起始剂量为15mg/(kg·d)，成人600~1200mg/d，最大剂量3600mg/d。此药在美国上市后，一度评价很好，但以后发现了一些严重的毒副作用，目前FDA正在重新审查之中。

5. 发作间期精神障碍的治疗

目前建议采用两类药物：抗癫痫药物和调节精神的药物，在多数情况下，对于发作控制较好的病例要考虑对治疗方案由多种药物转为单药治疗，或使用对情绪有稳定作用的抗癫痫药物，调节精神药物应选用不诱发癫痫发作的抗精神病药物，如氟哌啶醇，氟奋乃静，哌咪嗪等来控制精神症状，也可用长效制剂如氟奋乃静，葵酸酯，对伴有抑郁症状的患者应选用如文法拉辛（万拉法新），舍曲林等不易诱发癫痫的抗抑郁药及苯二氮卓类药物，如果患者表现为严重的情感障碍，如抑郁，焦虑等，可在抗癫痫药物的基础上加用相应的药物(如抗抑郁药，抗焦虑药)，以帮助患者度过危险期。

对偏执状态及精神分裂症样精神病的治疗，不但需要从精神治疗方面，并且还要从积极控制癫痫发作频度方面努力，对癫痫发作已终止或发作频度已减少的精神障碍病人，在应用抗癫痫药物治疗的同时，应合并使用抗精神病药物，但要注意某些抗精神病药物如吩噻嗪类药物可降低惊厥阈，以致可诱发癫痫发作，由于发作间期精神障碍病人的预后与其癫痫发作的频度有关，如发作频度增加或未能有效控制，则可影响其精神障碍的好转，一般来说，氟哌啶醇，氟奋乃静及哌咪嗪很少会诱发癫痫发作，因此使用这类抗精神病药物是比较适宜的，长效剂如癸氟奋乃静（氟奋乃静癸酸酯）或癸氟哌噻吨（三氟噻嗪癸酸酯）可作为维持疗法的药物，这种长效剂不会影响控制癫痫发作的作用，近代有关抗精神病药物与抗癫痫药物发生相互作用的报道很少，对短暂的及持续的类精神分裂样表现者，均可以进行一阶段的抗精神病药物，有人提出：对这些病人减少抗癫痫药物，反而使精神病状态好转。

在治疗过程中应密切观察药物的副作用，并嘱咐病人不要擅自减药或停药，如需更换药物，必须在医师的指导下，将新药加至有效剂量，再将原药逐渐撤除，在治疗过程中，最好能定期测定药物血中浓度，对于合并抑郁症状的患者，最好采用能同时具有抗惊厥作用的抗抑郁药物，如文法拉辛（万拉法新），或诱发癫痫作用最小的抗抑郁药物，如米安色林（Mianserin），三环类抗抑郁药物也可应用，但如应用容易引起癫痫发作的药物，必须同时并用抗癫痫药物治疗有效地控制发作，如：

(1) 精神运动性发作：可采用苯巴比妥，苯妥英钠，扑米酮（扑痫酮），也可给卡马西平（卡马咪嗪）200~1200mg/d，开始从100mg，2~3次/d，逐渐加量，氯硝西泮（氯硝安定）3~6mg/d，常用量1~2mg，2~3次/d，舒噻美（硫噻嗪）600mg/d，开始从100mg，2~3次/d。

(2) 发作朦胧状态，并出现兴奋，冲动可用地西泮（安定），苯巴比妥或异戊巴比妥（阿米妥钠）等，苯巴比妥0.1~0.2mg，异戊巴比妥0.5~1.0g或地西泮(安定) 10~30mg，肌内注射，2次/d，也可用氯丙嗪或氟哌啶醇针剂。

(3) 癫痫性人格改变和智能障碍：可用谷氨酸，γ–氨酪酸（γ–氨基丁酸）等，抗痫灵治疗精神运动性发作，癫痫性人格改变和智能障碍均有疗效，舒噻美（硫噻嗪）对稳定人格障碍及情绪有一定效果。

(4) 癫痫伴精神分裂样症状：可给予氯丙嗪，奋乃静，氯氮平治疗。

(5) 癫痫出现抑郁症状：可给予抗抑郁药如阿米替林25mg，2次/d。

另外，关于癫痫病人使用电休克治疗的问题，目前意见尚不一致，有人认为电休克治疗对有明显情绪障碍和幻觉妄想的癫痫患者特别有效，对严重抑郁状态的病人也可使用这种疗法，最难治疗的是病理性赘述，黏滞性人格障碍，对大多数抗癫痫药物和精神调节药物反应欠佳，进行行为疗法及自知力训练疗法的效果也有限。

(三) 心理治疗

在药物治疗的同时可配合心理治疗，国内外资料均显示大多数癫痫的预后是好的，一组癫痫患者经20年的长期随访，有70%~80%的发作可在最初的5年内缓解，其中50%可完全停药，历史上有些杰出的作家，学者，虽患癫痫多年，但仍然始终保持优异的工作能力，因此，医务人员，患者及患者亲属，朋友等，必须强调树立癫痫是一种可治性的疾病的概念，建立自信心，正确认识癫痫和面对癫痫病人，对治疗癫痫是十分重要的。

(四) 癫痫源综合定位及外科手术治疗

经过抗癫痫药物治疗后，大部分病人（约75%~80%）均能达到治愈或缓解的目的，20%~25%的患者癫痫发作比较顽固，虽经长期服用各种抗癫痫药物仍不能缓解，近几十年来，癫痫的外科手术治疗才有了长足的进步，主要是由于脑电图和神经影像学定位的飞速发展，对癫痫灶的定位能力大大提高了，录像脑电图同步监测可以准确地记录发作类型及癫痫灶的起源，磁共振检查，颅内电极的应用及核医学的最新进展，SPECT（单光子发射计算机断层扫描）和PET（正电子发射计算机断层扫描）可敏感地发现癫痫灶脑局部血流及代谢的异常，这些先进技术的相辅相成，使癫痫灶在电生理，脑结构和功能定位方面非常准确。

癫痫病灶的切除手术必须有特定的条件：

1. 癫痫灶定位必须十分的明确；

2.切除病灶应非常局限；

3. 术后不会留下严重的功能障碍，因为手术毕竟有一定的风险，因此只有药物治疗确实无效的难治性病人才考虑手术，效果比较理想的是部分性癫痫，全身性癫痫也有一些其他的手术方法，但效果不尽如人意，并非所有的难治性癫痫都能通过手术而治愈的，据国外统计，在难治性癫痫患者中只有15%可能符合手术的指征，比起手术本身来说，癫痫源的综合定位更为重要，否则盲目的手术不但不能终止发作，相反还会引起手术的合并症，如偏瘫，失语，记忆力减退等，总之，癫痫的手术应该是非常慎重的。

六、预防和护理

（一）预防护理

癫痫所致精神障碍患者最突出的特点是易激惹，易冲动及性格改变，而且其攻击行为往往出现突然，且无目的，攻击工具常随手而得，因而造成防范的困难，因目前癫痫确切的致病因素不甚清楚，故对癫痫所致精神障碍尚缺少有针对性的预防措施，但是，亲人的冷漠，他人的歧视，人格障碍等常是促发攻击行为的原因，因此，科学认识癫痫疾病，正确对待癫痫病人，以减少癫痫病人的社会压力，对有益于降低癫痫所致精神障碍的发生很有必要，对有攻击行为倾向的癫痫患者预防措施如下：

1. 应对措施：首先，要及时发现，尽快阻止，不要等到造成伤害之后再采取措施，为了避免冲突升级，在劝架时应表面上“偏向”容易出现攻击行为的一方，不要当着两个病人的面讲谁是谁非，待双方情绪稳定下来之后，应单独耐心询问病人，从心理上解决问题。

2. 询问病史，了解病情：应耐心询问是否有过攻击行为，尤其对有严重攻击行为的病人，应作为重点，不少攻击行为并没有明显的原因，越是没有原因的攻击行为越是应该引起重视，与功能性精神病相比，癫痫伴发精神障碍的病人所出现的幻觉，错觉，妄想等症状，更容易导致攻击行为发生，应加强观察病情变化，认真了解病人心理状态，对攻击行为严重的患者，可将患者及时送入医院，或暂时由专人看管，约束起来，避免发生攻击行为。

3. 及时处理患者的争吵：许多严重的攻击行为仅仅起因于小小的争吵，及时处理是预防攻击行为的重要环节，要鼓励患者讲出自己的不满，以免因不满而引发为冲动行为。

4. 建立良好的关系：由于患者在患病期间丧失了自知力，常常不理解周围人的关心，与患者接触交谈要讲究语言艺术，设法满足其合理要求，与其建立良好的关系。

5. 加强管理：尽力创造舒心的环境，让患者进行文娱活动，在欢乐的气氛中，建立起团结，信任，和睦的关系，定期讲解疾病康复知识，使其能主动地配合治疗，在患者活动区内要注意加强对危险物品的保管。

6. 家属监督患者服用抗癫痫药物，不可漏服、减量、停药或改药。

7. 加强心理护理、普及癫痫疾病知识，使患者保持轻松愉快的心情，学会在生活中自我保护。

（二）患者癫痫发作时护理

1. 立刻使患者平卧，牙齿之间放置牙垫防止舌咬伤。解开领口及腰带，将头偏向一侧，及时清理呼吸道分泌物。

2. 由于患者的肢体、躯干的剧烈抽动，可产生四肢或脊柱的骨折、脱位，因此禁止用力压迫抽搐的肢体。

3. 认真观察并记录患者癫痫发作的表现，并加以记录，为医生提供珍贵的病情。

（三）饮食护理

1. 某些矿物质对部分患者有帮助，镁（大量存在于全麦面粉、小米、无花果、肉、鱼、坚果和豆类中）;锌（存在于肉、家畜内脏、麦芽、坚果、蟹、牡蛎和小扁豆中）和钙（钙食品）（主要存在于牛奶和乳制品中）中帮助某些人预防惊厥。

2. 混合色拉和生的水果（水果食品）可减低发病的次数和程度。

3. 应吃家常便饭，而且食品应多样化，米饭、面食、肥肉、瘦肉、鸡蛋、牛奶、水果（水果食品）、蔬菜（蔬菜食品）、鱼、虾等都要吃。

4. 癫痫的初起多属实证，身体壮实者，或属风痰壅盛者，饮食宜清淡而富有营养，多食米面、蔬菜。

5. 病症属虚或体质虚弱者，应偏于滋补肝肾、健脾助运、益气血之食品。可多吃瘦猪肉、猪心、猪肝、动物脑、桂圆肉、莲子、枸杞等。

6. 可多食润肠道通便的食物（如蜂蜜、香蕉、胡桃、杏仁、菠菜等），以保持大便通畅。

七、预后

癫痫系慢性疾病，可迁延数年或数十年，因而对患者的身体，精神，婚姻以及经济，社会地位等均造成影响，这些影响因素较为复杂，仔细了解这些因素，对于预测患者的预后，进行恰当的安排甚为重要，正规的系统治疗，能使80%的患者获得良好疗效，少数发作轻，发作次数少的病人，不经治疗也可自行缓解，一般讲，单纯失神发作预后最好，其次是大发作，局限性发作，再次为精神运动性发作，而混合性发作;脑电图正常或治疗后有改善者预后好;非典型小发作及有阳性家族史，或发作频繁，开始治疗晚者，预后较差。

临床上抗癫痫药物终止后，复发者较多，停药后复发率的高低与随访的时间长短有关;精神运动发作和混合型发作停药后复发率较高，而失神小发作和单纯大发作复发率则较低。癫痫患者的残废率很低，其残废原因可直接与发作有关，如癫痫持续状态或发作有意外;或与癫痫无关，如其他疾病或自杀。

第六节　精神发育迟滞伴发精神障碍

一、概述

精神发育迟滞伴发精神障碍，是指精神发育迟滞者伴发其他形式的精神障碍。是一种比较常见的临床现象，是导致残疾的重要原因之一。根据世界卫生组织（WHO）的统计结果（1985），发达国家患病率为5‰~25‰，发展中国家为46‰。我国12个地区（1982）精神发育迟滞调查结果，总患病率为3.33‰，7~14岁组为5.27‰。1988年全国8省市0~14岁儿童流行病学调查结果为：该障碍总患病率为12‰，城市为7‰，农村为14.1‰，男孩患病率城市为7.8‰，农村为14.3‰；女孩患病率城市为6.2‰，农村为13.9‰；轻度最多，占60.6%，中、重、极重度占39.4%。

在婴儿早期对本症的轻度者诊断比较困难，常常在入学后其智力活动较其他儿童明显落后才被发现。部分轻度患者在无特殊事件的情况下，可以适应社会，从事比较简单的工作，因而在一般人群中不被识别。这或许是学龄前本症患病率叫成年期患病率高的原因之一，当然，重度患儿照顾不当或合并躯体疾病早年夭折也是另一原因。随着人类社会文明的进步和科技的发展，精神发育迟滞者的境遇较以前有了很大的变化。他们中的一部分人经过特殊教育和训练可以在社区独立生活，并且也可以成为对社会有用的人。

精神发育迟滞可作为单一的临床征象出现，也可与其他涉及大脑发育受损的躯体疾病并存。如果已知精神发育迟滞的病因，做出诊断时应标明该病，有利于处理。

（一）疾病病因

主要有两大方面的原因引起精神发育迟滞：生物学因素和心理社会因素。

1. 生物学因素

（1）产前因素

① 遗传因素

A. 染色体畸变：包括染色体数目和结构的改变。数目的改变包括多倍体、非整倍体，结构的改变包括染色体断裂、缺失、重复、倒位和易位。如Down综合征、脆性X综合征、Turner综合征等。随着分子生物学技术的发展，近年来对精神发育迟滞相关基因的研究备受关注。当前，已报道的与X连锁精神发育迟滞（X.1inked mental retardation，XLMR）的相关基因已超过20个，JARIDI C（Jumonji，AT-rich，interactive domain 1C）基因属于其中之一。JARIDlC基因是高度保守的ARID家族成员之一，它编码的蛋白质参与染色质重塑、细胞增殖与分裂、个体发育以及基因转录调控等一系列生物学效应，并在脑部表达丰富，因而对神经系统的正常发育和维持正常功能具有重要作用。研究发现，该基因内的微小突变如插入、缺失、易位等会引起精神发育迟滞，因而成为当前对精神发育迟滞及人类认知能力相关基因研究的热点之一。

B. 单基因遗传疾病：如苯丙酮尿症、结节性硬化症、神经纤维瘤病、半乳糖血症、家族性小头畸形等，这些疾病常可引起智力缺损。

C. 多基因遗传疾病：多基因遗传疾病为多个基因共同作用的结果。每个基因虽各自起作用，作用微小，但有积聚效应，同时加上环境因素的影响，即决定了个体的性状或疾病的易感性。如果易感性高，超过该病的阈值，就会导致该病。常见的伴有智力低下的多基因遗传病有：神经管畸形，无临床症状的智力低下，即不伴有冥想器质性特征的家族性轻型智力低下。

② 母体在妊娠期受到有害因素的影响

A. 病毒和弓形虫感染：在病毒感染中，风疹病毒、单纯疱疹病毒、巨细胞病毒对胎儿影响最大，如果感染发生在妊娠后前三个月，则损害更为严重。

B. 药物及化学毒素：如水杨酸类、地西泮、利眠宁、苯妥英钠、黄体酮，以及铅、汞、酒精等。

C. 放射线。

D. 母体健康状况：母孕期如患严重躯体疾病，如高血压、心脏病、糖尿病、严重贫血、严重营养不良、缺碘等均可能影响胎儿发育，导致精神发育迟滞。母孕龄大于40岁易导致染色体畸变。

E. 胎盘功能不足。

F. 情绪因素：母孕期长期焦虑、抑郁或遭受急性精神创伤，均有可能对胎儿中枢神经系统发育产生不良影响。

（2）产时因素

宫内窘迫、出生时窒息、产伤致颅脑损伤和颅内出血、核黄疸等均可能导致胎儿及新生儿中枢神经系统损伤，导致精神发育迟滞。早产儿、极低出生体重儿中枢神经系统发育也往往受到影响，从而可能出现智力发育的落后。

（3）产后因素

中枢神经系统感染、严重颅脑外伤、各种原因引起的脑缺氧、代谢性或中毒性脑病、严重营养不良、甲状腺功能低下、重金属或化学药品中毒、颅缝早闭等均可能导致精神发育迟滞。如铅是最普遍的环境中神经毒素，研究表明，儿童期血铅水平与认知缺陷有显著性联系，但不能轻易地将血铅过量作为精神发育迟滞的主要原因。

2. 心理社会因素

因为贫穷或被忽视、虐待而导致儿童早年与社会严重隔离、缺乏良性环境刺激、缺乏文化教育机会等均可导致精神发育迟滞。

二、临床表现

精神发育迟滞的主要临床表现为智力低下和社会适应困难。智力通常也称为智能，主要包括既往获得的知识、经验以及运用这些知识和经验解决新问题、形成新概念的能力，它是在先天素质的基础上，在现实社会中通过各种形式的学习和社会实践活动而逐渐形成的。智力水平的高低以智商（IQ）来反映，智商（IQ）=（智龄/实际年龄）×100，可用多种方法予以评定。社会适应能力是人类适应日常生活、工作、家庭、社会等各方面要求所需要具备的能力，包括：日常生活技能、独立生活和自给自足能力、社会交往技能和责任能力等，可用社会适应能力量表予以评定。

根据智力水平的不同，精神发育迟滞共分为轻度、中度、重度和极重度四级，各级临床表现如下：

(一) 轻度

约占该障碍的75~80%，智商范围为50~69，成年后智力水平相当于9~12岁正常儿童。该类患儿在婴幼儿期症状并不突出，只是说话、走路等较正常儿童略微迟缓，因此不易被识别。上学后可学会一定的阅读、书写及计算技能，但因患儿记忆力、理解力、抽象概括能力等均较差，因此，学习困难往往很明显，小学三年级后，各门功课难以及格，不能完成普通小学学业。患儿言语能力无明显障碍。在儿童少年期，可学会一般的个人生活技能，生活可自理，有较好的独立能力，并能学会一般家务劳动。成年后可学会简单的手工操作，大多数可独立生活，还可建立友谊和家庭。但因为他们应对困难能力差，在遇到不良刺激时易出现反应状态，因此，常常需要加强支持和指导。该度患儿一般无神经系统异常体征和躯体畸形，少于半数的患儿有可确定的生物学病因。

(二) 中度

约占该障碍的12%，智商范围为35~49，成年后智力水平相当于6~9岁正常儿童。该类患儿在婴幼儿期言语和运动发育即明显落后于同龄正常儿童，而且，言语发育最终能够达到的水平也很有限，患儿虽然能够掌握简单生活用语，但词汇量少，言语简单。患儿记忆力、理解力、抽象概括能力等也均很差，虽略具学习能力，经过长期教育训练，部分患儿可学会少许非常简单的读、写或计算，但很难适应普通小学生活，很难达到小学一、二年级的学业水平。患儿社会适应能力差，个人生活技能较早就表现出困难，如卫生习惯的养成和穿衣、进食等能力的培养。成年后不能完全独立生活，但可学会自理简单生活，在监护下可从事简单的体力劳动。该类患儿多由生物学因素所引起，部分患儿伴有神经系统异常体征和躯体畸形。

(三) 重度

约占该障碍的8%，智商范围为20~34，成年后智力水平相当于3~6正常儿童。该类患儿在婴幼儿期言语及运动发育较中度患儿更落后，说话、走路均很晚。言语功能受损更严重，只能学会一些简单词句，词汇贫乏。患儿记忆力、理解力、抽象概括能力均极差，难以建立数的概念，不能接受学习教育，也不会辨别和躲避危险。情感幼稚。虽经长期反复训练可学会部分简单自理技能，如：自己进食和简单卫生习惯，但成年后生活不能自理，终生需人照顾。该类患儿往往由显著的生物学因素所引起，并常伴有神经系统功能障碍和躯体畸形。

（四）极重度

约占该障碍的1~5%，智商范围低于20，成年后智力水平低于3岁正常儿童。该类患儿发育极差，走路很晚，部分患儿终生不能行走；无语言或偶说简单单词。记忆力、理解力等较重度更差，不能分辨亲疏，不知躲避危险，情感反应原始，只能发出一些表达情绪和要求的尖叫或喊叫。社会适应能力极差，并且难以从教育训练中获益，完全缺乏生活自理能力，终生需人照顾。该类患儿几乎均由显著的生物学因素所引起，并常有明显的神经系统功能障碍和躯体畸形。多数患儿因严重躯体疾病等早年夭折。

除以上所述外，精神发育迟滞患儿尚常伴有听力障碍、视力障碍、运动障碍、大小便失禁、癫痫等。部分患儿存在躯体畸形和特殊的躯体特征。尚可能并发其他精神障碍，其发生率高于普通人群，这些障碍包括：行为障碍、恐怖症、强迫症、广泛焦虑障碍、儿童孤独症、精神分裂症、情感障碍、器质性精神障碍等。

三、诊断

应综合病史、躯体和神经系统检查、精神检查、智力和社会适应能力评定结果予以诊断。尚应进行必要的辅助检查，如：染色体检查、头颅CT或MRI检查、遗传代谢病筛查等，以尽可能做出病因学诊断。

（一）诊断要点

1. 起病于18岁以前；

2. 智商低于70。各级智商标准如下：轻度50-69，中度35-49，重度20-34，极重度20以下。

3. 有不同程度的社会适应困难。

4. 精神发育迟滞患者中，其他精神障碍患病率至少是一般人群的3-4倍。

5. 所有精神障碍均可出现于精神发育迟滞患者身上，但由于智能较低，症状常有相当大的变化。

6. 最常见于精神发育迟滞患者的精神障碍有精神分裂症、情感障碍、多动症、广泛发育障碍和躯体疾患伴发的精神障碍。

7. 大多在躯体和环境、精神诱发下起病。

8. 临床症状偏重于行为紊乱。

9. 伴精神分裂症者，突出表现为思维贫乏、作态和刻板姿态，如有幻觉、妄想，则内容较简单、重复；伴抑郁症者，突出表现为悲哀表情和激越行为，仅少数有计划不周的自杀；伴躁狂症者，突出表现为多动和兴奋行为；伴神经症者，其表现常呈现混和型；伴癫痫，则智力水平越低者，其癫痫程度越重，控制癫痫发作越难，合并的行为及个性障碍也更突出；伴性问题者，当众手淫是最突出的表现。

10. 源于唐氏综合征的精神发育迟滞，成年（尤其40岁）以后发生痴呆的可能性极大。

（二）DSM-Ⅳ中关于精神发育迟滞的诊断标准

1. 智力比一般水平显著较低：智商≤70（如是婴儿，作临床判断，不作测定）。

2. 目前适应功能有缺陷或缺损（患者不符合其文化背景同年龄者应有的水平），至少表现于下列之二：言语交流、自我照料、家庭生活、社交或人际交往技巧、社区设施的应用、掌握自我方向、学习和技能、工作、业余消遣、健康卫生、与安全。

3. 起病于18岁之前。

317轻度IQ：50或55~70；

318.0中度IQ：35或40~50或55；

318.1重度IQ：20或25~35或40；

318.2极重度IQ低于20或25；

319严重程度末注明。

（三）诊断步骤

1. 详细收集病史。全面收集患儿在母孕期及围产期情况、个人生长发育史、抚养史、既往疾病史、家庭文化经济状况，以发现是否存在任何不利与患儿身体和心理发育的因素。

2. 全面的体格检查和有关实验室检查。为精神发育迟滞病因分析中不可缺少的步骤，包括：生长发育指标的检查（如身高、体重、头围、皮肤掌指纹等），有关的内分泌及代谢检查，脑电图、脑电地形图、头部X线、CT及MRI检查，染色体分析及脆性位点检查。

3. 心理发育评估

（1）智力测验：是诊断精神发育迟滞的主要依据之一。智力测验应由训练过的专门技术人员审慎使用。在用于诊断时不应采用集体的或筛查的方法，而应运用诊断用量表进行个别性测验。目前国内常用的量表包括：盖塞尔（Gesell）发育诊断量表、韦克斯勒（Wechsler）学前期智力量表（WPPSI）、韦克斯勒（Wechsler）学龄儿童智力量表修订本（WISC-R）、中国比奈测验量表等。

（2）社会适应行为评估：社会适应性行为的判断是诊断精神发育迟滞的另一个重要依据。目前，对于4~12岁儿童，可以采用社会适应能力量表（姚树桥等编）对患儿社会适应能力进行评估。如不适合使用，也可以用同年龄、同文化背景的人群为基准，来判断被检查者所能达到的独立生活能力和履行其社会职能的程度。还可以参考使用婴儿——初中生适应行为量表（左启华等修订）、美国智力缺陷协会编制的AAMD适应行为量表和Vineland适应行为量表（Vineland adaptive behavior scale）。

（3）临床发育评估：在临床工作中或无条件做智力测验时，可采用临床发育评估的方法，即按照精神发育迟滞临床表现和各级发育特征评估患儿的发育水平，同样可能得到比较正确的评估。

四、鉴别诊断

（一）注意缺陷与多动障碍

由于注意力不集中影响学习和社会适应，貌似精神发育迟滞，但这些患儿病史中发育迟缓不明显，存在典型的注意缺陷与多动障碍症状，智力检查结果为正常或边缘智力水平，经改善注意力和减轻多动后，学习困难常常会有不同程度的改善。

（二）儿童孤独症

儿童孤独症常伴有精神发育迟滞，如患儿同时符合精神发育迟滞和儿童孤独症的诊断标准，则两个诊断均需做出。对于智力发育正常的高功能孤独症患儿，因其社会适应能力较差，也易被误诊为精神发育迟滞，此时，智力测查结果有助于鉴别诊断。

五、治疗

精神发育迟滞的病因繁多，至今尚有不少病因不详，给治疗带来一定困难。

但由于生物医学、遗传学及康复医学的发展，采用综合防治措施以及社会环境的改善，多数精神发育迟滞者由社会的负担变成社会的生产力量，改变了对他们发展潜力估计过低的倾向及悲观的态度。

该病的治疗原则是早期发现、早期诊断、早期干预，应运用教育训练、药物治疗等综合措施促进患儿智力和社会适应能力的发展。

另外研究表明，MR儿童对家庭是一种严重的负性生活事件，康复期长，预后欠佳，易形成患儿母亲的长期心理应激和心理负担；MR儿童的康复训练，需要母亲付出较大的精力、体力和时间；康复治疗和照顾MR儿童影响家庭经济收入及母亲自身事业发展；MR儿童与正常儿童的差距及社会对患儿的偏见，甚至歧视；这些都会给母亲造成巨大的生活、经济和心理压力。因此，应同时关注MR母亲的心理健康。

（一）病因治疗

只有少数病因所致的精神发育迟滞可以进行病因治疗，如苯丙酮尿症、半乳糖血症、先天性甲状腺功能低下等。上述疾病如能早期诊断和治疗，则可防止或减轻对患儿智力的损害。

（二）对症治疗

对于精神发育迟滞共患的各种精神障碍，如活动过度、注意障碍、行为异常、情绪障碍等，或伴有癫痫等躯体疾病的患儿，可用相应的精神药物进行治疗。此外，还可用多种促进和改善脑细胞功能的药物促进患者的智力发展，如：吡拉西坦、脑氨肽、氨酪酸及一些益智中药等。这些药物可提高脑内部分酶的活性，促进脑内葡萄糖及氨基酸的代谢，从而发挥治疗作用。对于伴有感觉和运动障碍的患儿，应加强康复训练以促进其功能的恢复。

（三）教育培训

由于精神发育迟滞尚无特效的药物治疗，因此，非医学措施显得更为重要。非医学措施主要包括特殊教育训练以及其他康复措施。无论何种类型、何种程度或何种年龄的患者均可施行。当然重点应是儿童，并且年龄越小，开始训练越早，效果越好。教育训练内容包括劳动技能和社会适应能力两大方面。按照疾病严重程度的不同，确定不同的教育训练目标。教育训练是促进患儿智力和社会适应能力发展的重要方法。教育训练的目标应随病情严重程度的不同而有所不同。对于轻度患儿，儿童阶段重点在于学会一定的读、写、计算，并学会生活自理、日常家务、乘车、购物、社会规则等；青少年期则重点在于职业培训，以使患儿学会一定的非技术性或半技术性职业技能，以达到成年后独立生活、自食其力的目的。对于中度患儿，重点应在于生活自理能力的培养，以使患儿学会生活自理或部分自理，并能在他人指导照顾下进行简单劳动。对于重度、极重度患儿，虽然患儿难以接受教育训练，但仍应进行长期训练，以使患儿学会自行进食和简单卫生习惯。

另外在实际操作时应从实际出发与家长共同制定有针对性的学习计划。康复治疗师灵活应用各种形式多样的教具和教学资源，使教学趣味化，指导家长根据学习目标，利用实际事例以及日常生活中的有关资料为教材，利用户外活动和游戏方式灵活变通地完成教学计划。

（四）心理治疗

对于精神发育迟滞患者来说，心理治疗的目的并不在于促进患者的智力发展，而在于解决患者的内心冲突、增进自信、增强患者能力、促进患者独立。已有研究报道，只要精神发育迟滞患者具有基本的言语或非语言交流能力，就能够从各种不同形式的心理治疗中获益。心理治疗的形式包括：支持治疗、认知疗法、精神分析治疗、小组治疗、家庭治疗等。心理治疗的原则与同等发育水平的智力正常儿童相同。但在充分考虑患儿的发育水平之时，还要有更多的支持性气氛，每次治疗的时间应短些，治疗的次数可能要多些。

六、护理和预后

（一）护理要点

1. 多了解、多接触、多观察

对这类患者，特别是首次接触时，对他的态度要亲切、热情、诚恳、耐心、举止沉稳、端庄、面带微笑，让他们感到温暖，从而取得信任而合作。从接触中多观察，从观察中多了解，从了解中得到更多的情绪变化和精神反应，从而迅速判断出所存在的问题，给予有效的帮助和解决。

2. 督促生活、保证质量

对这类患者，首先要督促沐浴、剪发、更换身上的衣服，必要时灭虱，督促按时饮食的地点、时间、用餐的方法。每次进食时必须督促，防止暴饮、暴食、噎食、拒食或少食，保证适量的饮水、进食，保证营养，防止营养不良或衰竭等。督促按时睡觉、起床与活动，对于夜间睡眠少者，白天让其多参加简单的活动，缩短睡眠时间，让其保证晚上睡眠质量。对于生活懒惰散漫者，慢慢教会其穿衣服、端水、扫地、擦桌子等简单的琐事，逐渐养成良好的生活习惯，保证生活质量。

3. 督促参与娱乐活动

多鼓励和督促患者参加病区内组织的娱乐活动，如带他们走走路、拍拍球、拍拍手等简单的一些动作。在接触交往中，必须多了解和掌握这类患者所需要的帮助，并力争给予帮助解决。

4. 加强防范和留心观察

对见到玻璃类制品就砸、闲着时就将自己的头发一根一根拔掉的患者，只有不让他接触到玻璃类的物品，见到拔头发时及时制止，尽可能做到减少损失和不要伤害到自己。

5. 讲究沟通方式

与此类患者最直接和最常见的沟通方式是直接接触和观察他们的动态，因此类患者是无法用语言交流的，对于他们来说语言交流没有任何意义，只有最直接地接触，观察他们的表情，然后分析他们需要些什么，尽可能给予帮助和满足，让他们感受到大家庭般的温暖，他们才能逐渐地消除紧张、害怕，从而很好地配合治疗而开心生活。

6. 改变生活方式

以诚相待，逐渐教会患者一般的生活能力，首先从作息时间开始：（1）督促按时起床、活动、吃饭、休息等；（2）教会他们做些简单的梳洗、洗澡、洗衣服、收拾自己的房间、整理自己的床、打扫自己的房间等；（3）对于夜间睡眠少者，白天督促其参加娱乐活动，缩短白天睡眠时间，晚上设法让其入睡，保证夜间睡眠质量。（4）逐渐让他们自己动手，不要依赖于别人的帮助，逐渐养成良好的生活习惯。

（七） 预后

本病治疗以适当剂量的抗精神病药控制精神症状，关键在于精神症状缓解后生活、劳动能力的训练，这就需要社会环境有一恰当的支持系统，让更多的精神发育迟滞者有参与锻炼的机会。病程、按时服用药物、社会及家庭支持、文化程度、家族精神疾病史、发病次数对于本病预后起着重要作用。

七、预防

该病是导致人类致残的重要原因，因此预防非常重要。具体措施包括：

1. 加强健康宣教，开展遗传咨询，禁止近亲结婚，适当晚婚晚育，避免高龄妊娠；

2. 加强孕期保健，避免母孕期不利因素，做好产前检查，避免妊娠合并症，避免病理分娩；

3. 对新生儿进行遗传代谢病等筛查，对婴幼儿进行定期智力随访，做好儿童保健，避免导致该病的各种因素；

4. 对于高危儿应密切观察；对于可疑患儿，应早期发现、早期诊断、早期干预。

第五章　社区精神障碍患者的家庭干预和治疗

精神疾病不仅使病人本身极为痛苦，而且对其家庭也是严重的冲击。家庭成员由于病人而产生的主要压力有：病人的离奇及非社会行为，由于医治疾病而增加的经济开支,对病人前途的顾虑。即使对最强有力的家庭来说》由于病人的离奇的精神症状,也会引起紧张气氛。而精神疾病的复发与家庭成员之间的关系及家庭气氛有密切关系。因此，在精神疾病的治疗与康复中许多国家的精神病学家注意到了对病人家庭的干预，通过这样的家庭干预，解决了病人家庭中不利于病人康复的各种因素，解决了病人家属因为疾病所引起的精神卫生问题，创造了一个有利于病人治疗的局面。

第一节　概述

一、什么是家庭干预和治疗

家庭干预和治疗是将药物、心理治疗与家庭治疗有机地结合在一起的全新治疗方法。其特点是：补充其他治疗过程（主要对住院患者）中用药物治疗的不足，而直接将病人放在家庭及社会的环境中进行治疗，通过精神卫生工作者（可以是社会工作者、职业治疗师、精神科护士）与病人及其家庭建立相互信任的治疗联盟，在药物治疗的基础上，进行家庭、社会功能及职业技能问题的治疗；通过家庭教育及家庭小组联合会的形式，帮助患者及其家庭克服疾病所造成的生理及心理影响；并通过危机干预的形式，帮助病人及其家庭解决自身难以解决的困难和问题，为病人回归社会及建立正常的家庭关系提供帮助。

在许多发达国家，由于传统的观念，人到了18岁就从家中独立出来，因此成年人与家庭的联系是松散的，并且没有经济上的交往，而一些成年的精神病人难以建立自己的家庭，出院后常无家可归，寻找住处成了病人回归社会首先要面临的问题。所以，进行家庭干预和治疗常常没有良好的家庭照顾资源。

而在中国有着自己独特的传统文化，以及良好的家庭传统，家庭在疾病的防治和康复中起着重要作用，而且许多的精神病人与他们的家人生活在一起，这样就拥有了良好的照顾资源。与西方相比，我们的家庭组织较为牢固，血缘关系亲密，家庭成员间一向有相互承担责任的传统，有研究显示，在中国约有450万精神病人（占90%以上）与他们的家人住在一起。并且家属承担着精神病人最基本的护理。他们照顾病人的健康、求医、日常生活和监督、促进和维持病人的院外治疗，并且协调病人保持与外部世界的联系。有研究表明，家庭成员的态度和处理方式势必会影响精神病人疾病的发展、转归和预后。同时，精神病人由于疾病影响的是病人的精神活动，除了有思维上的问题外，给病人和家属带来了沟通的问题，而且由于他们不恰当的行为和出现攻击性行为，给家庭带来了巨大的精神压力和危险，所以精神疾病及带来的后果也在精神、经济等不同方面影响着家庭的正常功能。因此，给家庭成员带来了巨大的精神负担，有时一些病人的家属感到这种精神负担给人带来的压力比经济负担更加严重，甚至有让人喘不过气来的感觉。由于家庭成员缺乏精神疾病的相关知识，迫切需要得到有关专业人员的指导和帮助。所以，对精神卫生人员来说,充分利用家庭资源，发展出一套适合精神病人及其家庭的治疗方法，这不仅是治疗的需要而且是社会的需要，同时也是病人及其家庭的需要。

西方国家已经注意到精神疾病给家庭带来的负担，并在对病人的干预治疗过程中注意到了对家属的支持和关心。使很多的家属摆脱了由于家人患病而带来的精神卫生问题（如抑郁、焦虑等情绪障碍）。我们要认识到，家庭干预和治疗具有的良好经济效益，这种治疗方法与住院相比可以节省开支20%以上。此外，还有良好的社会效益，如大大减少了疾病的复发率和再住院率,减少精神病人的精神残疾。

二、家庭干预治疗的发展

从第二次世界大战至20世纪60年代初期，美国对严重精神病人的治疗方法是：病人长期住院治疗，而在病人出院后，精神卫生工作者根据病人的需要，到病人的家庭进行治疗，这就是最初的走向社区的家庭治疗。但是，在这个时期这样的家庭治疗是非常单调的，这些服务的领域只局限于精神科药物的维持治疗。从20世纪60年代中期开始，治疗方法有了进一步的改进，精神卫生工作者和病人家属认识到了病人在家庭中治疗的好处，因为他们发现在家庭的环境中治疗，病人可以有效地接触社会，他们的社会功能得以恢复，所以他们重新考虑和审视了原有的治疗模式，这时精神病人的家庭治疗模式包括两个阶段：短期的住院治疗及最大限度的家庭治疗。许多的精神病人在短期的住院治疗后(大多数缩短到1个月以内)，病人在各种精神症状得到部分缓解的状态下返回他们的家庭。但是在精神病人回家后，精神卫生工作者发现，这些家庭成员常常难以适应他们所充当的角色，甚至他们不知道如何对待精神病人，有的家庭一味地照顾和迁就病人，而有的家庭则对于病人的不恰当的行为不敢管理，因此家庭治疗的效果很不好。还有一些家庭对于这些问题的处理是很得当的，所以他们的治疗效果则比较良好。在1975年，有学者对病人家属精神负担的一项研究表明，50%的家属述说在面对病人的过程中，他们自己的精神健康受到一定影响。在20世纪80年代前，还有一些相关的研究，即研究了家属对反复发作的精神病人的情感表达（EE）方式。进一步研究表明，可以用特定的、标准的方法来测量病人家庭环境的受损程度和家庭环境与病人旧病复发风险的关系。由此可见，家庭成员对照顾精神病人的责任越来越大，某些家庭环境可能不利于病人的康复。这样就首次引入了家庭干预治疗的方法，以支持和帮助家属防止病人的病情复发，促进其社会功能恢复。

三、家庭干预前的评估

在家庭干预之前，应作家庭评定：家庭情感表达状况与病人精神状态之间的关系；家庭对病人本人态度的影响；家庭的态度对康复工作的影响等。

访谈的内容主要集中在：3个月来病人的精神症状以及这些精神症状对家属的影响。访谈时，可记录下来，然后再进行评定。评定内容包括:家属对病人指责、敌视、过度介入及包办代替，不让病人做任何事情，要注意家属对病人述说的内容及过程中是如何表达的。

四、家庭干预和治疗的目标

（一）家庭的情感表达方式

有研究表明，不良的家庭的情感表达（EE）的方式，可以造成精神病人疾病复发的倾向。因此精神卫生工作者感到，自己的工作重点不应当以推行药物维持治疗作为家庭治疗主要内容。也因为一些学者发现在院外治疗中，精神疾病除去药物因素，给病人提供更多的社会心理帮助可以防止复发。

目前国际通用的家庭会谈表，可评估包括5项内容：批评、敌对、情感过分参入、热情、表扬。这些因素可以明显影响着精神疾病的病程。所以，一些学者一直在探讨家庭成员的情感表达与精神疾病复发之间的关系。因此，也提出精神卫生工作者的介人精神病人的家庭中，对精神病人家属的情感表达进行干预，可以有效地减少疾病的发作，有利于病人社会功能的恢复。

（二）家庭的健康教育

最近20年，一些家庭干预和治疗已经发展成将家庭教育内容作为精神病人和家庭十预项目的一部分。这些家庭健康教疗的目的是帮助病人出院后在社会中恢复他们正常的生活；在药物治疗阶段，精神卫生工作者教给病人和家属关于疾病和治疗的知识，他们把家庭看作是资源而不看作是应激源。治疗计划集中在解决问题和提高应付压力的能力上，治疗的对象不仅是精神病人，还扩展到了他们的家属，这样可以大大地减少复发的倾向。

有学者在1982年研究对比了不同精神病人接受不同形式的健康教育之间的差别，认为健康教育对院外维持用药的病人是非常有效的补充，这样可避免长期住院。在这些研究中提出，在治疗和干预的过程中：

1. 建立治疗者与家庭成员的治疗联盟。

2. 提供信息和支持。

3. 努力在家庭中模拟类似于医院的治疗环境和方法。并明确提出家庭健康教育会直接控制和影响家庭成员间的相互关系。

典型的家庭健康教育包括两部分：

1. 短期的精神分裂症的家庭教育，

2. 为改善家庭交流方式和解决问题，进行更广泛的家庭联系。

（三）对精神病人进行社会技能的训练

在20世纪80年代，一些学者注意到了精神病人的社会技能是减退或丧失的，因此，希望在这一方面给病人提供一些社会技能的训练，以提高他们对社会的适应能力，减少复发。

英国的学者（1988年）和美国的一些学者在（1994年）开始进行了为精神病人的家庭提供家庭治疗的试验，其主要的目的是对病人进行生活技能的训练，内容包括教育计划、处理应激、沟通技巧和解决问题技巧的训练，并帮助建立生活目标，以全面提高病人的生活技能和生活质量。这些社会技能的训练对于精神病人的社会技能的康复是非常有效的。

VaCCaro（1993）通过研究表明，对病人的家庭进行社会技能训练：

1. 应作为综合性康复的首要内容；

2. 必须向家庭提供疾病的基本知识；

3. 让家庭认识到神病药物治疗的依从性是防止复发的关键；

4. 不必将改善自知力和家庭结构模式变化作为医疗处置目标；

5. 使家庭成员对精神病人的期望合乎实际，并学会有效的应激应付方法。

（四）综合性的精神药物干预与心理社会干预

VaCCaro（1993）还提出应当将精神药物千预与心理社会干预联合起来，形成一种综合性干预系统“生物-心理-社会”性干预，即精神药物治疗+心理社会干预（临床病例管理+社会生活技能训练+职业康复+家庭支持+各种相关心理治疗）。这样使家庭干预与治疗发展得更加完善。

在1994年，有学者研究了精神分裂症在出院后5~8年间的复发率，指出出院后最初1年的干预治疗是最重要的，干预常常可将疗效延续很多年，并提出综合性的心理社会干预治疗是精神卫生服务的关键因素。有研究表明，精神病人出院后如果与其未经过家庭干预的家庭过多接触，他们的疾病会频繁复发。可能的原因，是家庭的不良沟通及对病人不恰当的期望值，往往使病人无法有效地应付各种应激，所以通过干预治疗，为家庭提供心理教育和支持，对精神病人及其家庭都非常有益，可以降低疾病复发率及再住院率。

第二节　精神病人的家庭教育及干预

一、精神病人的家庭教育的目的、对象及内容

1. 家庭教育的目的传授精神病知识使家庭获得有关疾病的知识，减少对疾病认识的混乱、内疚，以及对病人的指责等，减轻家庭成员内疚、自责，降低家庭高情感表达。介绍治疗知识，提高药物治疗依从性。提供对病态行为和非适应性行为的应付技巧。提高病人的生活技能、社会功能和职业功能，使病人重返社会。

2. 家庭教育的对象病人和家属都可以参加。可以在家中进行，也可以在医院进行，可以是一个家庭进行，也可以是几个家庭进行，在教疗的过程中鼓励病人和亲属在心理方面共享他们的体验。当病人精神症状丰富的时候，病人不参加家庭教育的过程。如果其病情平稳，可请病人参加，这样的家庭教育对病人的康复是非常有益的。

3. 家庭教育的内容教育内容可包括关于精神疾病症状，精神疾病的病因和诱因，精神疾病的预后，精神疾病的药物治疗和家庭行为治疗。在家庭教育的过程中要强调药物和心理社会干预的重要性，提高病人对药物治疗的依从性，提高家属对病人的心理支持，同时也要进行一些关于抗精神病药物的副作用的常识以及处置方法的教育，依从性好坏对病人病情有显著关系，依从性好的稳定率、缓解率明显高于差的。合作程度对依从性的影响最大，合作程度包括病人对医嘱的遵守程度、病人和家属的配合程度及病人对就诊的顺从性等方面，医生家属病人在药物治疗中的相互协调非常重要。随诊状况与合作程度存在着一致性或协同作用。所有这些方法，都应强调药物治疗的重要性，其次必要的心理治疗和职业技能和生活技能以及必要的生活技能的训练也是很必要的辅助性的治疗。同时，药物治疗也是随访治疗的关键。所以，在治疗过程中一定要灌输药物治疗的重要性，这也是其他治疗的基础。

二、精神病人的家庭干预各种方法及注意事项

家庭干预可以改变病人家属以前难以改变的认识，尤其是他们对精神疾病不正确的认识，如耻辱感和羞愧感，使他们不必感到内疚或受到指责；正视疾病复发的现实，并有所准备。为了改善病人家属的心理健康问题，要告知病人的康复是一个长期的过程，最少1年。家属也应该有他们自己的兴趣和需要，不要把注意力全部放在病人的身上，这样对病人的康复和自己的身心健康是非常不利的。这种准备必须是长期的思想准备，那种希望疾病在短时间内康复的思想常常给病人和家属带来巨大的压力和失望感，而做了长期的打算以后，则可以使病人家属保持心态的平衡，并有条不紊地安排病人和家庭以后的生活，而不致于出现惊慌失措；家属不必花很多时间与病人在一起，不必对病人的生活给予无微不至的照顾，以便减少相互之间的紧张，更重要的是让病人尽可能有自己独立的生活，如果家属必须与病人相处较长时间，最好不要对病人叫喊、批评或过分参与，让病人独立自主地处理自己的事物，有的时候可能感到病人的处理并不如意，但是这正是病人需锻炼的，通过家属这样的指导，病人的社会功能可以得到有效地恢复。

有学者认为，家庭干预主要是集中在两件事上：

1. 建议病人接受治疗。

2. 建议亲属对病人进行帮助。在这个过程中，强调现实期望的重要性，使病人过正常化家庭生活，在现实生活中许多的家属对病人有一些不切合实际的要求，也就是过高的要求，这样的话许多病人常常达不到家属的要求，这样对病人和家属的打击是非常大的。限制病人严重的怪异、恶劣行为，对于病人的怪异行为家属不要态度反应强烈，因为态度反应强烈，可以使病人的行为得到了强化，一些病人为了反抗家属的严格管教，有意无意地出现不良的行为，而对病人的不良行为选择性忽视，往往可以使病人的异常行为消退。

对于家属的一些心理问题可以通过家庭联谊会的形式建立病人家庭之间某种形式的联系，在联谊会上家属可以互相沟通、互相支持以共同面对相似的问题。精神卫生工作者努力帮助家庭了解因家庭出现精神病人患病后而产生敏感性的问题.并可以与病人家属对病人进行讨论分析并达到一致，要学会处理与精神病人有关的一些突发性的事件，并防止这些事件的激化，并帮助他们如何化解这些问题，值得注意的是，很多的家属并不能有效地处理这样的一些问题，

往往使一些事情弄得不可收拾。

在家庭干预中，防止复发是主要的工作之一，其主要的方法是进行早期支持和教育，这些方法有两个目标：

1. 通过维持药物治疗降低病人的易感性，能抵抗生活中的各种压力和应激；

2. 通过精神病人给予家属一些关于精神疾病的资讯、支持，降低家庭环境的压力，建立降低复发和稳定家庭的良好环境。在家庭干预中要教会家庭与病人之间所需要的各种技巧，如交流、解决问题和社交技巧训练，在这个技巧的训练中要不断地给予病人鼓励，逐步恢复病人的交往和交流功能。也要注意到很多的精神病人在交流和交往中很幼稚和笨拙，而且趋向于物质化，而不注意精神上的关注、爱护，所以高级的情感交流是我们在干预训练上所要注意的。

三、家庭干预应在以下几个方面进行工作

1. 根据病情定期访视，监测精神症状，根据病情调整药物的剂最和注意精神药物的副作用。

2. 督促病人就医、服药。

3. 进行康复指导。

4. 给予病人和他们的家属进行心理疏导，提供帮助。

5. 监管病人，防止意外。

6. 精神卫生知识的宣传与教育。关于精神卫生知识的教育内容主要有以下几条：（1）介绍什么是精神病；（2）精神病的症状及处理方法；（3）药物知识，如药物的用法和副作用；（4）精神病的前驱症状和精神疾病复发的早期症状及其预防；（5）家庭及精神健康知识，其目的是减轻病人在家中、工作岗位及社区中对自己的精神压力；（6）精神病人婚恋问题以及生疗问题；（7）精神疾病的家庭监护和护理中的问题；（8）精神疾病的社会康复问题，如生活技能、社交技能和职业技能的训练；（9）长期服用抗精神病药物及维持治疗；（10）开展家庭互助的方法与知识。

与西方国家不同的是，在我国的大部分地区，没有公共精神卫生设施提供家庭干预治疗，没有志愿者组织，没有中间寄宿所，没有家庭支持组织，没有社会工作者或社区精神科护士来提供家庭护理。因此，在我国要开展家庭干预，就必须以医院为单位做好工作。但是，在我国区域和医院之间精神卫生专业的水平发展是不均衡的，所以有学者提出要做好精神病人的家庭干预需要做好如下工作：

1. 在医院里选精神科专业的医生和护士。

2. 对专业人员进行正规的训练。在我国医务人员没有受过家庭干预的系统培训，而且在评估和干预精神病人的家庭和社会问题方面也没有经验，因此，进行特殊培训是重要的。

3. 在中国没有相应的与医院密切联系的社区治疗模式，所以一般说来，病人出院意味着系统治疗即将结束，因此,要改变这一传统的治疗模式,要以医院为中心继续进行家庭干预治疗。

4. 选择最恰当的药物治疗，尤其是非典型抗精神病药物的治疗，其主要的是提高病人长期治疗的依从性。因为我们要认识到，没有药物治疗的病情稳定只能是暂时的，从而妨碍家庭长期参与治疗过程。

5. 对于不规律参与的家庭需给予定期预约和必要的书面通知，最大限度地争取家庭参与。

6. 干预应包括最大程度的支持服务，这样的支持不仅要给予病人提供,还要对病人的家属和照顾者提供，使他们的精神负担得到最大程度的减低。

四、家庭干预的分期

家庭干预治疗，可以分为3个阶段：

1. 2~3个月的宣传教育；

2. 1~2年的治疗；

3. 继续维持阶段。

综合式家庭干预能有效地减少临床复发，降低再住院率，缩短再住院时间，提高病人的社会功能及减轻家庭的经济和精神负担。最大限度地提高病人的生活质童。赵贵芳等（1995）指出：出院后2年是高复发危险期，在影响疗效巩固的因素中，家庭干预当属首位。不论单因素还是多因素分析，都显示出得到家庭关怀者复发的危险性少。

在家庭干预的过程中，要注意到病人的一些性的问题，如病人的社会地位低下，经济基础差，要知道病人的居住条件差，目前无工作可做的病人可能承受更多的精神压力，易产生自卑感、无助感，对自己疾病治疗及经费来源可能缺乏信心。强有力的社会的支持对精神疾病的康复的影响十分明显，而且这种支持的效果从服药的一开始就有了。

在精神病人的康复过程中，需要家属具有健康的心理。有学者研究了精神病人的家庭负担，研究表明，病人的病程在1年以内，家属抑郁发生率为30%，而且抑郁的症状最严重。病人的病程在1~5年之间，家属发生抑郁比率又有上升，病程5年以上，家属发生抑郁、焦虑的比率有所回落，可占21%,抑郁的严重程度也减轻，所以许多学者在对家属进行干预需求调查时，发现他们愿意接受各种干预措施，特别是热线电话、心理疏导、技术指导、精神卫生书籍等，被调查者有50%以上希望接受上述方式干预。在家庭干预的过程中，要加大精神卫生宣传力度，普及精神卫生知识。精神康复工作要从病人的发病做起，不仅要治疗病人，还要注意家属的心理状态。

五、家庭干预的实施

(一) 家庭干预治疗的准备

1. 家庭干预小组人员的组成：精神科医生，负责病人药物治疗的全过程；心理治疗师，负责病人及家属心理治疗和咨询工作；社会工作者，负责帮助病人恢复社会功能，及帮助病人与外界沟通，解决一些现实性的问题，训练病人社会功能；精神科护士，主要在社区中管理一定的精神病人,对病人定期进行随访，发现病人在治疗过程中所出现的问题，并与其他工作人员进行联系及帮助病人解决各方面的问题，并提供对病人的生活技能训练和监督。

2. 干预前的评估：评估的主要内容包括入院评估，病人精神症状、社会环境、家庭状况、同住家属的情感表达、求医方式、病因解释模式、家庭经济状况。出院后每3个月对入院后所评估的内容进行重新评估。

3. 干预的安排：每月1次个别家庭治疗，约45min，1~2年后如果病情稳定，可以每2~3个月1次。每月1次家庭联谊会会议，约90min，每次有20~30个家庭成员参加，每次家庭联谊会的讨论内容由家庭成员、病人和精神卫生工作者共同商定。每次家庭联谊会都有一个主题，有中心发言，有讨论，并商定下次讨论的主题。

4. 干预工作者所应具备的条件：社区中的精神卫生工作者，尤其是病例管理者应当是对生活充满信心并乐于助人。在工作中应耐心、细致和乐观，还要有宽广的胸怀。精神卫生工作者应人格健全，品德高尚，具备影响人的能力，使病人易于接受自己的看法并对病人和家属有高层次的共情。在治疗的过程中要与病人与家属建立良好的治疗关系，理想的治疗关系能调动病人和家属的积极因素，发挥其潜力。精神卫生工作者要有共情的能力，既要设身处地体验病人和家属的内心，又不能受病人和家属的情绪影响，忘记自己的治疗角色，要注意保持客观公正的立场，以清醒头脑参与观察，避免把自己思想、观点、立场强加于对方，就问题开展积极讨论，通过各个方面来启发家庭成员，提高他们解决问题的意识，加强他们独立思考问题的能力，不断完善自我，增强自立能力，也要注意在治疗过程中，精神卫生工作者不应高高在上的发号施令，要使家属和病人积极参与治疗过程，他们是这个治疗过程的组织者。病人和家属既是服务对象，又是治疗计划的制定参与者、评定者和方案的执行者。

（二）在家庭干预中常常易出现的问题

1. 空洞的说教；
2. 脱离实际的保证；
3. 简单的判断；
4. 直接的指导；
5. 不负责任的承诺：
6. 鼓励病人和家属的空想和幻想；
7. 在治疗过程中受干扰。

六、家庭干预治疗的阶段

（一）急性期——宣传、教育阶段

急性期是最好的家庭干预时机，因为当病人得病，家属将迫切询问问题，寻找信息来指导他们，因为可以利用这个家属和病人迫切了解精神卫生知识的时间，对病人进行精神卫生知识的宣传教育并不断地与他们进行一些讨论，解除他们的疑问，帮助他们总结经验，并从其他病人的家庭中学习治疗经验，及交流由于家庭成员患病而受到的精神压力的体验。在病人的住院期间，给家属提供一些精神疾病方面的知识手册，这些手册浅显易懂。每个月医生与家庭成员会谈2~3次。在病人出院的最初时间，为2~3周会谈1次。

在这个时期的主要目标是建立共情、信任的关系。可通过收集病史及有关家庭评估资料，了解一个整体的家庭的经历和为病人提供支持、解决问题的方式和与病人交流的能力。了解家庭结构及每个家庭成员在家庭中的角色，详细评估病人的精神症状，以及与疾病有关的家庭问题；家庭成员的情感表达；监护力度，介绍家庭干预的这种特殊的治疗方法后，再了解家属与病人对药物治

疗的看法及依从性。

（二）治疗阶段

一旦家属愿意参加家庭的干预治疗，治疗阶段便开始了。从此医生、护士与病人和家属建立起治疗联盟。每月组织1次45min的个别家庭咨询和院外每月1次90min的小组家庭联谊会。

1. 干预目标：围绕病人和他们的临床症状以及所存在的问题，展开系统的治疗和干预，帮助病人建立短期和长期的治疗目标。随着疾病严重程度不同，阶段不同，治疗的目标和策略也不同，鼓励家庭成员主动倾听其他人的发言，并积极提出请求，确切表达肯定或否定的感受，确认每一个问题，自由提出各种解决方法及评价这些方法和预测可能的结果。在刚开始的时候多采取医生和护士讲授的方法，训练家庭成员，并要求他们用共同商定的方法来解决问题。

在这个时期，药物治疗的常识是最重要的，其目的在于使病人及家属了解药物治疗的作用及重要性，在医生的帮助下参与药物治疗的整个过程，使病人及家属能够自觉地、轻松地接受药物治疗。在治疗过程中，精神科医生培养病人、家属参与决定药物治疗计划的能力是重要的。医生应考虑既往治疗反应、副作用，又考虑目前治疗效果。在医生的建议下由病人选择具体药物及给药途径，教育家庭成员怎样运用抗精神病药，识别副作用，识别复发信号，并定期做各项常规检查。

2. 个别家庭治疗：当病人、家庭成员或朋友发现早期复发征象或行为或精神症状加重时，早期的支持治疗和恰当的药物可有助于降低复发和再住院的可能性。在有复发征象时，病人和家庭成员应加强观察并积极寻求帮助。社区精神卫生护士必要时应进行家访。在干预的过程中，医生要注意提高家庭成员参与治疗的积极及主动性。家庭成员对精神病治疗的态度，与疾病的发展过程、病人的社会功能状态关系极为密切；因此，治疗目的之一就是努力改变家庭成员的态度，向有利于病人的康复方向发展。医生应提供减少疾病复发的知识,说服家庭成员提供情感支持，帮助病人改善人际交流技巧、社会适应及独立生活的能力。

如果病人与家庭成员之间有尖锐的矛盾时，医生应帮助家庭成员与病人找出共同点、共同看法，说服双方扩大共同点，暂时忽略分歧，避免冲突。在现实生活中，家属和病人之间的问题或矛盾客观存在无法避免，但对心理产生多大的影响取决于病人对这些问题的认识和看法，要注意对这些问题和矛盾的治疗与干预，如果在治疗的刚开始干预力度小，就会逐渐积累矛盾增加治疗困难。病人和家庭成员如果遇到病人一系列的实际问题，如病人的有关就业、医疗费、病后恢复工作等问题，这些问题对病人的影响较大，而在家庭治疗过程中也是棘手问题。这时社会工作者可主动早期与单位联系，协商工作安排问题，如果不能奏效,应帮助他们通过制定现实的生活目标而适应院外生活，正视疾病给自己带来的某些限制和影响，适当降低自己的期望值。对有条件的病人，可以鼓励他们自谋职业，自己寻找工作和经济来源。

病人和家属常遇到与疾病有关的家庭问题，如亲属的不满情绪，疾病带给病人的种种限制，恋爱、婚姻矛盾等。精神卫生工作者要了解病人的症状与家庭的心理问题的各种相互关系。因为心理学家认为，病人的问题也可能是家庭问题的表现，家庭问题也许是对病人问题的反映，也许有些家庭问题与病人无关。所以，医生要以动态的眼光了解这些情况，并冷静地对这些问题进行分析，然后再进一步决定如何处理。

在个别的家庭治疗中要注意家庭成员的多方参与，基本上尊重家庭里原有的权威层次,维持家庭内的平衡；让病人家属敞开谈他们最担心的事，可促进家人的沟通，引导他们去满足相互不同的心理需要；在谈论家庭敏感话题时，必须在建立良好的医患关系的基础上进行。在谈论这些敏感性的话题时，要使家庭成员情绪放松，说明谈论此话题的用处.在治疗的过程中，可以举一些别的病人的例子，以及其他病人的家庭关系的问题，来影响和提示家庭成员，医生要对病人家庭中敏感性问题事先有所了解。要注意“缓冲”、“正常化”这些敏感的话题，可用委婉间接的方法提问，不要用犹豫或难为情的语调。既让对方感到医生不会吃惊，也不会袒护一方，使参加谈话的病人及家属平心静气地化解或谈化矛盾。

医生应当是一个敏锐的治疗者，要敏锐地注意到家庭的问题是什么？目前需要改善的是什么？如何让家属去着手改进？医生深人地了解家庭中的一些问题，了解事情发生的来龙去脉，并体会和揣摩目前的问题。一定要注重“此时此刻”，鼓励家庭找出目前的需要，并且向前看，这样才能促进合作精神。

可以把认知疗法用于家庭问题的干预上，要告诉病人和家庭，任何事情都可以从不同的角度去观察和说明。要改变对事物的看法,学习转负为正的态度，改变以往用消极的态度去看问题，而用积极的心态去看待一切事物，进而培育这个家庭成员有益的正面的情感。

医生可以经常与病人的家庭共同协商，决定这个家庭想要改变的行为。医生要尽可能少地向家庭提出建议解决具体的问题。因为如果医生经常地这样去做，可以使这个家庭变得非常依赖；可能降低这个家庭成员学习新技巧的机会；给予他们自己无能力解决许多问题的错觉；同时还有可能把医生的一些观点强加给他们。另外，如果这个家庭经过克服一些困难去解决一些问题，虽然在解决问题的时候他们有可能走了一些弯路，但是他们在这个过程中学习到了一些新的技巧，因此他们由于目前的成功会增加他们日后处理问题的信心。

医生要注意纠正家庭中的不良的行为，为改善病人的病情及病人与家属的处事能力，家庭治疗必须强调改变行为，家属必须学会怎样对待病人的疾病对此，可以采取家庭行为治疗，可以应用学习的原理来对家庭进行指导性行为技巧训练，在治疗的过程中采取以下步骤，如目标确立、模仿行为演练、鼓励和家庭作业，病人的目标是要恢复生活能力，这个时间是一个很长的时间，家属不要以为在很短的时间就能完成，

因此家属需要有充分的思想准备，一般的情况下，需要大约1年的时间。要有打持久战的心理准备，把治疗一个病人看成是重塑一个新的生命，在希望家庭的行为要改变时，也就是要打破旧的系统建立新的系统与之适应，因此在治疗的过程中，常会遇到阻力，并发生很多的困难。在治疗时要有一定的实际演练，帮助家庭成员之间对彼此的行为有客观的认识,并及时鼓励、促进行为的改变。在演练结束后，要布置家庭作业，也就是让病人及家属用演练中所习得的技能解决实际的问题。并在实践中应用。

在家庭干预中的最终治疗目标不单是提高病人的生活质量，也是提高全体家庭成员的生活质童，鼓励家庭成员有自己的生活、活动、兴趣、目标及朋友。也就是说，家庭成员也有其自己的生活，以避免其生活内容只限于围着病人转。在工作中，我们发现很多的家属为了病人放弃了自己的工作和学习，可是这样情况下病人的情况并没有得到一定的好转，因为病人在家属的无微不至的关心下，丧失了自己的生活技能，加重了家属的经济和精神负担，而且家属也在照顾病人的过程中丧失了自我、丧失了生活的乐趣，所以既害了病人也害了自己。

对于精神病人的家属，由于在照顾病人过程中产生的精神压力，或者是由

于精神病人的症状所困扰而产生无助、无奈和紧张感，医生要加以注意并及时提供帮助。由于病人所患精神疾病往往是一个慢性的过程，精神症状往往持续存在并难以消除，家属常常因精神压力而患高血压、头痛、失眠和抑郁等，结果使家庭的功能产生严重的紊乱，这种状况又反过来对病人精神疾病的治疗产生不利影响，这种恶性循环会使家庭生活质量急剧恶化。医生在病人家属产生巨大的精神负担的时候，其工作的重点是要教育家属应该理解病人，降低期望值，使家属的期望值具有一定的现实性，并对病人的精神症状有一定的容忍态度，这样才能给病人创造一个宽松的休养和治疗环境，才能打破恶性循环，并使病人有较好的预后。

简而言之，家庭干预的要点是忽视过去，注重目前，以系统的眼光来了解和看待家庭问题，并促使病人家庭行为的实际改善。在干预的过程中，医生要善于利用家庭中原有的正性情感，并发掘家庭中业已存在的各种心理资源，来促进家庭成员的成长与进步，从而营造一个良好的康复环境，最终的目的是改善家庭的生活质量，使精神病人能获得全面地康复。

个别的家庭干预可以在2~3个月进行1次。

3. 集体家庭干预：干预治疗的目的是使精神病人的家庭每个成员正确认识精神疾病，除去种种错误观念。鼓励家属对精神病人采取接纳的态度；正视精神病对病人造成的种种限制。对病人的进展采取实事求是的态度，减少家属对病人的埋怨，降低负面感受：减轻家属负罪感、焦虑、愤怒、抑郁及孤独感；让家属及病人觉得有许多人在帮助他们；培养他们战胜精神疾病的信心。

干预治疗的方法与技巧：可以是几个或者几十个家庭一起进行。干预的内容可以是这些家庭中常见的问题，对于这样的共性的问题可以在这个干预过程中拿出来进行专题讨论；也可以是一些知识性讲座。在多个家庭的治疗干预过程中需要有一个平等，轻松、自然的环境，在干预的一开始，医生可以就某个主题讲解一下有关的知识，在讲解的过程中要注意语言通俗易懂，如果用专门术语,应注意解释其含义。

七、在干预中医生要注意以下几个方面的技巧

对家庭提供的信息仍保持敏感性：医生要从家属的角度提出建议，尊重家属的解释，并在治疗的过程中向家属阐明共同治疗的重要性。

及时反馈：当家庭有情感表现时，医生要注意不断地和及时地给予反馈，有时这种及时的反馈不单纯是一个镜像反应，向这个家庭明确一下对方似乎认识到的事情、情感或有矛盾的想法；让这些家庭了解治疗的目的一不仅仅是关心药物治疗，也关心病人和家属的心情。

不时地给予鼓励：医生要不时地给予病人以鼓励，而且在鼓励的同时，把这种气氛传给周围人，因有些事对于精神病人来说是非常不容易，恰当和及时的鼓励，可以使病人的良好行为得到有效的固定。

提倡家庭间的交流：鼓励家属就家庭内部的一些敏感的问题与病人进行公开谈论，医生在干预时可插话，重复或强调家属体会或认识不深刻的地方。

把握群体的话题：在干预时有人谈话偏离主题，如果谈的内容确实是他个人急迫或大家都认为次要的事情，医生可随时转变主题，如果谈话的内容是大家不关心的，医生则可委婉策略地予以引导至目前的主题。

在群体中形成互动：在治疗性干预最初的几次，往往病人家属的提问较多，如果专业知识较强，医生应直接明确答复；否则，可恰当地问他自己的看法，或问其他病人和家属有无遇到类似问题及如何处理，目的在于在这个群体中鼓励所有成员的介入参与，并有助于形成互助的气氛，使气氛活跃起来，并得到良好的效果。

掌握干预治疗的局面：家庭的集体干预，相当于家庭的团体心理治疗，因此，对于医生控制局面的领导水平要求较高，因此需要参与干预的所有医生的密切配合，维持秩序，尽量避免会场出现开小会的现象。敏锐观察每位成员参与程度。医生之间有不同观点，可直接提出来讨论，这也可给病人和家属作出相互交流的榜样；在干预结束后，可以征求病人和家属的意见并决定下次主题。

最终达到的目标：

学会对别人的倾诉，这样能够大大地减少病人和家属的心理压力，要敢于面对别人，让别人评定自己，学习更正自己的错误见解，学习接受积极性批评。

学习改变个人消极的价值观念。

公开对人表达自己的感受和意见，缓解个人的紧张状态。

尝试着将头脑里的理想转化为实际行动，并通过接受别人帮助，消除只想不做的做法。

学会帮助别人。因为在帮助别人的同时，也实现着自身的价值，对家属和病人而言，也是把自己对疾病的注意力转换到做一些有意义事情上去。

打破社交恐惧感，在与团体成员的接触中，有建设性的人际交往。

学习尊重别人的权利和感受，并在需要时树立面对别人的勇气。

培养新的兴趣和认识新的朋友，

从别人的反应中，更清楚地认识自已。

集体的家庭干预可以1个月进行1次。

维持阶段：经家庭干预后病人的病情稳定，对药物的依从性较高，并能主动参加长期家庭治疗；工作状况和人际关系处于稳定状态，交往能力有所改善，可进人到维持阶段。在这个阶段应培养家属的自我监察、改进家庭行为的能力与良好习惯，并维持已改进的行为。医生应帮助家属逐渐恢复原有的角色，恢复家庭的自然秩序，并能继续发展及成熟。要引导家庭促使病人尽可能恢复社会功能。若条件允许，最好转入社区康复机构。若再次出现问题，可恢复到中间阶段或住院。

八、家庭的自我帮助团体

主要成员是精神病人的家属和亲友，也有精神医学家、心理学家及社会工作者等参加。其主要目的为：

1. 促进社会对精神病人的理解，努力消除歧视和偏见；

2. 对精神病人及家庭实行咨询、指导和帮助，加强心理教育和心理康复措施；

3. 推动有关机构提高医疗和康复工作质童，尽可能改进社区康复服务设施，大力促使回归社会和家庭。近年来，一些国际性的组织如WHO很推崇这种自助团体，并主张可在精神病社区康复的发展中起积极的辅助作用。

九、家庭危机干预

对于一些突如其来的严重精神打击，超过病人和家庭心理承受能力的极限，则会使病人与家属进入危机状态。这时应立即采取应付策略。家庭在此时常常有一些不切合实际的做法，如：

1. 采取解决问题的行为；

2. 采取退缩与回避；

3. 采取否认的心理防御机制；

4. 不愿接受现实。在上述心理的应付方式中除了第一种是较合适的适应形式外，而其他3种称为“失补偿”，将导致更为严重的后果。所以，对于后3种家庭所采取的心理应付方式，医生可以分以下几个步骤来帮助家庭解决问题：

(1) 确认家庭在应激状态下的问题所在。

(2) 选择有待解决的问题。

(3) 弄清问题的实质。

(4) 选择一种最为恰当的解决问题的方法。

(5) 确定解决问题所需要的步骤。

(6) 实施对问题的解决。

(7) 检查其效果。

危机干预的一个重要目的是使家庭学会解决问题的方法，以应付日后遇到的生活事件或问题。

第六章　精神障碍社区管理沟通技术

第一节　会谈的技巧

临床会谈主要分成两大类，即评估会谈和治疗会谈。二者不是彼此孤立的。而是互有联系的。评估会谈是在一系列评估手段之前用来了解病。人基本情况的手段，是在制定治疗计划时所不可缺少的步骤。治疗会谈则是让病人了解他自己，以使其情感和行为发生预期的变化。所发生的变化也不能排除评估会谈的作用。不管何种会谈，其内容应围绕与病人有关的问题和需要进行。

一、评估会谈

一般来说，病人住进精神病院时都要经过入院会谈、诊断会谈、生活史会谈以及心理测验中的会谈。只有综合了解这些信息后才能作出正确评估和作出有效的治疗计划。作为一个医生，需要全面的会谈技术。评估会谈大致可分如下几个步骤进行：

1. 建立人际关系：要做好心理评估或心理治疗，必须建立医生和病人之间的一种合作的和信任的关系。这种关系不是一次可以建成的。特别是在心理治疗时，要经过较长时间才能建成。一个好的开端对建立这种关系非常重要。

2. 获得病人以及他的问题的信息。

3. 向病人介绍医院及有关就诊的知识，让病人了解以后所要进行的一些治疗步骤和手续。

4. 支持病人求改进的信心，许多病人对解决自已的问题缺乏信心，或缺乏解决问题的勇气，所以一开始就需要给予支持，增强他们的治病信心。

通过初次会谈可以了解病人所感兴趣的事物，他的情感，所遇到的问题以及个性特点等。会谈的内容包括他们的生活情境、各种关系、成功和失败、个性发展的情况以及别人对他的态度等。

二、诊断会谈

（一）精神检查

这种会谈对疾病的诊断是非常重要的。重点是病人的症状，要精确地进行描述（包括内容、出现时间和既往史等）。这种会谈，需按如下的精神状况检查提纲进行：

1. 智力和思维过程：如思维的准确性、速度和复杂性，远近记忆的好坏，解决问题时的准确性和速度等。

2. 感知觉障碍：如幻觉、妄想以及其他感觉障碍。

3. 注意力和定向力：时间、空间和人物的定向。集中注意的能力。

4. 情绪表现：优势情感是什么，情绪表现的恰当性和强度、控制情绪的能力等。

5. 自知力：对自我了解的程度。

6. 行为和仪表：面部表情、运动表现、可见的生理反应、衣着等。

对于这些信息可直接观察，也可提出问题让他回答，或按某一诊断评定量表进行。

（二）收集个人和家族史

个人史和家族史的收集与诊断会谈的不同时其重点不在症状，而是对病人的生活以及他和社会的关系做出全面的和尽可能详尽的估计。主要内容有本人体验、父母、同胞、教育、喜爱的活动、工作史、婚姻史等。要着重记述那些有意义的回忆和客观报告的事件。个人史和家族史对了解病人当前的人格结构和功能、在现在生活中的压力和反应都有重要的意义。在记录这些资料的时候，由于会谈的内容非常广泛，要对其内容加以选择。在提及当前的问题时，可能唤起病人对未来的担忧和对以往痛的回忆，对这些情绪反应都要格外注意。在书写报告时尽量客观而不要渲染和发挥。所收集的内容主要有以下：

1. 一般资料：姓名、性别、职业、收入（个人的和家庭的）、婚姻、住址、出生地点和日期、文化程度。

2. 寻找帮助的理由。

3. 近期情境：包括住所、主要环境、想日活动、近几个月来生活改变的次数和性质。

4. 家庭情况：包括对父母、同胞以及其他有意义人员的描述。

5. 早期回忆：能记忆清楚的最早发生的事件及其背景。

6. 出生和发展：开始走路和说话的年龄，与其他儿童相比较有何问题及其原因。

7. 健康情况：童年和以后的疾病和外伤，现在的情况、常用药物、吸烟或饮酒。自己的身体与他人比较觉得如何，饮食和锻炼的习惯等。

8. 教育和训练：喜爱的科目和成绩、课外活动、感到困难和引以自豪的项目。

9. 工作纪录：改换职业的原因，对工作的态度。

10. 消遣、兴趣和娱乐：包括自愿的义务，喜欢的爱好和阅读物等。

11. 性发展：对性最早的认识，婚后性生活有无困难、何种困难。

12. 婚姻和家庭：主要事件，带来了什么结果，现在家庭与原来的比较。

13. 社会支持、沟通网络以及社会兴趣：常与之谈心的人、可给自己各种帮助的人，这些人有互相交往的额度和深度，有为他人作贡献的愿望、对社会的兴趣。

14. 自我描述：长处、弱点、想象的能力、创造性、价值观和理想等。

15. 生活的选择和转折点，对一些重要抉择和改变的描述。

16. 个人目标和对未来的看法：希望未来5年、10年以后要发生的是什么？为什么希望发生这些事及其实现的可能性。

17. 其他补充材料：有些事实需要家属以及其他有关人员证实，而不能偏信一方。在收集儿童的个人史和家族史时难度更大，需要更加耐心和补充更多的材料。

（三）精神状况检查时的会谈

会谈的内容如下：

1. 仪表和行为对病人一眼看去的感觉、整洁度、衣着与身份相称否？与时令适宜否？身体有无残疾、交谈时的动作、有何奇异行为？有无重复的神经质动作、姿势如何？是否避免目光接触？动作是和缓或无休止？

2. 言语和沟通过程言语流畅否？有无口吃？有无言语过多或过少？有无意

念飘忽、联想松弛、在某一内容发生阻断？连贯否、中肯否？有无句法或用词不当？能否运用非言语的沟通方式如微笑、皱眉、手势、姿势等来表达感情？有无谈话内容与所用声调不一致的情况？与人沟通的兴趣如何？

3. 思想内容自发谈论的主题是什么？有无反复的主诉，持续的主题或问题？有无妄想、幻觉、恐惧、强迫观念或行为的证据、有无思维分散？

4. 感觉和认知功能感觉（听、视、触等）有无损害？能否集中注意于当前的任务？对时间、空间的定向力如何？他的瞬时记忆、近记忆和远记忆如何？能否回忆昨天做的事、以往的重大事件？他掌握的语词和概念与他的职业和教胄背景是否相称？能不能做简单的心算、阅读和书写？

5. 情绪在面谈时一般心境如何（忧愁、欣快、淡漠、发怒、激动、不稳、焦虑）？对检查的反应是平淡的、冷淡的还是友好的？是否在谈到某人时有情绪反应？对他自己的心境或情感是怎样描述的？自我报告与观察的表情是否一致？

6. 洞悉和判断知不知道来医院的原因？病人的认识与实际是否相符？对其行为和情感是否有所认识？对造成这些问题的原因有无了解？如果有，是否符合实际？病人解决生活问题的方式如何？——是冲动的、独立的、回答性的，还是尝试错误方法？对忠告和帮助是否用得合适？对改善他的情境关心到何种程度？

三、会谈技术

会谈的目的是为了沟通医生与病人之间的思想感情。沟通技术包括言语的和非言语的，如表情、手势和姿势等。

（一）言语沟通—听和谈

听和谈在会谈中非常重要听和谈都有沟通作用，而听比谈更重要。

倾听包括认真地听，有兴趣地听，不带偏见和框框地听，先不作价值评判地听，设身处地地听，并适当地表示理解。倾听时，不仅要听懂病人表达的意思，还要听出弦外之音、潜台词或隐含的意思，甚至是病人自己都不知道的心理倾向性；对病人讲的任何内容不表现

出惊讶、厌恶、奇怪或非常激动、气愤等神态，而是予以无条件的尊重和接纳，但可以适当地呼应：“我能理解你当时为什么那么生气，要是别人也会如此的可以通过言语和非言语来对病人的倾诉作出反应，比如，“噢”“啊”“是的”“然后呢”等，以及点头、目光注视、微笑等。

认真积极地听取病人的倾诉，启发他谈问题、谈苦恼、谈个人经历与社会环境的关系，谈对形成闲境因素的自我分析，谈他将如何摆脱困境的打算、要求治疗目的和要求等。通过认真地听，以便获取可供分析的信息。可以表示你的同情心，以取得病人对医生的信任，要为病人提供疏泄情绪的机会。著名的心理学家米勒在1973年曾对人的“言语”进行了这样的描述：“能有力地控制人们的思想和动作，能使你做未曾想到要做的事，可改变你的观点和信念，可欺骗你，可使你快乐和忧愁，能将新的观点置于你的头脑。能使你想得到你没有的东西，也可以用它来控制你自己，所以它是一个广泛使用的很有用的工具。”

听的技术，因目的不同而不同。如听病人的主诉、听他们在交谈时的反应、听对测验问题的回答等。听除了具有临床评估为目的，还有治疗的作用。听病人谈话，既要让他自由陈述，又要有中心内容，不能漫无目的。既要细心，但又不是消极地听，而要积极地联系、综合，并有分析；既要抓住谈话要点，又不疏漏有意义的细节；既要分析判断，又不能塞进自己的观点。

在治疗过程中，医生所说的总是要少于病人。医生虽然操纵着整个会谈过程，但大部分时间是在听，只在个别时间做一点提示或鼓励。

（二）归纳和分析问理

整理出引起苦恼的最关键问题，需答疑和指导的事情是什么。整理的方式应采取与病人共同讨论、分析进行。对整理出的问题，应征询病人的意见看其是否确切，对所作分析和结论是否同意，以便使下一步的指导更有针对性，并使病人信服。

（三）有针对性地先解决关键性的问题

有针对性地先解决关键性的问题，其他有关的次要问题，留待下一步一个一个地解答。解答问题时，一定要突出重点。

（四）如何积极关注病人

积极关注，亦称之为正向关注、积极关怀等，意思是对病人的言语和行为的积极面、光明面或长处予以有选择性的关注，从而使病人拥有正向价值观。积极关注的观点涉及到对人的一种基本认识、基本情感。首先，我们须抱有一种信念，即人是可以改变的。不仅如此，他们的身上总会有这样或那样的长处、优点，并且，每个人的身上都有潜力存在，都存在着一种向上成长的动力，如果通过自己的努力、外界的帮助，每个人都可以比现在更好。这一观点对于精神卫生工作者来说是非常重要的。在这个理论的支持下，精神卫生工作者可以使病人的生活中导致积极、正向的改变，积极关注既是一种观念，亦是一种方法。医生对病人的积极关注不仅有助于建立咨询关系，促进沟通，而且本身就具有咨询的效果。尤其对那些自卑感强或因面临挫折而“一叶障目不见泰山”者，医生的积极关注往往能帮助他们全面地认识自己和周围，看到自己的长处、光明面和未来的希望，从而树立信心、走出迷雾。在与病人交往的过程中要注意以下问题：

首先，医生与病人不应泛泛而谈，而应针对病人的实际问题，客观地分析其现有的不足，同时帮助分析其拥有的资源。有些病人面临挫折时往往只看到失败、缺点，并用放大镜把它们扩大，陷人其中而难以自拔。医生应善于发现、发掘病人身上的闪光点。精神卫生工作就是要把病人的现点从只注意失败面转到客观分析形势，立足自己长处，立足自己所拥有的资源上来。

其次，应反对过分消极。一方面我们不应当盲目乐观，有些医生则是另一种极端的反应方式，比如“你所面临的困难确实很大，你的处境很不乐观，这样下去你会越来越糟糕的。”这样，病人在与我们的交往中所感受到的是越来越灰暗、消极，他可能会更沮丧、困惑或绝望。

其三，给予病人以支持、鼓励和帮助，促使病人从困境中崛起、从迷茫中清晰，变痛苦为平静或力量。

（五）如何解答和指导

在解答时，应照顾到对方的文化水平、性格特点以及解决问题的可能条件。建议、指导要实事求是，在现实条件下，经过努力，可以达到目的最好。不要好高骛远，切忌脱离实际的夸夸其谈，只讲一大堆空道理是最为有害的。为了保证措施的可行性,应征求对方意见，“这样做行不行？”如不行，则另行磋商寻找其他办法。建议、指导时应注意以下几个方面：纠正病人的认知活动；良好性格的塑造；承担应付各种困难的心理应对方式以及适应社会环境的能力。在治疗过程中如能取得家庭和组织的理解、支持和帮助，则是治疗取得效果的最后关键。

（六）如何发现病人的亮点并予以鼓励

病人的内心存在着巨大的潜能，这种潜能是他们克服障碍，超越自我的力量，认识到这一点很重要。医生相信病人都是有发展潜力的，如果这个态度贯穿于与病人接触和交往的整个过程，就能重视寻找病人心中的亮点，立足于开发潜力。医生会更多地启发、调动病人自身的积极性、创造性，会更多地把视野投注于病人的发展，会更多地对他们抱有乐观和信心。通过鼓励病人的积极面，特别是那些不自信、不踏实、心情忧郁的病人。如针对病人的表现予以赞许："你的态度很诚恳，我很高兴。""你能够很坦率地告诉你的经历，包括那些隐秘问题，我觉得很好针对病人身上的某些长处、优点予以肯定，特别是那些病人自己都不肯定、没发现或没宽视的特点广我觉得你说话思路很清楚，并不像你所感觉的那样。""你能够在那么困难的情况下坚持工作（学习），真是很不简单，这反映/你顽强和吃苦耐劳品质。""你总是说自己这不行那不行，这是因为你总是只关注自己不够的一面，总是与比你更好的人比，其实你有很多可贵的地方，比如……"可以对病人的每一点进步给予表扬："很高兴你通过思考，找到了深层的原因。""你能很好地完成布置的作业，对自己的问题有了新的认识，这是令人鼓舞的。""看到你一天一天的进步，我很高兴。"也可以让病人进一步认识自己的能力、潜力："你以前遇到过那么困难的事情，你也想方设法克服了，这说明你是有这个能力的。""你能够在学习上取得好成绩，说明你的智力是好的，有这样的智力，学习这些新内容是不会有什么问题的。"病人是需要鼓励、赞扬的，这可以提高他们的自信心，也有助于促进他们对自己的认识。

医生的鼓励，一定要具有真实性，切不可胡乱吹捧，言不由衷，或赞美一些关系不大的事情，比如"你的衣服真好看啊"等。同时，医生的鼓励和肯定应该引起病人的积极性，使其对自身的优点和长处能领悟和认同，并转化为改变自己的动力。

（七）增强病人改变自身的信心和积极性

每个病人都具有改变自己的想法，但并不是每个人都有信心。所以，医生要把调整病人的心态，增强其自助意识放在重要的位置上，要让病人明白，能否取得良好的治疗效果，既与医生的水平有关，也与病人的合作有关。没有病人自身的积极性，再离明的医生也只能束手无策。有的病人由于长期患病，曾多方求治，故对现在的治疗效果缺乏信心，对此，医生要设法让他们重新树立信心："你已经找过不少人，可效果不明显，你有点灰心了，这也很正常，我能理解你现在的这种感觉。我想我会尽力来帮助你，根据我的经验，我会对你有帮助的。希望我们共同配合，来解决问题。”还有一些病人则感到自己的心理问题很复杂、很严重，并在很长的时间中自己设法调节，但收效甚微。对此，医生应在仔细诊断病人的心理问题类型及其严重程度后，可让对方明白问题的性质，作出科学的解释，同时也可以让对方知道以往采取的方式方法欠妥之处，自己准备用什么方法来解决。必要时可适当地介绍几个相似的成功个案。有的病人把改变自身的希望全盘寄托在医生的妙手回春上，而忽视了自己的能动性。对这类人，医生要改变他们的依赖心理：“治疗是双方共同努力的结果，光靠医生的力量是不够的，你的努力更重要。没有我的搀扶，你能够走得好，才是咨询的成功。”

在帮助病人树立信心的过程中，一方面医生要通过言语给病人鼓励、打气；另一方面，也要通过自身的行动来树立形象。如果医生能态度镇静，语气自信，及时抓住问题的要害，给出有说服力的解释和指导，病人的信心也就随之增强。注意不要给病人以不切实际的保证：“你放心，你的问题我一定能解决。”因为这种保证是空洞的。

（八）引发病人独立思考的技术

在现实生活中不少病人所叙述的思想、情感、事件常常是模糊、混乱、矛盾、不合理的。这也是引起病人困扰、问题变得越来越复杂，越纠缠不清的原因。所以，在对病人进行治疗的过程中，医生需要澄清病人所表达的那些模糊不清的观念及问题，把握真实情况，并使病人弄清自己的所思所感。一些病人的不良情绪，往往来自一些非常小的具体事件，由于不合理的、歪曲的提炼或称之为简化，变成了一种抽象的观念或模糊的情绪，而它们对于人的影响往往是很大的。

（九）面质技术及运用

面质，又称质疑、对立（性）、对质、对峙、对抗、正视现实等，是指医生指出病人身上存在的矛盾。这种矛盾可归纳如下：其一，言行不一致。病人咨询时的言语和咨询外的行为不一致，如“你说你喜欢体育活动，可你似乎从不活动”；病人在咨询时的言行不一致，如“你说当你和妻子分手时你很痛苦，可你在谈论这件事时却面带喜色”。其二，理想与现实不一致。病人希望成为的自己与现实的自己不一致，如“你说你应该是个受人欢迎、尊重的人，可实际上别人常常疏离你，甚至歧视你”；或病人希望达到的目标与现实能力的差异，如：“你说你想当足球名星，可你身体这么差，速度亦不快，可能吗?”其三，前后言语的不一致。病人前后叙述的事实有出入，如：“你上次说你有一门课不及格，可今天你怎么说都及格了呢?”或病人前后表达的情感有矛盾，如：“你刚才说你很喜欢你的上司，现在你怎么又骂起他来了?”其四，咨询意见不一致。医生对病人的评价与病人的自我评价不一样，如“你说自己丑，可我觉得你是漂亮的”；医生对医患关系的看法与病人有差异，如“你认为我们之间交谈很不协调，可我觉得我们配合得很不错”，在使用面质的技术时，一定要根据具体情境，尤其是医患关系程度，而选择适当的用词、语气、态度，因为面质具有一定的威胁性。面质的目的在于协助求助者促进对自己的感受、信念、行为及所处境况的深入了解；在于激励病人放下自己有意无意的防卫心理、掩饰心理来面对自己、面对现实，并由此产生富有建设性的活动；在于促进病人实现言语与行动的统一，理想自我与现实自我的一致；在于使病人明了自己所具有而又被自己掩盖的能力、优势，也就是自己的资源，并善加利用。

（十）启发病人独立思考自己的问题

在治疗过程中，医生要通过一定的咨询技术，引导、帮助病人思考问题，比如采用开放式询问：“你认为为什么会导致这种结果?”“你觉得这与你的个性有何关系?”“你是怎么看待自己在这件事情上的责任的?”等等，让病人自己思考，作出分析。尔后，医生再与病人进行交流，这比医生直接给出意见的效果要好。医生要帮助病人思考一些模糊不清、似是而非的问题：“你觉得长期以来心情压抑，你究竟想过没有是什么东西在压抑你?”“你觉得活得很累，是哪些事情让你产生这种感觉的，你仔细想想。”很多时候，病人形成了一种情绪，但究竟是什么，他们并不一定就清楚，也没有好好思考，在医生的引导下，通过思考，能明白一些以往不清楚的事情或感觉。

（十一）妥善使用干预技术

干预技术，又称影响技术，包括指导、内容表达、情感表达、影响性概述、解释、自我开放、直接的双向交流等。

1. 内容表达技术　主要有医生传递信息、提出建议、提供忠告、给予保证、进行褒贬和反馈等。内容表达也就是医生表达自己的意见，直接对病人施加影响，反馈是一种内容表达，反映了医生对病人的种种看法，借此可使病人了解自己的状况，也可从病人的言语和非言语反应中得知自己的反馈是否正确，从而相应地作出调整。提出忠告和建议也是医生内容表达的一种形式，但应注意措辞的缓和、尊重，比如"我希望你……""如果你能……或许就会更好"，而切不可"你必须……""你一定要……""只有……才能……"否则，病人听了会不舒服，像是被人强迫似的。同时，医生也不应该认为自己的忠告、意见是惟一正确的、必须实行的，否则会影响医患关系。

2. 情感表达技术　医生告知自己的情绪、情感活动状况，让病人明了，即为情感表达。这是医生表达自己的喜怒哀乐。医生的情感表达既可以针对病人，如"我觉得你很坦然"，也可以是针对自己的，如"我很抱歉没有听清你刚才说的话"，或针对其他的事物，如"我喜欢与人交朋友"等。正确使用情感表达，既能体现对病人设身处地的反应，又能传达自己的感受。这个技术的目的是为病人服务的。

3. 自我开放技术　自找开放，也称自我暴露、自我表露，指医生表达自己的情感、思想、经验与病人共同分担。医生的自我开放有和病人的自我开放相等的价值。自我开放可以建立并且促进医患关系，能使病人感到有人分担了他的困扰，感受到医生是一个普通的人，能借助于医生的自我开放来实现病人更多的自我开放。自我开放一般有两种形式，一种是医生把自己对病人的体验感受告诉病人。若告知的信息是积极、正面、赞扬性的，则为正信息，如"对于你刚才的坦率，我非常高兴"。一般来说，正信息能使病人得到正强化，能使病人愉悦和受到鼓励，但医生传达的正信息须是实际的、适度的、真诚的，不然会适得其反；若表达的是消极的、反面的、批评性的信息，则为负信息，如"你迟到了20min，我觉得有些不愉快。或许你有什么原因，你能告诉我吗?"传达负信息的自我开放时，应注意到它可能会产生的负作用，也就是说，不能只顾自己表达情绪而忽视了体谅病人的心情。第二种形式的自我开放是医生暴露与病人所谈内容有关的个人经验，如："你所提到的考试前紧张，我以前也有这种体验，每到大考前，我就开始不安、烦躁，晚上睡不好……但不知这时候你的看书效率怎么样?"一般来说，医生这样做的目的不在于谈论自己，而在于借自我开放来表明自己理解并愿意分担病人的情绪，促进病人更多地自我开放。为此，医生的自我开放不是目的而是手段，应始终把重点放在病人身上。

4. 指导技术　指导，即医生直接地指示病人做某件事、说某些话或以某种方式行动。指导技巧是影响力最明显的一种技巧。指导应针对原因而展开，如针对思维方式和内容进行，或针对病人不合理、非理性的想法进行质疑、对抗、驳斥，指导其改变不合理的观念，调整认知机构，用合理的观念代替不合理的观念；或作角色扮演指导，使病人体验不同角色下的思想、情感、行为；更多的指导是针对行为的，指导病人作各种训练，如系统脱敏法、满灌法、放松训练、自信训练等。在进行指导性的过程中，医生应十分明了自己对病人指导些什么、效果怎样，叙述应清楚，应让病人真正理解指导的内容：同时，不能以权威的身份出现，强迫病人执行，若病人不理解、不接受，效果就差甚至无效，还会引起反感；指导时的言语和非言语行为都会同时对病人产生影响

5. 解释技术　解释技术，就是医生描述出病人的思想、情感和行为的原因、过程、实质等，以加深病人对自身的行为、思想和情感的了解，从而产生领悟，提高认识，促进变化。医生在对病人的治疗过程中，应当对病人心理问题的来龙去脉有一个比较清楚的了解，并能结合理论对此做出系统的说明、科学的解释。医生有必要向求助者说明是否有心理问题，以及所存在问题的性质，发生的主要原因，病情演变的过程及因果关系，目前存在问题的症结所在。

6. 帮助病人领悟自己问题的实质　医生要创造使病人领悟的机会。包括对心理问题根源的领悟。

（十二）克服治疗障碍

1. 沉默的处理　在治疗过程中，有时会出现沉默。医生要善于分辨沉默原因，从而采取针对性的解决办法。许多的时候沉默是由病人引起的，主要有以下几种类型：

（1）怀疑性沉默：这是由于病人还不完全信任医生，而不把某些信息说出来或尚在犹豫中，他们往往会表现出不安的神情，用疑虑、探索的眼光打量病人。

（2）茫然性沉默：有些病人不知道该说什么好，什么是医生希望知道的，什么是重要的叙述内容；有时病人搞不清自己到底是什么问题，故也无法表达或表达不清；或者是想表达的东西很多，却不知从何说起，而一时陷人沉默的状态。这时，病人的目光常是游移不定的，含有询问的色彩。

（3）情绪性沉默：这可能是由于气愤、恐惧、羞愧等情绪所引起。如病人害怕出现某种情况，像谈论自己不原谈及的话题，此时的沉默表达了这样一种

信息“我不愿涉及这个话题”“我不想呆在这儿了”。

(4) 思考性沉默：病人可能正处于一种思考状态，并反复体会医生说的话，并似有所悟；或者他正在回忆某一件对咨询有重要意义的往事；也可能他正在体验某种情绪、感情。

(5) 内向性沉默：由于病人的个性内向、不善言谈，沉默是他与人交往的经常性方式，尤其在不熟悉的环境和人面前就更是如此。这样的人，在与人接触中很容易表现出沉默，即使他有话也是三言两语。

(6) 反抗性沉默：对于一些被动来看病的病人，他们不愿意接受医生的治疗，所以他们用沉默来表明自己的态度。伴随着沉默的是怀疑、无所谓、随心所欲、很不耐烦，甚至气愤、敌意等。

上述几种沉默，只有思考性的沉默是有建设性意义的。对于其他几种沉默需要医生针对不间情况采取主动、有效的措施。

此外，医生缺乏会谈的技巧，也是引起病人沉默的原因。

面对沉默出现时，医生要保持镇静，因为急躁不安会加强沉默时的紧张，有时甚至是对立的气氛，同时亦会降低医生在病人心目中的形象。反过来，给病人一种不慌不乱、沉着冷静的印象，则会给病人一种可信、充满信心和力量的感觉。

2. 正确认识依赖　病人在咨询过程中会对医生产生依赖，表现为自己不思考，而完全听从医生的意见；无论事情大小，一有困难就总是寄希望医生给予意见甚至帮助解决；或者把医生当作避难的地方，等等。其实，在对病人的治疗过程中，治疗的目的是“助人自助”，病人一味地依赖医生，说明病人的心理问题并没有完全、真正地解决，而是把解决自己问题的责任推给了医生。医生如果容忍病人的这种依赖式信任，有求必应，其实是阻碍了病人成长和心理成熟，是治疗的失败。当发现病人有依赖心理，医生应该明确地告知对方，并帮助病人自己去解决问题，掌握认识和处理问题的方式方法，要使病人明白只有自己来解决问题，才是自己的成长。

3. 移情的处理　在治疗过程中，病人会发生移情现象。移情是指病人把对父母或对过去生活中某个重要人物的情感、态度和属性转移到了医生身上，并相应地作出反应的过程。发生移情时，医生成了病人某种情绪体验的替代对象。医生要谨慎把握移情现象，发挥移情的积极作用，避免消极影响。移情有两种不同的类型，一种是负移悄，病人把医生视为过去经历中某个给他带来挫折、不快、痛苦或压抑情绪的对象，在咨询情境中，原有的悄绪转移到了医生身上，从而在行动上表现出不满、拒绝、敌对、被动、抵抗、不配合等。另一种是正移情，病人把医生当作以往生活中某个重要的人物，他们逐渐对医生发生了浓厚的兴趣和强烈的感情，表现出十分友好、敬仰、爱慕甚至对异性医生表现出性爱的成分，对医生十分依恋、顺从。虽然病情有所好转但来诊的次数却越来越频繁，特别是生活中的大小事都要医生给他出主意，表现出无限信任，甚至关心医生的衣食住行和家庭生活。

医生要学会区别是否真是移情。病人表达自己的情感并非都是移情，只有当病人把自己以前的情感反应转移到医生身上，把后者作为过去情感对象的替身，对医生抱有超出咨询关系的幻想和情感时，才是移情的表现。

如果病人对异性医生产生正移情，医生不必害怕，应当婉转地向对方说明这是治疗过程中可能出现的现象，但这不是现实中正常的、健康的爱。医生要有策略地（不要伤害病人的自尊心）、果断地（让病人知道医生明确、坚决的态度）、及早地（要早期发现，早期采取明确态度）进行处理，将其引向正常的医患关系。如果任其发展，不但会干扰正常治疗，还会带来麻烦。

4. 阻抗的来源与克服　在治疗的过程中，实际上是一个冲破阻抗的过程。阻抗本质上是人对于治疗过程中自我暴露与自我变化的抵抗。它可表现为人们对于某种焦虑情绪的回避，或对某种痛苦经历的否认。增进医生与病人之间的心理沟通，促使病人对自己特定思想、行为方式的领悟。阻抗对于治疗过程具有深刻的影响，人们只有加以积极的认识与控制，才能达到预期的效果。反之，如果对阻抗现象不加理会，或处理不当，则治疗的进展与效果将受到阻扰。

阻抗的表现形式多种多样。它可以采取语言形式或非语言形式，也可以表现为病人对医生的某种要求的回避与抵制，或病人对医生或其他人的某种敌对或依赖；还可以流露于个体的特定认知、情感方式，以及对医生的态度等。

（1）阻抗的类型

① 谈话过程中的阻抗：阻抗在个体讲话程度上的表现有3种：沉默、少言和赘言，其中尤以沉默最为突出，在这样的阻抗后面隐藏了某种潜在动机，如减少医生讲话的机会，回避某些核心问题，转移其注意力等。其目的在于回避那些病人不愿接触的现实问题，以免除由此而产生的焦虑与其他痛苦体验。

② 讲话内容上的阻抗：一些病人的阻抗还表现在通过其对谈话内容的某种直接、间接控制，来表现他对治疗及其个人行为变化的阻抗.其常见形式有理论交谈、情绪发泄、谈论小事和假提问题等。理论交谈指病人竭力用心理学或医学上的术语与医生交谈。表面上，它似乎增进了两者之间语言上和思想上的交流，但实际上它常表现了前者对后者的某种疑虑及企图加以控制的欲望。因此，理论交谈是病人进行自我保护的有效手段之一。如病人因情绪低落，在见面时，他首先告诉医生他读了许多有关精神疾病的书籍，并不断地将其中有关情绪低落的疗法部分向医生提问。他这样做不但试图回避谈其自身的情绪问题，也在于增强他在心理咨询中的地位。情绪发泄指病人对于某些谈话议题的强烈情绪反应。它可表现为病人的大哭大闹、泪流不止，或不自然的大笑。它旨在避开使病人感到焦虑和梢神痛苦的意念。这也是一种精神防御表现。如人们在谈论某些痛苦经历时，常伴有烦躁、易怒、爱哭等情绪反应。这些都是表现了病人对于重新体验痛苦经历的焦虑与抵触情绪。谈论小事指病人对谈话中无关紧要的小事谈论不止，其目的在于回避谈论核心问题，并转移医生的注意力，这是最轻微，也是最不易发现的阻抗表现。假提问题指病人通过向医生提出表面上适宜，实际上毫无意义的问题来回避谈论某一议题或加深某种印象。这些问题一般涉及心理咨询的目的、方法、理论基础及医生的私人情况等。这类问题往往与治疗本身没有密切联系，也常使得医生无从回答。这也代表了个体的某种自我保护需要。

③ 讲话方式上的阻抗：这是通过病人言语交流中不同心理活动加以体现。它形式多样，因人而异。其中常见的有心理外归因、健忘、顺从、控制话题和最终暴露等。心理外归因指病人将其某种心理冲突与矛盾的原因完全归结于外界作用的结果，而回避从其自身的角度加以认识。这样的阻抗严重阻碍了个体的自我反省，它使人将一切错误客观化，并将其所有责任推到别人身上，而从不认识到自己的错误。这也是自我为中心主义的表现。这是病人对自我暴露与分析的要求产生强烈抵触情绪。如一个易于生气的人常怪罪别人惹他生气，而不在自己身上寻找原因。健忘指病人在谈论使人感到焦虑和精神痛苦的议题时所表现出的健忘现象；特别是当医生竭力启发病人去唤起某种痛苦记忆时，对方常会通过各种方式来体现其遗忘症。顺从指病人对医生讲的每一句话都表示绝对赞同和服从，以使医生无法深入了解其内心世界。顺从具有的隐蔽特点，

并且是不易发觉的阻抗作用。控制话题指病人在谈话中，一味要求医生讲自己感兴趣的话题，而回避自己不愿谈论的话题。其目的是为了减轻其因谈论不思谈论的问题而产生的焦虑。最终暴露指病人故意在咨询会谈的最后时刻才讲出某些重要事件，以使医生感到措手不及，借以表达他对治疗的某种抵抗。

④ 医患关系上的阻抗：这是指病人通过故意破坏治疗来实现其自我防御的目的。其中，最突出的表现有不认真履行治疗的安排，诱惑医生以及请客、送礼等。包括不按时赴约，或借故迟到、早退，不认真完成医生提出的作业要求，不付或延付治疗费等。

(2) 克服阻抗的方法

① 解除戒备心理：首先，要注意阻抗出现的原因和表现形式，以便在阻力真正出现时，能及时发现并进行处理；另一方面，也不必紧张，而使治疗气氛过于紧张，过分强调阻抗，可能会把病人当成治疗中的竞争对手，那样的话，医生的“成长动机”与病人的“阻碍动机”将会使会谈变成了一种争夺输赢的斗争。另外，医生即便发现了阻力之所在，也不能认为病人是有意识地给治疗设置障碍。现实中，其原因可能是多方面的。

② 正确地进行诊断和分析：医生对病人的问题应有正确的诊断及分析。这样有助于减少阻力的产生。病人最初所谈出的问题，可能仅仅是表层的问题，而对其深层的问题，医生若能及早把握，将有助于治疗的顺利进行。有时，病人的某些人格特征，如攻击性、暴躁或防御心理很强、退缩性等特点，也会反映在治疗会谈中。医生可以用可靠真诚的态度及高超的专业知识与技能取得对方的信任，排除会谈的阻力。有时阻力还常与医生有关。病人有时出于对医生的气愤，或害怕某医生，或感到医生伤害了他，或对医生产生了移情等而对咨询产生抵触情绪。对此，医生必须首先解决引起阻力的有关问题。

③ 以诚恳助人的态度应对阻抗：如果医生确认在治疗中出现了阻力，医生可以把这种信息反馈给病人。并以诚恳的态度与对方共同探讨问题。医生可以这样发问：“每当我提到你和你丈夫的关系问题时，总没有得到正面的回答。你自己是怎么看这件事的?”或者这样对病人说：“我发现这两次的家庭作业你都没有做，而且回来对我说你根本就做不到。而当我们讨论你回去做什么作业时，你自己表示过愿意做的。这是怎么回事呢？你自己是怎么想的呢?”医生在给对方反馈信息时要做这样几件事：首先是告诉对方某处可能存在着问题；其

次是征得对方对此的一致看法，确认阻力的存在；进而了解阻力产生的原因，以解释阻力。这样有助于减轻对方的紧张、焦虑，使之以合作的态度共同探讨阻力问题。千万不能以气愤的态度、把对方当成故意制造事端的人物，讲出诸如“你总是回避这个问题，这背后肯定还有什么问埋”或“你说你很愿意改变自己，但每次布置的家庭作业你都不做”等话语来。

5. 合理的转介在治疗的过程中，并不是所有的病人都适合于咨询，病人的某些因素将直接影响到咨询效果；也不是适合咨询的病人都适合于每一个医生，病人与医生的匹配也相当重要。这些都属于如何选择适宜的病人的问题。对于不适宜治疗的病人则应及时的转介，这也是医生的能力。不要认为自己无所不能。但是在转介的过程中，要注意持慎重的态度，防止出现对病人的伤害和负面影响。在事先征求病人的意见，并说明为什么这样做的理由，但这理由须尊重病人，不可过于直率，比如，一般来说，不能说：“你的那种脾气我受不了，我得找个能对付你的人。”或“我不喜欢你对那个问题的看法，我们的价值观念不一样，我觉得很难沟通。”也不能说：“我觉得你的心理问题很严重，我无能为力。”因为这样说，会给病人造成很大的心理压力，觉得自己是否得了精神病，甚至可能带来不良的暗示。可以这样说明：“你的情况我已清楚了，我想给你介绍一位对此更有经验的医生……”并同时介绍一下那位医生的长处。如果这样，病人会觉得这是对他负责，会比较乐意接受医生的意见。否则的话，他会感到自己被不负责任地推给了别人，会觉得自尊心和自信心受到伤害，会对治疗产生不良的看法，也会对新接手的医生产生抵触、怀疑情绪。转介时，应对新医生详细地介绍有关情况，提供自己的分析，但不宜泄露病人出于对原医生的信任而提供的隐秘（如果病人对新的医生信任，他会自己讲述的），不然，就是对病人的不尊重。在必要的情况下，原医生还可出于关心，询问以后的治疗情况，但一般不得干预新医生的治疗活动，不宜在病人者面前对新医生的方法、为人等评头论足，尤其不能指责，不然就会损害新医生的形象，影响他们睬患关系的建立，进而影响治疗效果。

第二节 会谈中的非语言因素

在治疗过程中，医生和病人的活动包括两方面：言语表达和非言语行为。言语表达是医患双方交流信息、沟通感情、建立关系的基本条件之一，也是医生帮助病人的主要工具之一，因而言语行为在咨询中占有主要的、不可缺少的地位。然而，在治疗中会出现大量的非言语行为，这些非言语行为或伴随言语内容一起出现，对言语内容作补充、修正，或独立地出现，代表独立的意义。非言语行为(即无声言语)能提供许多有声言语不能直接提供的信息，甚至是有声言语想要回避、隐藏、作假的内容，借助于病人的非言语行为，医生可以更全面地了解病人的心理活动；同时，医生也可以更好地表达自己对病人的支持和理解。因此，正确把握非言语行为并妥善运用，是一个优秀医生的基本功。非言语性技巧主要包括：目光注视、面部表情、身体状态、声音特性、空间距离、衣着步态等。

一、目光注视

人的眼睛可以传递最细微的感情。医生与病人在面谈时，常会有目光的接触。在治疗的过程中，一定要保持这种接触，如果医生的目光在对方身上左右乱扫，甚至会跑到对方身后，弄得对方惶惑不安；当病人正在讲话时，若医生把目光随意移向一旁，最会引起病人的注意，病人会从医生这一特定神情中看出医生对这个话题不感兴趣，心里会产生不安、不被信任的想法，心灵的大门可能会因此而关闭，目光的注视大体在对方的嘴、头顶和脸颊两侧这个范围活动为好，给对方一种很恰当地、很有礼貌地看着他面部的感觉，并且表情要轻松自然。目光范围过小会使对方有压迫感，而目光范围过大，则目光会显得太散搜、随便。观察病人的眼睛，特别是瞳孔很重要。视线的接触是相互交往的开始。视线接触表示彼此双方都被吸引到话题中来了。病人凝视着你，表示在接受你的谈话，他的眼睛一亮，表示他想讲话了。注视的时间，一般为1~7S。但听对方讲话时比自己讲话时注视对方的时间长些。如果瞳孔变大起来，表明他对谈话内容感兴趣或兴奋起来。

二、面部表情

面部表情与一个人的情绪息息相关，一个人内心的喜怒哀乐无不在脸部的方方面面以这样或那样的方式透露出来。一个人的非言语行为首先而且主要是集中在面部表情上。笑是脸部表情中重要的一点。不同的笑可体现当事人不同的心情，有会心的、愉悦的、满足的、兴奋的、害羞的、不自然的、尴尬的、解嘲的等。微笑通常表示同意病人的意见，对谈话内容感兴趣，但有时也用微笑来表示反对或不同意。

三、身体语言

在治疗的过程中，医生和病人的身体、手势的运动和位置在相互沟通中起着重要作用。身体言语具有丰富的涵义。一般来讲，低头表示陈述句的结束，抬头表示问句的结束，而较大幅度的体态改变表示相互关系的结束及表示思维过程或较长表达的结束。医生要善于发现病人通过身体传达的信息。在治疗中，若病人的双手紧绞在一起，或反复摆动，加之身体坐立不安，往往表明病人情绪紧张而难以接近。遇到这种病人，医生应设法使其放松。颇为简单的方法是在谈话时略微倾身于他，会使他感到被接近、被理解。病人若搓起两只手来，很可能是有所期待。如由于医生给予的理解、尊重、真诚，病人受到感动而期望得到更多的共情或得到某种指点；若病人移坐到了椅子的前端，踮起脚尖，很可能是病人跃跃欲试，有某种行为即将发生。姿势、身体运动：病人可有如下行为：理头发、摸嘴巴、拨弄戒指、扯扯衣服、两腿交叉、跺脚、敲手指、耸肩等。身体运动有点头、使眼色、伸舌等，有的无意义，有的有意义。例如身体前倾，通常表示在注意或接近医生者，后倾或侧身表示消极或撤离话题；挺胸、抬头、伸肩表示傲慢；身体前倾、垂头、垂肩、缩胸表示沮丧。在松弛时身体姿势对称。双眼视线取高位比取低位要松弛些，呈中等程度松弛的情况表示对医生有好感；呈极度松弛时表示对医生不太感兴趣。

四、声音

声音亦是交流信息的重要窗口。声音伴随言语产生，有第二言语的功能，它对言语起着或加强或削弱的作用。如果声音所传达的信息与言语所表达的信息一致，则肯定、加强言语所传递的意思，反之则起削弱、否定的作用。声音通常包括嗓音的音质、音量、音调和言语速度。音调的提高表明对所谈内容的强调，也表明某种情绪，如激动、兴奋，这既可以是愤怒也可以是惊喜；而音调降低也可以是一种强调，以引起听者注意，也可以表示一种怀疑、回避，或者是因为涉及到自己或他人敏感、痛苦、伤心的事悄，声音强度增大，亦常表明一种强调，一种激动的情绪，而声音强度减轻，则可能表示一种失望，不快或软弱、心虚。节奏加快表明紧张和激动，节奏变慢则有可能是因为冷漠、沮丧，或正在思考是不是要表述，如何表述。一个人的个性可以透过声音外露出来。急性还是慢性、自信还是自卑、坦率还是躲闪，都能在声音上流露出来。医生在对病人进行解释、指导、概述时，应尽量保持平和的语气，中等语速，这样给病人稳重、自信、可靠的感觉；作情感反应和情感表达时，应有与内容相吻合的情感语气；医生的语言速度太快太慢，声音太重太轻，音调太高太低都是不妥当的。此外，医生要善于利用声音停顿的效果。这种停顿有时是一种强调，以引起病人的重视；有时是一种询问，以观察病人的反应；有时则是为了给病人提供一个思考的机会。

五、空间距离

在治疗时，医生和病人之间偌要有一定的空间距离。这是保持自己的独立、安全和隐私的需要。如果他人不适宜地闯人，就可能引起不满、愤怒、反抗。医患关系是如此。在进行治疗时医生和病人之间的座位以彼此感到适宜为原则，距离以1m左右为好。有些喜欢面对面交谈，觉得这样有更多的目光和面部表情交流，言语沟通比较直接；有些则喜欢成直角而坐，觉得可以避免太多的目光接触。对于一些敏感、防御性强的病人希望距离大些；有些希望寻求依靠、帮助的病人则希望距离小些，以得到一种安慰。

六、衣着及步态

衣着也可以视为非言语交流的一部分，因为衣饰能反映一个人的个性、经济地位、文化修养、审美情趣等，尤其是较能体现出病人来访时的某种心情。如，一个病人穿着一件好些天没洗的衣服，皱巴巴而且衣扣不整。从这或许可以反映出该病人心中的困扰巳经干扰了他的正常生活，致使他没有时间和精力去料理自己的生活，而且他对此也不在乎。或者反映了他的一贯生活风格，即随随便便，缺乏料理自己、管理自己的能力。这样的人，在集体生活中可能被一些人看不惯，因而容易发生矛盾。另外，病人在刚一进门的步姿、动作、神情，对于医生了解病人也是有价值的。那些垂头丧气、痛苦不堪的病人，从他们进门的一刹那就暴露无遗。

第三节 精细的相互影响

一、解释劝导技巧

解释是指医生依据某一理论，某些方面科学知识或个人经验，对病人提出的心理问题及心理困扰作出说明，从而消除病人的各种不必要的顾虑，达到消除问题，取得合作的目的。也就是说将病人所讲述的内容、思想经过综合整理，再反馈给病人。

(一) 解释劝导技巧的作用

解释劝导方法有以下作用：

1. 检验医生是否理解病人所说的话。

2. 向病人传递一个信息，医生正在倾听你的讲话，这样往往会提高病人的自信心。

3. 给病人再一次机会，再次审察自己的心理困扰及心理问题，并重新加以组织及整理。

往往通过医生的释意，病人把其症状及发生的时间更加顺序化和条理化了。这样，症状也可以得到病人的再次肯定和证实，可以使医生和病人之间达成一定的共识。

(二) 解释时的注意事项

在释意时应注意认真注意和收集病人的基本信息，提纲携领地向病人复述，经过医生概括系统化了的信息，在复述过程中，要不断地观察病人的各种反应，并进行客观地评估病人肯定、否定或怀疑的反应。

在解释过程中，应当注意以下几点：

1. 其解释应具有科学性，必须与辩证唯物主义的理论为指导。

2. 根据具体情况做出具体解释。

3. 在解释过程中，要考虑对病人有积极影响，尽可能消除不利影响。

4.应根据病人的理解水平，做出不同层次的解释。解释时要深入浅出，通俗易懂，尽可能少用医学或心理学术语。

5. 有些解释需要清楚，但有些解释则模糊为好。如对于性格较为敏感的病人，对于稍神疾病的预后不能说完全治愈，因为说完全治愈不科学，如告诉病人不易治愈，往往又损害病人信心。因此，应给予其一个模糊地说法，只要坚持服药，按医生嘱咐去办，疗效就会理想。这样，可避开回答能否治愈的问题，这样的回答不仅能增强病人的信心，还能减轻其心理负担。

（三）劝导时的注意事项

劝导是指对病人的心理困扰及心理问题提出建议，以帮助病人思考有关自己的问题，做出决策。劝导与指导还是有一定的区别的。劝导一般来说没有指导那么严格，病人可以接受也可以不接受。

病人是否接受医生劝导则取决于以下因素：

1. 医生在病人心目中权威性；

2. 建议是否有坚实的事实基础及理论依据；

3. 病人具体情况及病人有无真诚合作的态度。

医生应当注意，对于病人一生中重大的选择，医生最好不要提出劝导。此外，劝导不能在心理治疗的早期进行，而应在心理治疗取得了良好效果时；病人与医生关系较为融洽时，或是在心理治疗后提出。

二、表达情感休验的技巧

医生在心理咨询过程中，用词句来表达对病人所谈及的、所体验到的感受，也就是说有选择性地对病人在会谈中所表露的情绪，给予及时地注意及反应。这样，可以弄清楚心理问题及心理困扰背后所隐藏的情绪，以推动心理治疗的顺利进行，稳定病人的情绪。医生在表达相应情感反应时，要及时准备，如果想要做到这一点，则应当“神入”，即真正进人到病人的内心世界，只有这样才能与病人产生情感上共鸣，可以有助于加强业已建立的医患或咨询关系，

三、总结及概述的技巧

总结与概述，是指医生完整及扼要地总结病人所谈及的心理问题、心理困扰的事实、感受和原因，可以使病人有机会再次回顾及审视既往所谈及的内容，尤其是经过一段时间会谈，就给病人总结及概述一段。这样，可使心理咨询不断地向前进展。

四、复　述

这是指医生重复病人所叙述的部分或全部的内容，如病人说我一看到我们领导我就充满了内疚。”医生复述“你觉得对不起你的领导？是吗?”通过复述，可以让病人感到医生在认真的听他所讲的事情，这样可以鼓励病人在这一方面继续地陈述。另外，复述还可以协助病人表达他的想法和感受。

五、澄清

这是将病人的一些模棱两可、含糊不清、不够完整的陈述弄清楚，同时在澄清的过程中医生可以获得更多的信息。如在咨询时常用的语句是“我没有完全听清楚你所说的，你的意思是……”“你能否告诉我?”病人：“最近我感到很累。”医生：“你说的很累，是指全身无力，还是指生活中的压力太大。”

六、暗示的技巧

在心理治疗过程中，医生经常使用暗示，通常是由医生有意识地应用一些技巧性的语言、表情或行为，给予病人以支持，以改变病人原有的病理心理和异常行为。暗示的作用分为言语性暗示及言语性暗示。

(一) 言语性暗示

言语性暗示有直接暗示和间接暗示。直接暗示是由医生在心理治疗过程中，巧妙地应用一些保证性的语言，这种保证性的语言既要自然又不要显得过于做作，也不要使病人感到过于突然，在使用直接暗示时，应当尽量使用简短的语言，并且应具有科学性，不能夸张，也不能前后矛盾，应给予病人留有较为深刻的印象。

间接言语暗示则可以采用借喻及比喻暗示，这时的言语似乎与咨询无关，但是，实际上可以给病人留下较为深刻的记忆。在病人进行心理咨询时，医生切记不能给予病人以不良的心理暗示，这样不仅无助于心理问题的解决，而且会加重病人的心理困扰，并给其造成巨大的心理压力。

(二) 非言语性暗示

非言语性暗示是医生应用目光接触、面部表情、姿势及动作等来对病人进行暗示。其中目光接触是最重要的非言语暗示的一种。医生的目光接触，在不同的情况下传递着不同的意思和不同的暗示内容。如在病人痛苦时，医生的目光表达出同情和安慰的暗示；在病人丧失信心时，医生在目光中表达出鼓励和支持的暗示；当病人谈及自己的问题时，顾虑重重，吞吞吐吐时，医生的目光表示出一种理解、宽容。在心理咨询时，医生不能流露出冷漠、斥责、不容纳及不耐烦的目光。此外，还可以通过面部表情，来表达医生对病人更多的体贴、积极、正性的态度。尽量少应用带有否定意思的姿势和动作，如摇头、耸肩、摊手、左右摇摆等。

七、移情及反移情的技巧

在心理咨询过程中，随着医患关系的建立，咨询的不断深入，一些病人不再关注自己以往的痛苦，不再关注自己如何解决内心冲突，开始把注意力转向医生，并倾听医生的旨意，并依赖医生，甚至对医生大加赞扬、感激，这就是“移情”在心理咨询过程中，移情有正性移情和负性移情。正性移情是咨询者对医生表现出友好、爱慕或者性爱的成分。负性移情是病人对医生所表现出拒绝、排斥及不满，甚至把医生当作发泄的对象。负性移情往往妨碍了心理咨询的顺利进行。移情的出现有利于心理咨询的正常进行，可以提高心理咨询的效果，医生不要害怕这种关系，但是移情一旦进一步发展，病人甚至关心起医生的衣食住行，并想进人到医生的家庭生活及私生活中，则会对心理咨询产生不良的影响。对于这种移情关系，医生应当坚决加以处理。医生可以向病人摊牌，约法三章，要求病人不能发展与医生的这种亲密的咨询关系，而应当保持恰当的距离。如果摊牌仍然不能阻止这种亲密的关系，则应当将病人转介到其他医生那里，反移情是医生在心理咨询过程中，在与病人建立良好的咨询关系时所采用的一种技巧其主要有：扮演移情对象，这样可以体会、分析病人既往的情绪反应及人际关系，从而发现其内心的秘密，并使病人认识到目前的移情是病人早年生活经验的反映，这些早年的生活经历与今日的心理问题有着密切的联系，这样可以使病人从心理困扰中逐步解脱出来。

第四节　发展性的会谈技巧

发展性心理会谈的主要目标是：

1. 帮助病人发现自己的问题及根源。

2. 帮助病人发现自己的力量，弄清自己的行为和生活。

3. 帮助病人对自己的现状和未来作出决定，从而提高对生活适应性及调节环境的能力。在会谈的过程中主要的困难是如何发掘病人的潜能，从而激发起病人作出改变的动机。

许多心理学家认为，人自从出生以后，始终处于不断地发展过程之中，正是由于这种不断地发展，才使得人由生物人转变为社会人，才形成了具有相应情感、意志、性格、能力、技能、行为等心理特征。一个人所存在的各种心理困扰和心理障碍，也是通过发展的途径而逐步形成的。那么，在心理治疗的过程中也应遵循发展的原则，应充分地考虑到形成心理问题的种种阶段性影响，并根据实际情况，随时调整治疗方案，提供治疗的效果。

在心理治疗过程中，医生要注重给予病人重新塑造，通过医生的帮助，使病人克服行为及情绪上的障碍，从心理困扰中慢慢恢复过来，帮助其在成长发展的道路上克服重重阻力，从过去的经验中学习，并获得克服困难的经验和本领，从而成长进步。

一、发现病人自己的问题

确定病人的各种心理问题，不论是什么人前来咨询，不外乎有这样一些问题：

1. 生理因素：医生要了解病人目前的生理状况如何。有的病人，由于长期处于紧张焦虑之中，身体较为虚弱，这样都应在选择心理咨询方案时加以考虑。如果病人目前身体状况较为虚弱，就只能采取系统脱敏治疗，而不能采取暴力及冲击疗法。

2. 心理因素：医生要了解病人的兴趣、爱好、动机、情绪、智力、个性特征如何。

3. 社会因素：医生要了解病人的家庭、社会人际关系、受教育的状况、个人成长中的社会文化背景。

上述各种因素与病人的心理问题是否相关，这些医生都要加以判断。

二、明确病人各种心理问题是否正常

应从以下几个方面进行分析：

1. 心理活动是否真实地反映客观现实正常的心理活动及人的行为，必须在形式上和内容上与客观环境保持一致，如果在客观现实中，并没有出现病人所认为的那种感觉，那么这个心理活动就可能不正常了。

2. 心理活动是否完整及协调一致人类的心理活动是知、情、意的统一，各种心理活动是一个完整的统一体，各种心理活动过程之间具有协调一致的关系。

如果病人的知情、知行之间严重的失调，认知活动及情绪严重的失调，则说明是一种异常现象，说明出现了各种心理问题。

3. 个性心理结构是否具有完整性、协调性和稳定性一个正常人的个性，是在长期生活实践中形成的，这种独特的个性往往具有稳定性，在很长的时间内保持固定不变。如果一个病人相对稳定的个性发生了变化，如由内向变为外向，则就可能出现了心理问题。

三、探讨心理问题的类型

在进行心理治疗前，医生应尽量将病人的各种问题进行归类，这样可以缩小问题的范围。通常可以把各种问题归纳为以下几个方面：

1. 情绪问题。
2. 人际关系问题，
3. 学习问题和智力发展问题，
4. 个性发展问题，
5. 青春期的问题，
6. 行为问题。
7. 升学及就业问题。

四、探讨心现问题的各种原因

病人心理问题的原因有各种各样，心理问题的成因可能是以下一种或多种的综合，

1. 病人看待问题的一贯方法；
2. 病人的个性特点；
3. 病人的家庭和学校背景；
4. 病人的健康状况和发育情况。

除了探讨问题的成因外，医生还要对病人的心理问题的原因，进行深层次的探讨和分析，以利于心理咨询顺利地进行。

五、发展性会谈的技巧

1. 鼓励技巧在心理治疗的过程中，医生一定要给予病人以及时的鼓励。而

且，鼓励应当贯彻在整个心理咨询的始终，对病人在心理咨询的过程中出现的各种积极因素，一定要给予真诚的表扬、支持、鼓励，增强病人的自信心，但在鼓励时，应防止各种空洞的说教，如“明天你一定会好起来的”，否则会因为没有说服力，影响咨询效果。医生应当给予病人以恰当的鼓励，防止鼓励病人逃避困难及问题，或者是为了赢得医生的表扬而进行表现。应当鼓励病人面对问题及解决问题。

2. 认识与领悟许多病人在某些情况下，并不理解自身到底在干什么，不了解自己的行为深层次的心理机制是什么。因此，在咨询过程中，医生要帮助病人进行内心的探索，减轻病人的心理问题，明确问题的根源及解决问题的根本方向。

3 .行为矫正许多病人的心理困扰是很大的，有些甚至是非常严重的。因此，光靠说服、教育、认识、领悟是不够的，并不能有效地解决问题，需要医生有计划地给予行为矫正，可以利用奖赏、处罚，使其去除不合适的旧行为,增加合适的新行为，并使其生活观念和生活态度有一个根本性的改变，使病人建立一种积极、有效的、适合周围环境的生活观念和态度。

4. 促进发展及成长在心理治疗过程中，医生要注重给予病人重新塑造，通过医生的帮助，使病人克服行为及情绪上的障碍，从心理困扰中慢慢恢复过来，帮助其在成长发展的道路上克服重重阻力，从过去的经验中学习，并获得克服困难的经验和本领，从而成长进步。

5. 自我探索这是指病人在指向人际交往中的另一面，表露自己半私人、私人和隐私性质的信息，这种自我的开放，有助于病人自我认识和了解，从而有助于自我愉悦、自我接纳，有助于病人的自我认识和了解，对病人的心理健康产生积极的影响。一般来讲，如何诱导病人进行自我探索，这是一个较为困难的事，但在启发病人进行自我探索时，医生应表现出对病人的极大信任、同情、理解和尊重，并在咨询过程中关注应用倾听技巧，这样可以有效地激发病人进行自我探索。

另外，医生在此过程中，如果能自我揭示自己内心世界，进行自我探索常常可以引发病人相同水平自我揭示.但应注意，医生不能滥用自我揭示，不能动不动就大谈自己得意过去，拿自己之长比当事人之短，这样反而会损害病人自信心，在医生自我揭示过程中，要多揭示自己以往的缺点、错误、教训。这样，对病人具有较大的启发。

6. 反情反馈是指医生听到病人发出信息后，通过某种方式及时将信息反馈回去，以较好地与病人交流。在心理治疗的过程中，医生应当及时点头示意，并回答“嗯”“对”，给病人反馈的信息，是医生在注意倾听他的谈话，并向其传递信息，“我知道了”“我明白了”，或肯定他的某些意见及看法。通过有效地反馈，可以使病人对自己的问题获得一些新的认识。

第五节 会谈困难的问题

一、病人没有改变的动机

在心理治疗过程中，病人往往没有改变的动机，因为在每个病人的内心深处往往有无限的潜能，这种潜能则是他们克服障碍，超越自我的力量。因此，在治疗困难的时候，要重视寻找病人心中的亮点，立足开发潜能，启发和调动病人自身的积极性，创造性，鼓励他们积极的一面，这样才能发掘病人改变自己的动机。在治疗的过程中，对于没有咨询动机的病人，医生不要着急改变病人，只需要以循序渐进地方式来认识病人的想法，并认识这种动机所带来的危害。在帮助病人认识的基础上来启发病人的治疗动机。

二、沉默的处理

在心理治疗的过程中，常常会出现一些沉默的情况，一些经验不足的医生往往对于这样的场面的出现感到非常不安，因此我们应当对这些问题进行处理。首先，我们应当先明确沉默的原因。也就是说是病人的原因，还是我们自己的原因，有的时候沉默并不是病人的原因，而是医生自己的原因。有时病人对医生产生一种压迫的感觉，这样医生往往有沉默的感觉，这样的感觉是非真实的。此外，还有来自病人的沉默，这样的沉默则有很多的原因，如一些沉默是出于病人对医生怀疑的态度，一种是病人不知道自己要说什么好，一种是由于病人的不良情绪所导致的病人不说话；还有的病人则是正在处于一种思考的状态中；有的病人则是由于他们内向的性格所致；还有的病人则是由于对于医生的分析不认同，而产生的一种反抗的心理。许多的沉默对心理治疗的进行是没有建设性意义的，只有思考对治疗是有意义的，因此医生首先对于这样的场面要镇静，防止惊慌失措丧失了自己在病人心目中的威信，在分析了病人沉默的原因后，则应当对病人产生的沉默进行处理。处理的方式是重视建立良好的医患关系，并注意改善或提高会谈的技巧。

三、多话的处理

在心理治疗过程中，医生会遇到一些病人话很多，他们往往滔滔不绝地讲，这样往往把话题扯得非常远，讲了许多与治疗无关的话题,浪费治疗时间，有时还会干扰治疗的进行。对于病人的多话，医生要分析原因，如一些病人的多话有时是宣泄自己的情绪，有的人则是在日常生活中缺乏倾吐的对象，所以遇到医生希望一吐为快，有的病人则是由于自己的性格上的特征，希望向别人显示自己，还有的病人则是在生活中有太多的委屈，所以希望表白自己；还有的病人则是希望掩饰自己的疾病和问题，尤其是在病人没有改变的动机的时候则更加希望对自己的问题加以掩饰，还有的病人则是由于是外向性格的人，所以他们的话多是性格使然。对于病人的话多，医生也要认识到对于治疗来说具有两重性，一方面，可能会影响治疗的正常进行，另一方面则也是一个充分认识病人的一个机会。针对病人多话的原因，医生要根据不同的情况给予处置。如病人希望倾吐和宣泄，则医生要给予充分地尊重，对于表白性的病人，他们往往不认识到自己的问题，对此医生一定要认真地倾听，不要急于给予批评，这样往往可以使治疗陷于一种僵持的局面。对于表演性的病人，这是由于病人的性格使然，这个时候如要改变病人的性格是非常困难的，因此要满足病人心理上的需求，这样可以使治疗向着有利的方向发展；对于掩饰性的病人，医生要注意给病人营造一种宽松的会谈局面，并且要注意到在病人进行掩饰的时候往往是暴露病人问题的时候，医生要善于抓住时机，对于病人不失时机地进行治疗；对于性格外向的多话，是非常有利于营造一种很好的治疗环境，但是也要注意要及时把病人的谈话内容引向正题。

自己的生要逐渐地延长治疗的间隔时间，使病人的依赖问题得以解决。

四、依赖的处理

在心理治疗过程中，一些病人常常对医生产生依赖，表现为自己不进行思考，总是希望医生给予自己指导，希望自己的问题通过医生的帮助而给予解决，甚至把医生当作保护自己的对象，一遇到困难就要找医生进行帮助。一旦医生发现了病人的依赖的表现应及时告诉病人：心理治疗的目的是帮助病人自己去解决问题，掌握认识和处理问题的方式和方法，使病人明白只有自己来解决问题，才能达到自己真正的成长。

五、移情的处理

在心理治疗过程中，病人往往对医生产生移情。也就是说，病人把医生当作自己在对父母或对过去生活中某个重要任务的情感、态度和属性转移到医生的身上，这样有意无意对医生产生依赖情绪。还有的病人把自己对这些重要的人的仇恨发泄到了医生的身上，因此，在治疗过程中表现出对医生的不满，如有的时候对医生采取不满、拒绝、敌对、被动、抵抗和不合作、不配合等，医生要对病人产生的移情正确地认识，要知道移情在心理治疗过程中有非常有利的一面，如病人对医生产生正性的移情，则很有利于医生对病人施加影响，有利于治疗的顺利进行。而负移情也可以使医生很清楚地看清病人的问题，对于在治疗中的影响我们要加以注意和消除。但是如果正移情发展过分，如病人对医生产生了爱慕之情，这样使医生违反职业道德，影响治疗的进行，对于这样的情况应及时给病人摊牌，如果不能改善，则要给病人及时转介到其他医生那里。有经验的医生往往利用反移情的技巧，也就是说把自己扮演成移情的角色，鼓励病人发泄自己的压抑情绪，充分表达自己的思想感情和内在的情绪，并对病人的表现进行充分地分析，探求病人的深层的心理，包括病人的潜意识。有的病人甚至在情绪发泄后，心理上就可以得到放松，并且经过医生的分析和病人的领悟后则可以化解心理上的症状。

六、阻抗的克服

在心理治疗过程中，往往还可以遇到一些阻抗的存在。所谓的阻抗是病人对于在心理治疗过程中对自我暴露和自我变化的抵抗。可以表现为病人对自己某种焦虑情绪的回避，或者是对自己某种痛苦的否认。所以，在心理治疗中要积极地认识阻抗，并加以克服阻抗的表现可以是多种多样的，有的是语言性的，有的是非语言性的，也可以表现为对心理治疗的抵制和回避。

1. 在讲话程度上的阻抗在讲话程度上的阻抗有沉默、少言和赘述。

2. 在讲话内容上的阻抗如理论交谈、情绪上的发泄、谈论小事和假提问等。理论交谈是病人用一些医学术语与医生交谈，这表现出病人对医生的某些疑虑和企图对医生加以控制的欲望。情绪上的发泄，是病人对某些情绪上的话题表现出强烈的情绪反应，表现为病人流泪不止或者是不住地大笑。谈论小事是指病人对心理治疗的谈话中在一些无关紧要的小事上纠缠，其目的是回避谈论一些核心问题，试图转移医生的注意力。而假提问则是通过向医生提问一些表面上适宜，而实际上是一些毫无意义的问题，来回避某一议题或加深某种印象。这些问题涉及一些心理治疗的目的、方法、理论基础以及医生的私人问题等，这也是病人自我保护的需要。

3. 讲话方式的阻抗心理治疗过程中，病人在与医生交流过程中加以表现，其中常见的是心理外归因、健忘、顺从、控制话题和最终暴露。心理外归因是病人把某种心理的冲突与矛盾原因完全归于外界作用的结果，而回避从自身的角度加以认识。有的病人甚至把自己的错误归结于别人。健忘是指病人在谈论的过程中谈论一些使病人感到焦虑和精神痛苦的议题而出现的，顺从是指病人对医生所讲的每一句话都表示绝对的赞同和服从，使医生无法了解病人的心理活动和内心世界。控制话题是病人在与医生的讨论中一味要求医生讲自己感兴趣的话题，而回避自己不愿意谈的话题，这样做是为了避免在讨论这些话题时所产生的焦虑情绪。最终暴露是指病人故意在治疗会谈的过程中，在最后的时刻才讲出某些重要的事情，使医生感到措手不及。

4. 治疗关系上的阻抗治疗关系上的阻抗是指病人在心理治疗的过程中，通过故意破坏心理治疗的一般安排与规定，来实现自我防御的目的。主要表现为不履行心理治疗的安排以及对医生请客和送礼等。

对于阻抗的处理只有认识到阻抗的表现，才能得到及时的纠正。所以，这就需要医生时刻保持清醒的头脑，来分析和识别阻抗的发生。

第七章　重性精神疾病的信息管理

信息系统是精神卫生工作的一个抓手，对于社区卫生工作人员来讲熟练掌握信息系统非常重要。国家严重精神障碍信息管理系统是国家重性精神疾病基本数据收集分析系统的二期建设，因此我们称国家重性精神疾病基本数据收集分析系统为I期系统，国家严重精神障碍信息管理系统为II期系统。II期系统相比I期系统，增加了发病报告、出院信息、工作概况、患者流转等模块，优化了患者信息管理模块的功能，新增和修改了多个统计报表。

第一节　国家严重精神障碍信息系统概述

一、严重精神障碍信息信息系统的发展历程

第一阶段：2005年，原卫生部、财政部设立中央补助地方重性精神疾病管理治疗项目，在全国30个省、自治区、直辖市（西藏除外）的30个城市示范区和30个农村示范区开始重性精神疾病的社区管理模式的试点工作。项目之初因为覆盖人口少，数据量小，国家项目办在“上海市精神疾病社区康复信息管理系统”基础上开发的“全国精神疾病信息管理系统（网络）”，基本可以满足供各地使用。

第二阶段：随着项目覆盖面的逐步扩大，以及国家将重性精神疾病纳入开始全面实施的基本公共卫生服务项目，患者累计越来越多，截至2010年年底，该项目已覆盖全国除西藏外的30个省（区、市）及新疆生产建设兵团的160个示

范市（州）、680个县（区），登记管理重性精神病患者27万多人，定期随访及康复指导有肇事肇祸倾向的患者累计18万多人。面对快速增长的数据量，“全国精神疾病信息管理系统（网络）”已不能满足需要。同时，随着项目的开展，重性精神疾病患者的社区管理成效初见，公安部门2005年全国调查显示，重性精神病患者平均肇事肇祸率为2.68%，而2006—2010年间，项目地区接受管理治疗的重性精神病患者的平均肇事肇祸率为1.1%，数据统计结果逐渐成了中央领导和全社会关注的焦点。在此现状下，原卫生部疾控局紧急组织开发了“国家重性精神疾病基本数据收集分析系统”，2011年8月下发《卫生部办公厅关于启用国家重性精神疾病基本数据收集分析系统的通知》（卫办疾控函〔2011〕722号）正式启用，实现了重性精神疾病信息全国网络化管理。

第三阶段：“国家重性精神疾病基本数据收集分析系统”正式启用以来的2012年，我国精神卫生领域发生了一件极具历史意义的事件，2012年10月26日，历时27年的《中华人民共和国精神卫生法》经十一届全国人大常委会第29次会议表决通过，并于2013年5月1日起实施，这是我国首部精神卫生领域的国家大法。《精神卫生法》明确要求“国务院卫生行政部门建立精神卫生监测网络”，“县级以上人民政府卫生行政部门应当组织医疗机构为严重精神障碍患者免费提供基本公共卫生服务。”在此背景下，中央补助地方重性精神疾病管理治疗项目由原来的项目工作调整为常规工作，覆盖全国所有地区，为了与《精神卫生法》中的表述一致，项目名称变为“中央补助地方严重精神障碍管理治疗项目”，重性精神疾病社区管理工作进入了快车道，发展迅速，截至2014年底，全国登记在册患者429.7万例，4年间增长了15倍，患者人数的突飞猛增，使的“国家重性精神疾病基本数据收集分析系统”不堪重负，反应速度慢、频频死机，为基层工作人员带来了诸多不便。为改善这一情况，国家卫计委疾控局投入资金对系统进行了升级改造，增加了服务器数量，优化了软件结构，并更名为“国家严重精神障碍信息系统”，即我们现在使用的系统，于2015年1月1日正式上线运行。

第四阶段：“国家严重精神障碍信息系统”并非信息化建设的最终版，根据“十二五”国家政务信息化工程建设总体规划，未来精神卫生监测信息系统将纳入全民健康保障信息化工程。

二、国家严重精神障碍信息系统所需设备

本系统基于互联网地址访问，无需下载用户端，对电脑配置要求不高，普通计算机只要能联网都能满足需要。由于设计的原因，要求使用IE7.0、IE8.0、IE9.0浏览器，其他浏览器兼容性不是很好，会导致网页打开速度慢、乱码等问题。系统导出数据为Excel格式，因此需预装WPS、Office2003或以上版的办公软件。

软件运行所需硬件

电脑：	CPU：PIII600以上	内存：512M以上
	硬盘：20G以上	分辨率：800×600或以上
	操作系统：WindowsXP或Windows7	浏览器：IE7.0、IE8.0、IE9.0
	办公软件：Office2003或以上版	
上网设备	拨号、宽带	

三、信息系统的访问

有权访问本系统的是直报用户和本级用户，直报用户负责国家严重精神障碍信息管理和数据收集上报的相关人员，主要是社区和医院精神科精防人员，本级用户负责查看浏览个案或报表，指县区级及以上项目管理人员。所有用户首先向上级或同级业务管理员提出申请，待业务管理员创建用户名后，方可访问。访问时，打开电脑，在桌面上双击IE浏览器的快捷方式，打开浏览器，在地址栏中输入访问地址进入登录页面，正式网址：http://mh.cdpc.chinacdc.cn/mh2，测式网地址：http://mh.cdpc.chinacdc.cn：90/mh2，在系统登录页面，输入用户名、密码和校验码，点击【登录】按钮，进入系统。如下图所示：

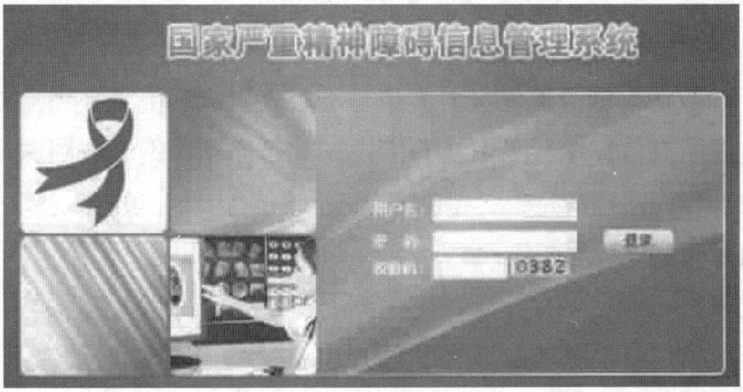

如果用户名和密码正确，则可以登录到系统；如果用户名或密码错误，则在校验码下面，提示【用户名或密码错误!】，用户需要重新输入用户名和密码再次登录。如确实忘记密码，需请求上级业务管理员进行密码重置。

系统仅支持IE7、IE8、IE9浏览器访问，不支持Firefox浏览器，使用其它浏览器如果不能正常操作，需更换为IE浏览器。

四、安全和保密

为了防止用户误操作给软件的运行和内部数据造成破坏，系统采取以下防护措施：

1. 身份验证：用户必须输入合法的用户名、口令才能进入系统进行操作；

2. 输入信息的合法性检查：用户输入的信息都需要进行合法性检查，超出系统要求之外的内容都被过滤；

3. 误操作防护：对关键数据的删除操作不实际删除，而是建立删除标志，如果出现误操作，可以由管理员进行数据恢复；

4. 信息删除警示：在删除个案时会提示用户选择删除的原因，在删除其他信息之前，都提示用户是否确实需要删除；

5. 用户访问权限控制：系统会根据用户名判断该用户能够进行哪些操作，能够访问哪些数据，防止越权操作。

第二节　信息系统基本数据采集

一、信息报告规则

系统中的数据信息由责任报告人填写纸版表格之后由直报用户或数据质控员录入系统。所有信息填写采用统一格式，A4纸印刷，钢笔或圆珠笔填写，内容须完整、准确，字迹清楚，无错项、漏项和逻辑错误。填报人签名。

二、信息采集表填写规则

1. 采集表格

本系统数据信息来源基于目前正在使用的表格，共包括15张，其中3张来自

《国家基本公共卫生服务规范（2011年版）》（简称“服务规范”）；10张来自《重性精神疾病管理治疗工作规范（2012年版）（简称“工作规范”）；2张来自《国家卫生计生委办公厅关于印发严重精神障碍发病报告卡和出院信息单的通知》（国卫办疾控函〔2013〕485号）（简称“发病报告”）。

需采集的数据包括患者个人信息和随访信息、工作情况、严重精神障碍患者发病报告及出院信息，来源对应见表1系统采集表格编码及表格来源。

如患者个人信息有所变动，可在原表格相应栏目处修改，并注明修改时间和修改者。

2. 患者个人信息来源及填写规则

系统中患者个人信息主要来源于“服务规范”的附件3《个人基本信息表》，以及其中的“重性精神疾病患者管理服务规范”附件1《重性精神疾病患者个人信息补充表》、“工作规范”的附件1表1–3、表1–5、表1–6。由患者所属社区卫生服务中心/乡镇卫生院责任报告人填写上报，填写规则见表2患者个人信息数据来源及填写规则。

3. 患者随访信息来源及填写规则

随访信息主要来源：

(1)“服务规范”附件2《重性精神疾病患者随访服务记录表》；

(2)“工作规范”附件1的表1–6《重性精神疾病失访（死亡）患者登记表》；

(3)“工作规范”附件1的表1–9《重性精神疾病应急医疗处置记录单》；

(4)“工作规范”的附件2《个案管理服务记录手册》。

其中，(1)(2)和(4)如患者同意社区管理，由患者所属社区卫生服务中心/乡镇卫生院责任报告人填写报告；如患者同意定期前往精神科门诊复诊不同意社区管理的，由精神卫生医疗机构的责任报告人填写报告。(3)由对该患者实施应急医疗处置的精神卫生医疗机构的责任报告人填写报告。

4. 需采集的汇总信息及相关来源

汇总信息指系统中需要录入的各省（自治区、直辖市）的汇总数据，来源表格编码对应表1。

5. 严重精神障碍患者发病报告与出院信息来源

(1)“发病报告”中的附件1《严重精神障碍患者发病报告卡》；

(2)“发病报告”中的附件2《严重精神障碍患者出院信息单》。

由具有精神障碍诊疗资质的医疗机构的责任报告人填写报告。

6. 统计分析产出

系统定期生成36种报表，其中月报表14种，季度报表5种，年度报表共17种。

月报表：

(1) 严重精神障碍患者发病报告月报表。

(2) 患者出院情况月报表。

(3) 重性精神疾病患者管理概况月报表。

(4) 在册重性精神疾病患者一般信息月报表。

(5) 重性精神疾病基础管理情况月报表。

(6) 重性精神疾病个案管理情况月报表。

(7) 重性精神疾病失访和死亡患者月报表。

(8) 在管重性精神疾病患者应急医疗处置月报表。

(9) 非在管重性精神疾病患者应急医疗处置月报表。

(10) 汇总重性精神疾病患者应急医疗处置月报表。

(11) 系统覆盖情况月报表。

(12) 信息质量情况月报表。

(13) 系统数据质控情况月报表。

(14) 患者流转情况月报表。

表（1)-(8)于每月1日根据上个月录入的患者信息统计生成；

表（9)于每月10日根据非在管患者的应急医疗处置情况自动统计分析生成；

表（10)于每月11日汇总表（8)和表(9)的结果统计生成；

表（11)-(14)于每月1日根据用户上个月使用情况统计生成。

季度报表：

(1) 重性精神疾病患者管理工作统计指标季报表。

(2) 在管患者危险性行为、服药依从性和经济状况分层季报。

(3) 在管精神分裂症患者冲动行为、性别、年龄、依从性分层季报表。

(4) 在册患者疾病种类和经济状况分层月报。

(5) 在管居家患者疾病种类和服药依从性分层月报。

表（1)-(5)于每季度第一个月的1日根据上一季度在管患者随访信息自动统

计生成。

年度报表：

(1) 严重精神障碍患者发病报告年报表。

(2) 患者出院情况年报表。

(3) 重性精神疾病患者管理概况年报表。

(4) 建档重性精神疾病患者一般信息年报表。

(5) 重性精神疾病失访和死亡患者年报表。

(6) 建档重性精神疾病患者未治期信息统计年报表。

(7) 建档重性精神疾病患者病程信息统计年报表。

(8) 在管重性精神疾病患者应急医疗处置年报表。

(9) 非在管重性精神疾病患者应急医疗处置年报表。

(10) 汇总重性精神疾病患者应急医疗处置年报表。

(11) 信息质量情况年报表。

(12) 系统数据质控情况年报表?患者流转情况年报表。

(13) 省（自治区、直辖市）重性精神疾病患者危险行为发生情况年度报表

(14) 省（自治区、直辖市）重性精神疾病管理治疗工作机构及人员情况年度报表

(15) 省（自治区、直辖市）重性精神疾病管理治疗工作基本情况年度报表?

(16) 省（自治区、直辖市）重性精神疾病管理治疗工作年度报表

表（1)-(8)于每年1月1日自动统计上一年度患者信息生成；

表（9)于每年1月10日汇总上一年度《非在管重性精神疾病患者应急医疗处置月报表》生成；

表（10)于每年1月11日汇总表（8)和表(9)的结果统计生成。

表（11)-(13)于每年1月1日根据用户上一年度使用情况统计生成。

表根据各地逐级汇总上年度的精神卫生工作数据，每年3月15日自动统计生成全国年度报表。

三、系统各类表格编码及填写规则汇总

1. 系统采集表格编码及表格来源

采集表格编码	表格名称	表格来源
1	个人基本信息表	“服务规范”附件3
2	重性精神疾病患者个人信息补充表	“服务规范”一重性精神疾病患者管理服务规范附表1
3	重性精神疾病患者随访服务记录表	“服务规范”一重性精神疾病患者管理服务规范附表2
4	参加重性精神疾病管理治疗网络知情同意书	“工作规范”附件1表1–3
5	重性精神疾病患者个人信息和随访信息补充表	“工作规范”附件1表1–5
6	重性精神疾病失访（死亡）患者登记表	“工作规范”附件1表1–6
7	重性精神疾病应急医疗处置记录单	“工作规范”附件1表1–9
8	非在管重性精神疾病患者应急医疗处置月报表	“工作规范”附件1表1–10
9	个案管理服务记录手册	“工作规范”附件2
10	省（自治区、直辖市）重性精神疾病患者危险行为发生情况年度报表	“工作规范”附件3表3–1
11	省（自治区、直辖市）重性精神疾病管理治疗工作机构及人员情况年度报表	“工作规范”附件3表3–2
12	省（自治区、直辖市）重性精神疾病管理治疗工作基本情况年度报表	“工作规范”附件3表3–3
13	省（自治区、直辖市）重性精神疾病管理治疗工作年度报表	“工作规范”附件3表3–4
14	严重精神障碍患者发病报告卡	“发病报告”附件1
15	严重精神障碍患者出院信息单	“发病报告”附件2

2. 患者个人信息数据来源及填写规则

序号	基本数据信息条目	采集表格编码	填写规则	填写说明
1	患者编号	1	17位，区县国标码(6位)+街道(乡镇)编码(3位)+居委会(村委会)编码(3位)+患者顺序号码(5位)	与居民个人健康档案的17位编码相同，前6位将根据现住地国标码自动生成。
2	患者姓名	1		
3	身份证号	1		身份证不详的可以手工填写18位0。
4	患者性别	1	1=男，2=女5	

序号	基本数据信息条目	采集表格编码	填写规则	填写说明
5	出生日期	1	年月日	根据填写的身份证号码自动生成，格式为年（4位)、月(2位)、日（2位)，如1949年01月01日。 身份证不详的可以手工填写。
6	监护人姓名	2		信息有变动时可以更改。
7	监护人电话	2		信息有变动时可以更改。
8	监护人与患者关系	2		信息有变动时可以更改。
9	两系三代重性精神疾病家族史	5	0=无，1=有，9=不详	直系和旁系亲属包括（外）祖父母、父母、兄弟姐妹、子女、（外）孙子女、叔姑舅姨、半同胞、侄/甥子女、堂姑舅姨表兄妹)。
10	婚姻状况	1	1=未婚，2=已婚，3=丧偶，4=离婚，5=未说明的婚姻状况，9=不详	患者建档时的婚姻状况，信息有变动时可以更改。
11	民族	1	1=汉族，2=少数民族，9=不详	在系统中选择民族的具体名称。
12	职业	5	1=在岗工人，2=在岗管理者，3=农民，4=下岗或无业，5=在校学生，6=退休，7=专业技术人员，8=其他，9=不详	患者建档时的职业，信息有变动时可以更改。
13	文化程度	5	1=文盲，2=半文盲，3=小学，4=初中，5=高中或中专，6=大专，7=大学，8=大学以上，9=不详	建档时患者接受国内外教育所获得的最高学历，信息有变动时可以更改。
14	现住地国标码	无	填写地址，系统自动识别	中国CDC信息系统编码
15	户籍国标码	无	填写地址，系统自动识别	中国CDC信息系统编码
16	目前诊断	2		在系统中选择疾病的具体诊断名称，信息有变动时可以更改。
17	初次发病时间	2	年月日	患者首次出现精神症状的时间，至少填写到年。
18	是否已进行抗精神病药物治疗	2	0=否，1=是	如选择“否”系统自动跳至20。

序号	基本数据信息条目	采集表格编码	填写规则	填写说明
19	首次抗精神病药治疗时间	2	年月日	至少填写到年。
20	既往住院情况	2	曾住精神专科医院/综合医院精神科次	记录建档前的住院情况。
21	既往关锁情况	3	1=无关锁，2=关锁，3=关锁已解除	记录建档前的关锁情况。关锁指出于非医疗目的，使用某种工具或方法（如绳索、铁链、铁笼，单独封闭的居室等）限制患者的行动自由。
22	家庭经济状况	2	1=贫困，当地贫困线标准以下，2=非贫困，9=不详	低保户属于贫困。
23	知情同意	4	1=同意参加社区网络管理，2=不同意参加社区网络管理，但同意定期前往精神科门诊复诊，3=不同意参加社区网络管理，也不同意前往精神科门诊复诊	根据患者本人或监护人（代表患者）是否同意参加管理治疗网络填写。原始来源为“工作规范”附件1表1-3《参加重性精神疾病管理治疗网络知情同意书》。有变动时可以更改。
24	知情同意书签字时间	4	年月日	签字时间要求准确到日。“知情同意”有变动时可以更改时间。
25	是否纳入管理（包括686和基本公共卫生服务的随访）	5	0=否，1=是	若“知情同意”选“3=不同意参加社区网络管理，也不同意前往精神科门诊复诊”，此项默认为“0=否” 否o
26	纳入管理的时间	5	年月日	纳入管理的时间指制定随访计划的时间，纳入管理的患者填写，时间要求填写到日。
27	死亡日期	6	年月日	死亡患者需填写此项，要求填写到日。
28	死亡原因	6	1=躯体疾病（传染病和寄生虫病、肿瘤、心脏病、脑血管病、呼吸系统疾病、消化系统疾病、其他疾病、不详），2=自杀，3=他杀，4=意外，5=精神疾病相关并发症，6=其他	填写死亡日期者此项必填。

3. 患者随访信息数据来源及填写规则

序号	基本数据信息条目	采集表格编码	填写规则	填写说明
29	本次随访时间	3	年月日	要求填写到日。
30	失访原因	6	0=未失访，1=外出打工，2=迁居他处，3=走失，4=连续3次未访到，5=其他	根据本次随访的实际情况填写，若选“1、2、3、4、5”录入结束。
31	住院情况	3	0=期间未住院，1=目前正在住院，2=期间曾住院，现未住院	记录上次随访到此次随访期间的情况，若选“1=目前正在住院”录入结束。
32	末次出院时间	3	年月日	“期间曾住院，现未住院”的患者填写。时间需在上次随访和本次随访时间之间。
33	住院患者有否获得经费补助	无	0=无，1=有，9=不详	“期间曾住院，现未住院”的患者填写。
34	关锁情况	3	1=期间无关锁，2=目前正关锁，3=期间关锁已解除	记录上次随访到此次随访期间的情况。
35	基础管理随访病情分类	3	1=病情不稳定，2=病情基本稳定，3=病情稳定	根据从上次随访到此次随访期间患者的总体情况进行选择。
36	危险性评估	3	0=0级，1=1级，2=2级，3=3级，4=4级，5=5级	评估上次随访到此次随访期间患者的情况。 0级：无符合以下1-5级中的任何行为。 1级：口头威胁，喊叫，但没有打砸行为。 2级：打砸行为，局限在家里，针对财物。能被劝说制止。 3级：明显打砸行为，不分场合，针对财物。不能接受劝说而停止。 4级：持续的打砸行为，不分场合，针对财物或人，不能接受劝说而停止。 5级：持管制性危险武器的针对人的任何暴力行为，或者纵火、爆炸等行为。无论在家里还是公共场合。
37	轻度滋事（次）	3		记录上次随访到此次随访期间的情况。指公安机关出警但患者行为并未达到触犯《治安管理处罚法》的标准。

序号	基本数据信息条目	采集表格编码	填写规则	填写说明
38	肇事（次）	3		记录上次随访到此次随访期间的情况。指患者的行为触犯了《治安管理处罚法》。
39	肇祸（次）	3		记录上次随访到此次随访期间的情况。指患者的行为触犯了《刑法》。
40	其他危害行为（次）	3		记录上次随访到此次随访期间的情况。 指患者发生伤人毁物的行为，但公安机关未出警，或者不符合轻度滋事、肇事、肇祸的定义。
41	自伤（次）	3		记录上次随访到此次随访期间的情况。
42	自杀未遂（次）	3		记录上次随访到此次随访期间的情况。
43	服药依从性	3	1=规律，2=间断，3=不服药	“是否已进行抗精神病药物治疗”选择“是”的此项为必填项。“规律”为按医嘱服药，“间断”为未按医嘱服药，服药频次或数量不足，“不服药”为医生开了处方，但患者没有服用药物。 （“是否已进行抗精神病药物治疗”选择“否”的，此项为非必填项，如填写，保存时弹出提示“确定本次随访时患者已使用抗精神病药物治疗?”，如选择“确定”，再提示“一般信息中‘是否已进行抗精神病药物治疗’将被自动修改为‘是’”。）
44	治疗效果	3	1=痊愈，2=好转，3=无变化，4=加重	根据上次随访到此次随访期间患者的情况进行评估。
45	有否实验室检查	3	0=无，1=有	记录从上次随访到此次随访期间是否进行了实验室检查。
46	药物不良反应	3	0=无，1=有	仅“是否已进行抗精神病药物治疗”选择“是”的填写。记录明显的药物不良反应。
47	转诊	3	1=转精神专科，2=转综合医院或科室，3=未转诊	
48	有否进行个案管理	9	0=无，1=有	根据实际个案管理的情况填写。
49	个案管理病情总体评估	9	1=明显好转，2=部分好转，3=稍好转，4=无变化，5=稍恶化，6=明显恶化，7=严重恶化	进行了个案管理的患者填写。根据随访时患者病情总体评估情况填写。

序号	基本数据信息条目		采集表格编码	填写规则	填写说明
50	个案管理社会功能总评		9	1=好，2=中，3=差	进行了个案管理的患者填写。根据随访时患者的社会功能总评情况填写。
51	应急医疗处置		7	0=否，1=是	根据上次随访至本次随访期间是否进行过应急医疗处置的情况填写。选“0=否”录入结束。
52	应急处置原由	轻度滋事（次）	7		填写针对此种情况进行应急医疗处置的次数。
53		肇事肇祸（次）	7		填写针对此种情况进行应急医疗处置的次数。
54		其他危险行为（次）	7		填写针对此种情况进行应急医疗处置的次数。
55		自伤自杀行为（次）	7		填写针对此种情况进行应急医疗处置的次数。
56		急性或严重药物不良反应（次）	7		填写针对此种情况进行应急医疗处置的次数。
57		其他（次）	7		填写针对此种情况进行应急医疗处置的次数。
58	应急处置措施	现场临时性处置（次）	7		填写采用此措施进行应急医疗处置的次数。
59		精神科门诊/急诊留观（次）	7		填写采用此措施进行应急医疗处置的次数。
60		精神科紧急住院（次）	7		填写采用此措施进行应急医疗处置的次数。
61		会诊（次）	7		填写采用此措施进行应急医疗处置的次数。
62		其他（次）	7		填写采用此措施进行应急医疗处置的次数。

序号	基本数据信息条目	采集表格编码	填写规则	填写说明
63	应急医疗处置时确诊状况	7	1=精神分裂症，2=偏执性精神病，3=分裂情感性障碍，4=双相（情感）障碍，5=癫痫所致精神障碍，6=精神发育迟滞，7=其他精神病性诊断，8=疑似精神病性诊断	在管患者填写此项后，系统自动与基本信息中的“目前诊断”作对比，若一致，可继续录入；若不一致系统提示“应急医疗处置诊断与基本信息诊断不一致，请核实后更改二者之一”。

序号	基本数据信息条目	采集表格编码	填写规则	填写说明
64	应急医疗处置性质	7	1=自愿治疗，2=保护性治疗，3=强制性治疗	
65	应急医疗处置对象来源	7	1=当地常住，已经纳入重性精神疾病管理治疗，2=当地常住，没有纳入重性精神疾病管理治疗，3=非常住居民，9=不详	自动默认为“1”。

4. 汇总数据来源及填写规则

序号	基本数据信息内容	表格来源编码	填写规则	填写说明
1	非在管重性精神疾病患者应急医疗处置月度情况	8	每月10日前根据上月非再管患者应急医疗处置的实际情况汇总填写。	由市级精防机构责任报告人对本市的情况进行汇总填写报告。
2	省（自治区、直辖市）年度重性精神疾病患者危险行为发生情况	10	县级精防机构每年1月31日前，根据本辖区上一年度重性精神疾病患者危险行为发生情况汇总填写并录入系统。	县级精防机构每年1月31日前完成本区县数据上报，市级精防机构于2月20日前完成本市的报表审核，省级精防机构于3月1日前完成本省的报表审核，省（自治区、直辖市）卫生计生部门主管处室负责审核盖章，最后经国家级精防机构进行审核。
3	省（自治区、直辖市）年度重性精神疾病管理治疗工作机构及人员情况	11	各级精防机构根据本辖区上一年度重性精神疾病管理治疗工作相关的机构及人员情况填写，逐级审核并录入系统。	县级精防机构每年1月31日前完成本区县数据上报，市级精防机构于2月20日前完成本市的报表审核，省级精防机构于3月1日前完成本省的报表审核，省（自治区、直辖市）卫生计生部门主管处室负责审核盖章，最后经国家级精防机构进行审核。
4	省（自治区、直辖市）年度重性精神疾病管理治疗工作基本情况	12	各级精防机构根据本辖区上一年度重性精神疾病管理治疗工作的基本情况进行填写。	县级精防机构每年1月31日前完成本区县数据上报，市级精防机构于2月20日前完成本市的报表审核，省级精防机构于3月1日前完成本省的报表审核，省（自治区、直辖市）卫生计生部门主管处室负责审核盖章，最后经国家级精防机构进行审核。

序号	基本数据信息内容	表格来源编码	填写规则	填写说明
5	省（自治区、直辖市）重性精神疾病管理治疗工作情况	13	各级精防机构根据本辖区上一年度重性精神疾病管理治疗年度进展情况进行汇总填写。	县级精防机构每年1月31日前完成本区县数据上报，市级精防机构于2月20日前完成本市的报表审核，省级精防机构于3月1日前完成本省的报表审核，省（自治区、直辖市）卫生计生部门主管处室负责审核盖章，最后经国家级精防机构进行审核。

5. 严重精神障碍患者发病报告与出院信息数据来源及填写规则

序号	基本数据信息内容	表格来源编码	填写规则
1	严重精神障碍患者发病报告卡	14	责任报告单位在严重精神障碍患者确诊后10个工作日内将相关信息录入信息系统，如鉴定或诊断有误，在下月10日前通过信息系统进行修正。
2	严重精神障碍患者出院信息单	15	责任报告单位在患者出院后10个工作日内将出院信息录入信息系统并通知患者所在社区。

第三节　附件：与信息采集有关的原始表格

附件

信息采集原始表格

共包括15个表格：

表格1-表格7为患者个人信息及随访信息数据的来源表格，灰色底色标记的条目为需录入系统的数据项。

表格8和表格10-表格12为汇总表格，灰色标记且画横线的条目不需录入。

表格14-表格15为“发病报告”中的附件表格。

表格9《个案管理服务记录手册》详见“工作规范”的附件2，不在此列出。

表格1 《国家基本公共卫生服务规范（2011年版）》附件3

个人基本信息表

姓名： 编号□□□-□□□□□

性　别	0未知的性别 1男 2女 9未说明的性别 □			出生日期	□□□□□□□ □□
身份证号			工作单位		
本人电话		联系人姓名		联系人电话	
常住类型	1. 户籍 2. 非户籍 □			民　族	1. 汉族 2. 少数民族 □
血　型	1. A型 2. B型 3. O型 4. AB型 5. 不详/ RH阴性：1否 2是 3不详 □/□				
文化程度	1. 文盲及半文盲 2. 小学 3. 初中 4. 高中/技校/中专 5. 大学专科及以上 6. 不详 □				
职　业	1. 国家机关、党群组织、企业、事业单位负责人 2. 专业技术人员 3. 办事人员和有关人员 4. 商业、服务业人员 5. 农、林、牧、渔、水利业生产人员 6. 生产、运输设备操作人员及有关人员 7. 军人 8. 不便分类的其他从业人员 □				
婚姻状况	1. 未婚 2. 已婚 3. 丧偶 4. 离婚 5. 未说明的婚姻状况 □				
医疗费用支付方式	1. 城镇职工基本医疗保险 2. 城镇居民基本医疗保险 3. 新型农村合作医疗 4. 贫困救助 5. 商业医疗保险 6. 全公费 7. 全自费 8. 其他 □				
药物过敏史	1. 无有 2. 青霉素 3. 磺胺 4. 链霉素 5. 其他 □/□/□/□				
暴露史	1. 无有 2. 化学品 3. 毒物 4. 射线 □/□/□				
既往史 疾病	1. 无 2. 高血压 3. 糖尿病 4. 冠心 5. 慢性阻塞性肺疾病 6. 恶性肿瘤 7. 脑卒中 8. 重性精神疾病 9. 结核病 10. 肝炎 11. 其他法定传染病 12. 职业病 13. 其他 □确诊时间 年 月/ □确诊时间 年 月/ □确诊时间 年 月/ □确诊时间 年 月/ □确诊时间 年 月/ □确诊时间 年 月/				
既往史 手术	1. 无 2. 有：名称1 时间/ 名称2 时间 □				
既往史 外伤	1. 无 2. 有：名称1 时间/ 名称2 时间 □				
既往史 输血	1. 无 2. 有：名称1 时间/ 名称2 时间 □				
家族史	父　亲	□/□/□/□/□/□		母　亲	□/□/□/□/□/□
	兄弟姐妹	□/□/□/□/□/□		子　女	□/□/□/□/□/□
	1. 无 2. 高血压 3. 糖尿病 4. 冠心病 5. 慢性阻塞性肺疾病 6. 恶性肿瘤 7. 脑卒中 8. 重性精神疾病 9. 结核病 10. 肝炎 11先天畸形 12. 其他 □				
遗传病史	1. 无 2. 有：疾病名称 □				
残疾情况	1. 无残疾 2. 视力残疾 3. 听力残疾 4. 言语残疾 5. 肢体残疾 6. 智力残疾 7. 精神残疾 8. 其他残疾				□/□/□/□/□/□
生活环境	厨房排风设施	1. 无 2. 油烟机 3. 换气扇 4. 烟囱 □			
	燃料类型	1. 液化气 2. 煤 3. 天然气 4. 沼气 5. 柴火 6. 其他 □			
	饮水	1. 自来水 2. 经净化过滤的水 3. 井水 4. 河湖水 5. 塘水 6. 其他 □			
	厕所	1. 卫生厕所 2. 一格或二格粪池式 3. 马桶 4. 露天粪坑 5. 简易棚厕 □			
	禽畜栏	1. 单设 2. 室内 3. 室外 □			

表格2 《国家基本公共卫生服务规范（2011年版）》

重性精神疾病患者管理服务规范附表1

重性精神疾病患者个人信息补充表

姓名：　　　　　　　　　　　　　　　　　　编号□□□-□□□□□

<table>
<tr><td colspan="2">监护人姓名</td><td colspan="3"></td><td>与患者关系</td><td></td></tr>
<tr><td colspan="2">监护人住址</td><td colspan="3"></td><td>监护人电话</td><td></td></tr>
<tr><td colspan="2">辖区村(居)委会联系人、电话</td><td colspan="5"></td></tr>
<tr><td colspan="2" rowspan="2">知情同意</td><td colspan="5">1同意参加管理　0不同意参加管理
签字：　□</td></tr>
<tr><td>签字时间</td><td colspan="4">年　月　日</td></tr>
<tr><td colspan="2">初次发病时间</td><td colspan="5">年　月　日</td></tr>
<tr><td colspan="2">既往主要症状</td><td colspan="5">1. 幻觉　2. 交流困难　3. 猜疑　4. 喜怒无常　5. 行为怪异　6. 兴奋话多　7. 伤人毁物　8. 悲观厌世　9. 无故外走　10. 自语自笑　11. 孤僻懒散　12. 其他
□/□/□/□/□/□/□/□/□/□/□/□</td></tr>
<tr><td rowspan="2">既往治疗情况</td><td>门诊</td><td colspan="5">1. 未治　2. 间断门诊治疗　3. 连续门诊治疗
首次抗精神病药治疗时间　年　月　日　□</td></tr>
<tr><td>住院</td><td colspan="5">曾住精神专科医院/综合医院精神专科　次</td></tr>
<tr><td colspan="2">目前诊断情况</td><td>诊断</td><td>确诊医院</td><td></td><td>确诊日期</td><td></td></tr>
<tr><td colspan="2">最近一次治疗效果</td><td colspan="5">1. 痊愈.　2好转3.　无变化　4. 加重□</td></tr>
<tr><td colspan="2">患病对家庭社会的影响</td><td colspan="5">1. 轻度滋事 ______ 次　2. 肇事 ______ 次　3. 肇祸 ______ 次
4. 自伤 ______ 次　5. 自杀未遂 ______ 次　6. 无</td></tr>
<tr><td colspan="2">关锁情况</td><td colspan="5">1. 无关锁　2. 关锁　3. 关锁已解除　□</td></tr>
<tr><td colspan="2">经济状况</td><td colspan="5">1. 贫困，在当地贫困线标准以下　2. 非贫困　3. 不详　□</td></tr>
<tr><td colspan="2">专科医生的意见（如果有请记录）</td><td colspan="5"></td></tr>
<tr><td colspan="2">填表日期</td><td colspan="2">年　月　日</td><td></td><td>医生签字</td><td></td></tr>
</table>

表格3 《国家基本公共卫生服务规范（2011年版）》

重性精神疾病患者管理服务规范附表2

重性精神疾病患者随访服务记录表

姓名：　　　　　　　　　　　　　　　　　　　　　编号□□□-□□□□□

<table>
<tr><td>随访日期</td><td colspan="6">年　　月　　日</td></tr>
<tr><td>危险性</td><td colspan="5">0（0级）　1（1级）　2（2级）　3（3级）　4（4级）　5（5级）</td><td>□</td></tr>
<tr><td>目前症状</td><td colspan="5">1. 幻觉　2. 交流困难　3. 猜疑　4. 喜怒无常　5. 行为怪异　6. 兴奋话多　7. 伤人毁物　8. 悲观厌世　9. 无故外走　10. 自语自笑　11. 孤僻懒散　12. 其他
□/□/□/□/□/□/□/□/□/□/□/□</td><td>□</td></tr>
<tr><td>自知力</td><td colspan="5">1. 自知力完全　2. 自知力不全　3. 自知力缺失</td><td>□</td></tr>
<tr><td>睡眠情况</td><td colspan="5">1. 良好　2. 一般3较差</td><td>□</td></tr>
<tr><td>饮食情况</td><td colspan="5">1. 良好　2. 一般3较差</td><td>□</td></tr>
<tr><td rowspan="5">社会功能情况</td><td>个人生活料理</td><td colspan="4">1. 良好　2. 一般　3. 较差</td><td>□</td></tr>
<tr><td>家务劳动</td><td colspan="4">1. 良好　2. 一般　3. 较差</td><td>□</td></tr>
<tr><td>生产劳动及工作</td><td colspan="4">1. 良好　2. 一般　3. 较差　9. 此项不适用</td><td>□</td></tr>
<tr><td>学习能力</td><td colspan="4">1. 良好　2. 一般　3. 较差</td><td>□</td></tr>
<tr><td>社会人际交往</td><td colspan="4">1. 良好　2. 一般　3. 较差</td><td>□</td></tr>
<tr><td>患病对家庭社会的影响</td><td colspan="5">1. 轻度滋事次　2. 肇事次　3. 肇祸　4. 自伤次　5. 自杀未遂次　6. 无</td><td>□</td></tr>
<tr><td>关锁情况</td><td colspan="5">1. 无关锁　2. 关锁　3. 关锁已解除</td><td>□</td></tr>
<tr><td>住院情况</td><td colspan="5">0. 从未住院　1. 目前正在住院　2. 既往住院，现未住院
末次出院时间　　　年　　月　　日</td><td>□</td></tr>
<tr><td>实验室检查</td><td colspan="5">1. 无　2. 有</td><td>□</td></tr>
<tr><td>服药依从性</td><td colspan="5">1. 规律　2. 间断　3. 不服药</td><td>□</td></tr>
<tr><td>药物不良反应</td><td colspan="5">1. 无　2. 有</td><td>□</td></tr>
<tr><td>治疗效果</td><td colspan="5">1. 痊愈　2. 好转　3. 无变化　4. 加重</td><td>□</td></tr>
<tr><td>是否转诊</td><td colspan="5">1. 否　2. 是转诊原因：
转诊至机构及科室：</td><td>□</td></tr>
<tr><td rowspan="3">用药情况</td><td>药物</td><td></td><td>用法</td><td>每日（月）次</td><td>每次剂量</td><td>mg</td></tr>
<tr><td>药物</td><td></td><td>用法</td><td>每日（月）次</td><td>每次剂量</td><td>mg</td></tr>
<tr><td>药物</td><td></td><td>用法</td><td>每日（月）次</td><td>每次剂量</td><td>mg</td></tr>
<tr><td>康复措施</td><td colspan="5">1. 生活劳动能力　2. 职业训练　3. 学习能力　4. 社会交往　5. 其他
□/□/□/□</td><td></td></tr>
<tr><td>本次随访分类</td><td colspan="5">1. 不稳定　2. 基本稳定　3. 稳定　0. 未访到</td><td>□</td></tr>
<tr><td>下次随访日期</td><td colspan="2">年　　月　　日</td><td colspan="2">随访医生签名</td><td colspan="2"></td></tr>
</table>

表格4 《重性精神疾病管理治疗工作规范（2012年版）》附件1

参加重性精神疾病管理治疗网络知情同意书

患者姓名：__________ 性别：_____ 出生年月(公历)：________年____月____日

现住址：_________省(自治区、直辖市)________市(地、州、盟)________县(市、区)

_____________街道(乡、镇)_____________社区（村）________号

诊断:

知情同意书签字人姓名：　　　　　　　与患者关系：患者本人监护人亲属

知情同意书签字人现住址：　　　　　　省　　联系电话：

本人（代表患者）同意下列事项：

1. 为有利于今后得到连续性的治疗和康复，同意加入居住地的重性精神疾管理治疗网络，并接受社区卫生服务中心和社区卫生服务站（乡镇卫生院和村卫生室）的随访和康复指导。

2. 同意由社区卫生服务中心和社区卫生服务站（或者乡镇卫生院和村卫生室）收集相关信息。授权医院将住院期间诊疗情况、治疗方案及在社区/乡镇康复措施建议等事项，以《重性精神疾病患者出院信息单》的书面形式，转至居住地的精防机构以及社区卫生服务中心和社区卫生服务站（或者乡镇卫生院和村卫生室）。

3. 患者登记加入重性精神疾病管理治疗网络，有权接受居住地精防机构以及社区卫生服务中心和社区卫生服务站（或者乡镇卫生院和村卫生室）的随访和康复指导。

4. 患者登记加入重性精神疾病管理治疗网络，其个人信息以及有关重性精神疾病的治疗、康复、随访等信息将受到隐私保护，所有信息只用于提供服务。

以上《参加重性精神疾病管理治疗网络知情同意书》内容，本人已仔细阅读并理解，获得了充分的知情同意权。为此，本人自愿做出以下选择，并签字。

（　　　）同意参加社区网络管理

（　　　）不同意参加社区网络管理，但同意定期前往精神科门诊复诊

（　　　）不同意参加社区网络管理，也不同意前往精神科门诊复诊

签字人（签名）：　　　　　　　　　　签字时间：　　　年　　月　　日

表格5 《重性精神疾病管理治疗工作规范（2012年版）》附件1

重性精神疾病患者个人信息和随访信息补充表

姓名：　　　　　　　　　　　　　　　　编号□□□-□□□□□

职业	1. 在岗工人　2. 在岗管理者　3. 农民　4. 下岗或无业 5. 在校学生　6. 退休　7. 专业技术人员　8. 其他　9. 不详	□
文化程度	1. 文盲　2. 半文盲　3. 小学　4. 初中　5. 高中或中专 6. 大专　7. 大学　8. 大学以上　9. 不详	□
两系三代重性精神疾病家族史	0. 无1. 有9. 不详	□
否纳入管理（包括686和基本 公共卫生服务的的随访）	0. 否1. 是	□
纳入管理的时间	年　　月　　日	

注：两系三代指直系和旁系亲属（外）祖父母、父母、兄弟姐妹、子女、（外）孙子女、叔姑舅姨、半同胞、侄/甥子女、堂姑舅姨表兄妹。

表格6 《重性精神疾病管理治疗工作规范（2012年版）》附件1

重性精神疾病失访（死亡）患者登记表

报告期间：自　　　　年　　月　　　日至　　　　　年　　月　　　日

填报单位：　　　　　　　　　　　　报告人：

填报时间：　　　　　年　　月　　　日

患者姓名	性别	年龄	患者编号	失访原因[2]	死亡原因[3]

注：1. 该表由社区卫生服务中心、乡镇卫生院填写。

2. ________________失访原因（标出以下编号或写出具体原因）：① 死亡 ② 外出打工 ③ 迁居他处 ④ 走失 ⑤ 连续3次失访 ⑥ 其他（请说明）：________。

3. 死亡原因（标出以下编号或写出具体原因）：________________

① 躯体疾病（选适合项目，其他请具体说明）：脑出血、脑结核瘤、脑囊虫病、肝脓肿、肺动脉栓塞、急性肝坏死、中毒性菌痢、癫痫、尿毒症、脑血管瘤、胰岛细胞瘤、大叶性肺炎、心肌梗死、中毒性肝炎、肝性脑病、肾性脑病、冠心病及心梗、肿瘤、其他。

② 自杀（选适合项目，其他请具体说明）：自缢、服毒（精神药物、农药、灭鼠药、其他）、投河、撞车、跳楼、触电、自焚、自刎、割腕、卧轨、其他。

③ 他杀（选适合项目，其他请具体说明）：中毒（精神药____物____、农药____、灭鼠药______、其他__________）、坠河、撞车、坠楼、触电、纵火、刀刺、其他。

④ 意外（选适合项目，其他请具体说明）：中毒（精神药____物____、农药____、灭鼠药______、其他__________）坠河、撞车、高坠、触电、纵火、刀刺、跌倒、其他。

⑤ 并发症：粒细胞缺乏症、中毒性肝炎、剥脱性皮炎、中毒性休克、水电解质紊乱、其他。

⑥ 其他（请说明）：________________________________。

表格7 《重性精神疾病管理治疗工作规范（2012年版）》附件1

重性精神疾病应急医疗处置记录单

应急医疗处置单位：

<table>
<tr><td>患者姓名</td><td>性别</td><td>年龄</td><td colspan="2">患者编号（非本地患者填身份证号）</td></tr>
<tr><td></td><td></td><td></td><td colspan="2"></td></tr>
<tr><td>第一处置地点</td><td colspan="4"></td></tr>
<tr><td>报告人</td><td colspan="2"></td><td>报告时间</td><td></td></tr>
<tr><td>报告途径</td><td colspan="2"></td><td>报告人身份（划✓）</td><td>监护人 亲属 目击者 警察
社区管理者 其他</td></tr>
<tr><td>处置开始时间</td><td colspan="2"></td><td>处置结束时间</td><td></td></tr>
<tr><td>现场情况简要描述（包括患者当时的表现、人员财产损失、大致处置过程等情况）</td><td colspan="4"></td></tr>
<tr><td rowspan="3">执行人员</td><td>精神科医师 1:</td><td></td><td>精神科护士 1:</td><td></td></tr>
<tr><td>精神科医师 2:</td><td></td><td>精神科护士 2:</td><td></td></tr>
<tr><td>公安机关名称：</td><td></td><td>签字人：</td><td></td></tr>
<tr><td>处置缘由（划“✓”）</td><td colspan="4">1. 轻度滋事 2. 肇事肇祸 3. 其他危险行为 4. 自伤自杀行为 5. 急性或严重药物不良反应 6. 其他情况：</td></tr>
<tr><td>主要处置措施（划“✓”）</td><td colspan="4">1. 现场临时性处置 2. 精神科门诊/急诊留观 3. 精神科紧急住院 4. 会诊 5. 其他：</td></tr>
<tr><td rowspan="2">诊 断</td><td colspan="4">1. 确定诊断：</td></tr>
<tr><td colspan="4">2. 疑似诊断：</td></tr>
<tr><td>处置性质</td><td colspan="4">1. 自愿治疗 2. 保护性治疗 3. 强制性治疗</td></tr>
<tr><td>资料移交</td><td colspan="4">1. 精神科门诊 2. 精神科住院部 . 基层医疗卫生机构 4. 精防机构</td></tr>
<tr><td>处置效果</td><td colspan="4">1. 有效2. 部分有效3. 无效</td></tr>
<tr><td>处置对象来源</td><td colspan="4">1. 当地常住，已经纳入重性精神疾病管理治疗
2. 当地常住，没有纳入重性精神疾病管理治疗
3. 非常住居民</td></tr>
<tr><td>费用支付方式</td><td colspan="4">1. 自费 2. 免费</td></tr>
</table>

填报人：　　　　　　　　　　　　　　　　填报时间：　　　年　　月　　日

表格8　《重性精神疾病管理治疗工作规范（2012年版）》附件1

非在管重性精神疾病患者应急医疗处置月报表

报告月：　　年　　月

单位			人数	人次数
处置缘由	轻度滋事		人	人次
	肇事肇祸		人	人次
	其他危险行为		人	人次
	自伤自杀行为		人	人次
	急性或严重药物不良反应		人	人次
	其他		人	人次
处置措施	现场临时性处置		人	人次
	精神科门诊/急诊留观		人	人次
	精神科紧急住院		人	人次
	会诊		人	人次
	其他		人	人次
确定诊断	精神分裂症		人	——
	偏执性精神病		人	——
	分裂情感性障碍		人	——
	双相（情感）障碍		人	——
	癫痫所致精神障碍		人	——
	精神发育迟滞		人	——
	其他精神疾病诊断		人	——
疑似诊断			人	——
处置性质	自愿治疗		人	人次
	保护性治疗		人	人次
	强制性治疗		人	人次
处置对象来源	当地居住，已经纳入重性精神疾病管理治疗		——	——
	当地居住，没有纳入重性精神疾病管理治疗		人	人次
	非常住居民	本市	人	人次
		外市	人	人次
	不详		人	人次
期间应急医疗处置总人数、总人次数			人	人次

注：1. 人数：当月发生过某行为/情况则计为1人。

2. 人次数：当月实际发生该行为/情况的次数之和。

填报单位：　　　　　　报告人：　　　填报时间：　　年　　月　　日

表格10 《重性精神疾病管理治疗工作规范（2012年版）》附件1

________省（自治区、直辖市）重性精神疾病患者

危险行为发生情况______年度报表

报表时限：自______年____月____日至______年____月____日

填报人：________ 审核人：________ 报告单位：__________（盖章）

情况 / 人(次)数 / 信息来源		重性精神疾病患者危险行为发生情况			
		轻度滋事		肇事肇祸	
		人数	人次	人数	人次
卫生部门掌握数	在管患者				
	非在管患者				

填表说明：

1. 本表由各区市填写，由卫生部门和公安部门核对填报，以公安部门记录为准。按照区县—地市—省—国家级顺序逐级汇总上报。

2. 每年3月1日前，省级精防机构将上年度1月1日—12月31日期间的数据汇总后填写本年度报表，经省级卫生行政部门主管处室审核后加盖公章留存备案，并录入信息管理系统。

3. 非在管患者：要求附上信息来源、对患者的后续处理情况等说明，并由省级精防机构留存备案。

4. 轻度滋事：是指公安机关出警并有出警记录，但仅作一般教育等处理的案情，例如患者打、骂他人或者扰乱次序，但没有造成生命财产损失的，应当属于此类。

5. 肇事肇祸：包括“肇事行为”和“肇祸行为”二类，肇事行为是指患者行为触犯了我国《治安管理处罚法》但未触犯我国《刑法》，例如患者有行凶伤人毁物等但未导致被害人轻、重伤的。肇祸行为是指患者行为触犯了我国《刑法》，属于犯罪行为的。

表格11《重性精神疾病管理治疗工作规范（2012年版）》附件1

________省（自治区、直辖市）重性精神疾病管理治疗工作机构及人员情况______年度报表

报表时限：自_____年__月__日至_____年__月__日　填报人：_______　审核人：_______　报告单位：_____________（盖章）

机构	政府举办机构（包括卫生、民政、公安、教育等）																				非政府举办机构（民营、企业等）				
	省级以上					地市级					区县级					街道/乡镇									
	机构		人员数量			机构		人员数量			机构		人员数量			机构		人员数量			机构		人员数量		
	数量	床位数	医生	护士	其他	数量	床位数	医生	护士	其他	数量	床位数	医生	护士	其他	数量	床位数	医生	护士	其他	数量	床位数	医生	护士	其他
精神专科医院																—	—	—	—	—					
综合医院精神科																—	—	—	—	—					
其他医院																—	—	—	—	—					
精防机构																—	—	—	—	—	—	—	—	—	—
疾病预防控制中心																—	—	—	—	—	—	—	—	—	—
社区卫生服务中心/站	—	—	—	—	—	—	—	—	—	—	—	—	—	—	—						—	—	—	—	—
乡镇卫生院/村卫生室	—	—	—	—	—	—	—	—	—	—	—	—	—	—	—						—	—	—	—	—
合　计																									

填表说明：

1. 该表按照区县□地市□省□国家顺序逐级汇总上报。涂黑切划横线的方框不用填写。

2. 每年3月1日前，省级精防机构汇总上年度1月1日—12月31日期间的数据填写本年度报表，经省级卫生行政部门主管处室审核后加盖公章留存备案，并录入信息管理系统。

3. 精防机构：仅填写具有独立法人资格的精防机构。

4. 床位数：填写实际开放的精神科床位数。

5. 人员数量：包括从事精神疾病预防、治疗、康复、社区防治的专职（全职）人员和兼职人员。“其他”指除医生、护士以外的其他卫生技术人员。专职和兼职人员均按实际人数统计。

表格12 《重性精神疾病管理治疗工作规范（2012年版）》附件1

________省（自治区、直辖市）重性精神疾病管理治疗工作基本情况______年度报表

全省（区、市）地市总数：__________　区县总数：__________

报表时限：自____年__月__日至____年__月__日　填报人：______　审核人：______　报告单位：__________（盖章）

		中央补助地方重性精神病管理治疗项目（686项目）					其他项目/来源：			其他项目/来源：		
		数量（个）	覆盖人口（万人）	本级经费合计（万元）		配套经费*（万元）	数量（个）	覆盖人口（万人）	本级经费（万元）	数量（个）	覆盖人口（万人）	本级经费（万元）
				年度实际到位	期间使用							
省级	中央经费	—	—			—	—	—		—	—	
	省级经费	—	—		—		—	—		—	—	
地市	本年度开展		—		—			—			—	
	其中：新增数量①		—	—	—	—		—	—		—	—
区县	本年度开展		—		—			—	—			
	其中：新增数量②		—	—	—	—		—	—		—	—
项目执行机构		—	—	—	—		—	—		—	—	
经费合计		—	—				—	—		—	—	

填表说明：

1. 该表由区县、地市、省分别填写，按照区县□地市□省□国家顺序逐级汇总上报。涂黑且划横线的方框不用填写。

2. 每年3月1日前，省级精防机构汇总上年度1月1日—12月31日期间的数据填写本年度报表，经省级卫生行政部门主管处室审核后加盖公章留存备案，并录入信息管理系统。

3. 数量（个）：指参加项目的地市/区县数量。

4. 配套经费不包括人员经费。

5. ①请注明：本年度新增地市名称：____________________

②请注明：本年度新增区县名称：____________________

6. 其他项目指686项目和基本公共卫生服务项目以外的项目。如有多个其他项目，请续表填写。

表格13　《重性精神疾病管理治疗工作规范（2012年版）》附件1

省（自治区、直辖市）重性精神疾病管理治疗工作年度报表

报表时限：自_____年__月__日至_____年__月__日　填报人：_______　审核人：_______　报告单位：_____________（盖章）

内容		中央补助地方卫生经费项目（686和基本公共卫生服务项目）					其他项目/来原：			
		本年度完成数		自2006年开始累积完成数			本年度完成数		自项目开始累计完成	
		人数	次数	总人数	总次数	总年例数	人数	次数	总人数	总次数
疑似患者筛查			—		—	—		—		—
精神科诊断复核			—		—	—		—		—
确诊患者登记，建档立卡			—		—	—		—		—
随访患者										
门诊治疗补助	服药患者数		—		—			—		—
	化验数									
	复诊数									
应急医疗处置补助						—				
住院医疗补助						—				
解锁救治关锁患者						—				

填表说明：

1. 该表由区县、地市、省分别填写，按照区县□地市□省□国家顺序逐级汇总上报。涂黑且划横线的方框不用填写。

2. 每年3月1日前，省级精防机构汇总上年度1月1日—12月31日期间的数据填写本年度报表，经省级卫生行政部门主管处室审核后加盖公章留存备案，并录入信息管理系统。

3. 疑似患者筛查数应大于等于精神科诊断复核人数，精神科诊断复核人数应大于等于确诊登记患者人数。

4. 随访和门诊服药是患者进入项目后多年连续的服务过程，其中总年例数为患者进入项目接受随访或门诊治疗补助的年限之和。如，1名患者2008年1月进入项目，并接受连续随访或门诊治疗补助，到2011年12月该患者累积总年例数为4。

5. 其他项目为非卫生经费项目，如残联、民政或者当地政府项目等。如有多个其他项目，请续表填写。

表格14 《国家卫生计生委办公厅关于印发严重精神障碍发病报告卡和出院信息单的通知》附件1

严重精神障碍患者发病报告卡

卡片编号：

患者信息完整性：1. 完整　2. 不完整		
患者姓名：（联系人姓名：__________ 电话：__________）		
性别：1. 男　2. 女 身份证号码：__________ 出生日期：______年______月______日 户籍地：______省（自治区、直辖市）______市（地、州、盟）______县（市、区、旗）乡（镇、街道）__________村（居委会）(详至门牌号)		
现住址：省（自治区、直辖市）	市（地、州、盟）	县（市、区、旗）
乡（镇、街道）	村（居委会）	（详至门牌号）
职业：1. 国家机关、党群组织、企业、事业单位负责人　2. 专业技术人员　3. 办事人员和有关人员　4. 商业、服务业人员　5. 农、林、牧、渔、水利业生产人员　6. 生产、运输设备操作人员及有关人员　7. 军人　8. 不便分类的其他从业人员		
初次发病时间：______年______月______日 送诊主体（可多选）：1. 家属　2. 所在机构　3. 公安机关　4. 患者本人　5. 其他		
确诊医院：	确诊日期：	年月日
疾病名称：	ICD-10编码：	
本次入院原因：1已发生危害他人安全的行为　2. 存在危害他人安全的危险		
填卡医师：	填卡日期：	年月日
报告单位及科室：	联系电话：	

填表说明：

1. 根据《严重精神障碍发病报告管理办法（试行）》的规定，该表由责任报告单位填写。同一患者如有符合《精神卫生法》第三十条第二款第二项规定多次入院，仅第一次入院填写本卡。

2. 卡片编号：由责任报告单位根据报告顺序自行填写。

3. 患者信息完整性：根据患者入院时提供的信息完整情况区分，信息不完整的患者指实际情况中确实无法获得患者详细信息，例如流浪患者，填写能够获得信息的条目。信息完整的患者，此报告卡上所有条目均为必填项。

4. 初次发病时间：患者首次出现精神症状的时间。

表格15 《国家卫生计生委办公厅关于印发严重精神障碍发病报告卡和出院信息单的通知》附件2

卡片编号：

<table>
<tr><td>患者姓名</td><td></td><td>性别</td><td>1. 男 2. 女</td><td>出生日期</td><td>年 月 日</td></tr>
<tr><td>身份证号</td><td colspan="5"></td></tr>
<tr><td>联系人姓名</td><td></td><td>联系电话</td><td></td><td>民族</td><td></td></tr>
<tr><td rowspan="3">户籍地</td><td colspan="3">省(自治区、直辖市)</td><td colspan="2">市(地、州、盟)</td></tr>
<tr><td colspan="3">县(市区、旗)</td><td colspan="2">乡(镇、街道)</td></tr>
<tr><td colspan="3">村(居委会)</td><td colspan="2">(详至门牌号)</td></tr>
<tr><td rowspan="3">现住址</td><td colspan="3">省(自治区、直辖市)</td><td colspan="2">市(地、州、盟)</td></tr>
<tr><td colspan="3">县(市区、旗)</td><td colspan="2">乡(镇、街道)</td></tr>
<tr><td colspan="3">村(居委会)</td><td colspan="2">(详至门牌号)</td></tr>
</table>

严重精神障碍患者出院信息单

<table>
<tr><td colspan="2">初次发病时间</td><td colspan="4">年 月 日</td></tr>
<tr><td colspan="2">入院日期</td><td>年 月 日</td><td>出院日期</td><td colspan="2">年 月 日</td></tr>
<tr><td rowspan="2">既往治疗情况</td><td>门诊</td><td colspan="4">1. 未治 2. 间断门诊治疗 3. 连续门诊治疗</td></tr>
<tr><td>住院</td><td colspan="4">曾住精神专科医院/综合医院精神科________次（含此次住院）</td></tr>
<tr><td colspan="2">病案号</td><td colspan="4">门诊：住院：</td></tr>
<tr><td colspan="2">出院诊断</td><td></td><td>确诊日期</td><td colspan="2">年 月 日</td></tr>
<tr><td colspan="2" rowspan="3">住院用药</td><td>药物1：</td><td colspan="2">用法：每日(月) 次</td><td>每次剂量 mg</td></tr>
<tr><td>药物2：</td><td colspan="2">用法：每日(月) 次</td><td>每次剂量 mg</td></tr>
<tr><td>药物3：</td><td colspan="2">用法：每日(月) 次</td><td>每次剂量 mg</td></tr>
<tr><td colspan="2">住院疗效</td><td colspan="4">1痊愈2好转3无变化4加重</td></tr>
<tr><td colspan="6">下一步治疗方案及康复建议：</td></tr>
<tr><td colspan="2" rowspan="3">药物治疗</td><td>药物1：</td><td colspan="2">用法：每日(月) 次</td><td>每次剂量 mg</td></tr>
<tr><td>药物2：</td><td colspan="2">用法：每日(月) 次</td><td>每次剂量 mg</td></tr>
<tr><td>药物3：</td><td colspan="2">用法：每日(月) 次</td><td>每次剂量 mg</td></tr>
<tr><td colspan="2">康复措施</td><td colspan="4">1. 生活劳动能力 2. 职业训练 3. 学习能力 4. 社会交往 5. 其他</td></tr>
<tr><td colspan="2">其他注意事项</td><td colspan="4"></td></tr>
</table>

经治医师（签字）： 联系电话：

医院名称： 签字日期： 年 月 日

填表说明：

1. 根据《严重精神障碍发病报告管理办法（试行）》的规定，填写《严重精神障碍患者发报告卡》的患者出院时由责任报告单位填写此表。同一患者如有多次出院，仅第一次出院填报并录入信息系统。

2. 卡片编号：与该患者《严重精神障碍患者发病报告卡》的卡片编号一致。

3. 初次发病时间：患者首次出现精神症状的时间。

4. 既往治疗情况：根据患者接受的门诊和住院治疗情况填写。

5. 用药情况填写时，如空间不够可加页说明。

6. 其他注意事项：如填写某药物过敏，需要注意的重要躯体情况等。

附件4　重性精神疾病管理治疗工作用表

表1-1　行为异常人员线索调查问题清单

表1-2　重性精神疾病线索调查登记表

表1-3　参加重性精神疾病管理治疗网络知情同意书

表1-4　重性精神疾病患者出院信息单

表1-5　重性精神疾病患者个人信息和随访信息补充表

表1-6　重性精神疾病失访（死亡）患者登记表

表1-7　重性精神疾病社区/乡镇个案管理情况季度报表

表1-8　重性精神疾病应急医疗处置知情同意书

表1-9　重性精神疾病应急医疗处置记录单

表1-10　非在管重性精神疾病患者应急医疗处置月报表

表1-11　重性精神疾病管理治疗工作督导检查表（A）（卫生行政部门用）

重性精神疾病管理治疗工作督导检查表（B）（业务单位用）

附件4《重性精神疾病管理治疗工作规范》表格关系示意图

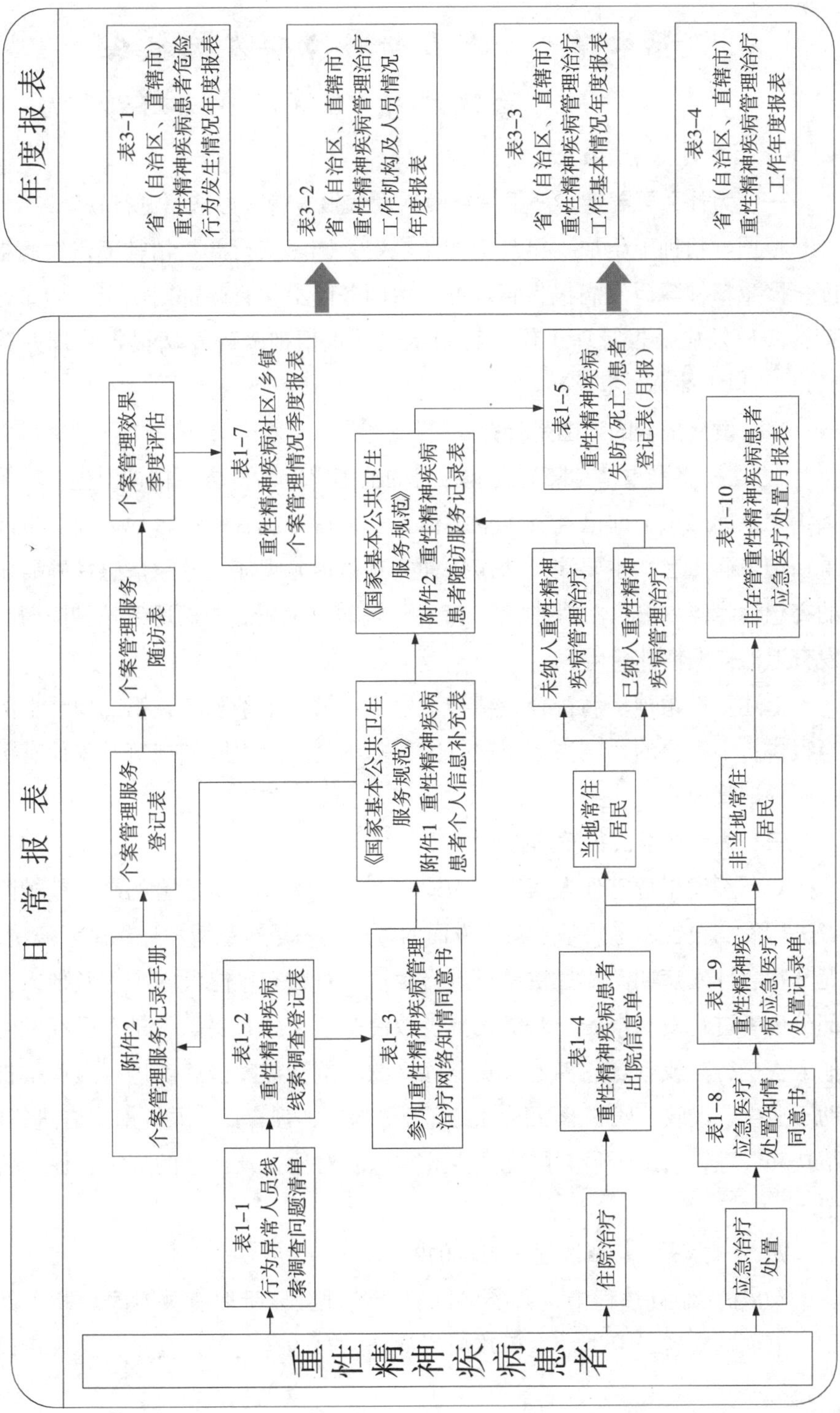

第四节 《严重精神障碍发病报告管理办法（试行）》解读

一、为什么要制定《严重精神障碍发病报告管理办法（试行）》？

根据《精神卫生法》第二十四条规定，国家实行严重精神障碍发病报告制度，严重精神障碍发病报告管理办法由国务院卫生行政部门制定。为做好严重精神障碍发病报告管理工作，特制定《严重精神障碍发病报告管理办法（试行）》（以下简称《办法》）。

二、发病报告的范围是什么？

《办法》将严重精神障碍发病报告的范围界定为符合《精神卫生法》第三十条第二款第二项，即已经发生危害他人安全行为或者有危害他人安全危险的严重精神障碍患者。主要涉及的疾病种类有精神分裂症、分裂情感性障碍、持久的妄想性障碍（偏执性精神病）、双相（情感）障碍、癫痫所致精神障碍、精神发育迟滞伴发精神障碍等。

上述重性精神疾病符合《精神卫生法》第三十条第二款第二项情形的，应当报告；不符合的，应当按照现行国家基本公共卫生服务规范及其他有关规定自愿登记管理。

三、为什么要实行发病报告？

对已经发生危害他人安全行为或者有危害他人安全危险的严重精神障碍患者进行发病报告，主要基于两个方面的考虑，一是严重精神障碍患者病情严重，尤其在急性发病期需要尽快尽早进行救治，否则有可能危害个人及他人。对这部分患者进行发病报告，对优先提供救治服务十分必要。二是对已经发生危害他人安全行为或者有危害他人安全危险的严重精神障碍患者进行发病报告，有助于卫生、民政、残联及社区治安管理等部门加强合作，共同对患者进行救治、帮扶和管理，有助于最大限度减少此类患者对他人及社会的危害，保护公共安全。

四、《办法》起草过程是怎样的？

《办法》制订过程中，我委多次召开论证会，听取有关专家、相关部委意见，书面征求省级卫生计生行政部门意见。7月9日上午，委主任会议审议并原则通过《办法（送审稿）》。8月1日《办法》正式印发。

五、《办法》主要内容是什么？

《办法》共有15条。其中，第一条为《办法》的制订目的，第二条提出严重精神障碍发病报告信息是国家重性精神疾病信息管理系统的组成部分，第三、四条明确了严重精神障碍的责任报告单位和责任报告人，第五、六、七条规定了严重精神障碍发病报告的程序，第八条规定了严重精神障碍患者出院后的管理，第九条强调了严重精神障碍患者信息的保护，第十、十一、十二条明确了各级卫生计生行政部门、精神卫生防治技术管理机构、责任报告单位等在严重精神障碍发病报告中的职责，第十三条明确现行的重性精神疾病自愿登记管理制度保持不变，注重与现行政策的衔接，确保现有工作正常开展，第十四条对精神卫生防治技术管理机构进行解释，第十五条明确了《办法》自发布之日起实施。

六、如何进行发病报告？

（一）责任报告单位和责任报告人

具有精神障碍诊疗资质的医疗机构是严重精神障碍发病报告的责任报告单位。责任报告单位指定相应科室承担本单位的严重精神障碍确诊病例的信息报告工作，相应科室指定专人负责信息录入或报送。

精神科执业医师是严重精神障碍发病报告的责任报告人。精神科执业医师首次诊断严重精神障碍患者后，将患者相关信息报告负责信息报告工作的科室。

（二）报告程序

1. 诊断

责任报告单位在严重精神障碍患者确诊后10个工作日内将相关信息录入信息系统。不具备网络报告条件的责任报告单位在10个工作日内将患者相关信息书面报送所在地的县级精神卫生防治技术管理机构。

县级精神卫生防治技术管理机构接到不具备网络报告条件的责任报告单位报送的患者相关信息，在5个工作日内录入信息系统。

2. 再次诊断或鉴定

责任报告单位发现已报告的严重精神障碍患者有精神卫生法第三十五条第一款情形，经再次诊断或者鉴定不能确定就诊者为严重精神障碍患者的，在下月10日前通过信息系统进行修正。不具备网络报告条件的责任报告单位应当及时书面报送当地的县级精神卫生防治技术管理机构，由其在下月10日前通过信息系统进行修正。

3. 出院

严重精神障碍患者出院的，责任报告单位在患者出院后10个工作日内将出院信息录入信息系统。不具备网络报告条件的责任报告单位在10个工作日内将患者出院信息书面报送所在地的县级精神卫生防治技术管理机构。

县级精神卫生防治技术管理机构收到不具备网络报告条件的责任报告单位报送的出院信息，应当在5个工作日内录入信息系统。

七、严重精神障碍患者发病报告后有何服务与管理？

《办法》规定，县级精神卫生防治技术管理机构应当在严重精神障碍患者出院后15个工作日内，将患者出院信息通知患者所在地基层医疗卫生机构。基层医疗卫生机构应当为患者建立健康档案，按照《精神卫生法》第五十五条及国家基本公共卫生服务规范要求，对患者进行定期随访，指导患者服药和开展康复训练。

八、《办法》对患者隐私保护有何规定？

《办法》规定，各级卫生计生行政部门、精神卫生防治技术管理机构、严重精神障碍责任报告单位、基层医疗卫生机构应当严格保管严重精神障碍患者信息，除法律规定的情形外，不得向其他机构和个人透露。

附件

重性精神疾病管理治疗工作规范
（2012年版）

重性精神疾病主要包括精神分裂症、分裂情感性障碍、偏执性精神病、双相（情感）障碍、癫痫所致精神障碍、精神发育迟滞伴发精神障碍等。发病时，患者丧失对疾病的自知力或者对行为的控制力，并可能导致危害公共安全、自身或他人人身安全的行为，长期患病会严重损害患者的社会功能。根据《全国精神卫生工作体系发展指导纲要（2008-2015年）》和《精神卫生防治体系建设与发展规划》的相关要求，制定本工作规范。

第一节　机构、职责及保障条件

机构与职责

一、精神卫生工作领导与协调制度

精神卫生工作部际联席会议制度为国家级精神卫生工作领导与协调机制，联席会议办公室设在卫生部疾病预防控制局。

主要职责为：在国务院领导下，研究拟订精神卫生工作的重大政策措施，向国务院提出建议；协调解决推进精神卫生工作发展的重大问题；讨论确定年度重点工作并协调落实；指导、督促、检查精神卫生各项工作。

县级以上人民政府建立的精神卫生工作领导与协调组织，负责协调本地区各部门精神卫生工作任务的落实与督导。

二、卫生行政部门

（一）卫生部

负责全国重性精神疾病管理治疗工作的组织领导与协调。主要职责为：

1. 制订全国重性精神疾病管理治疗工作计划并推动实施，建设全国重性精神疾病管理治疗网络。

2. 加强与财政部等的沟通与协调，申请中央转移地方资金开展重性精神疾病管理治疗工作。

3. 组织开展全国重性精神疾病管理治疗师资培训。

4. 组织开展全国重性精神疾病管理治疗工作督导、考核与评估。

5. 建立重性精神疾病病例报告制度，建设国家重性精神疾病信息管理系统。

（二）省（区、市）卫生行政部门

负责全省（区、市）重性精神疾病管理治疗工作的组织领导与协调。主要职责为：

1. 制订全省（区、市）重性精神疾病管理治疗工作计划，保障必要的工作经费。

2. 设立省级精神卫生防治技术管理机构（以下简称精防机构、承担全省（区、市）重性精神疾病管理治疗工作的组织实施任务。

3. 组织开展地市级、县级重性精神疾病管理治疗人员培训。

4. 负责全省（区、市）重性精神疾病管理治疗工作的质量控制，开展工作督导、考核与评估。

5. 负责本省（区、市）重性精神疾病信息管理系统的建设、部署与运行维护。

（三）地市级卫生行政部门

负责区域内重性精神疾病管理治疗工作的组织领导与协调。主要职责为：

1. 制订本区域重性精神疾病管理治疗工作计划，保障必要的工作经费。

2. 根据区域卫生规划和《医疗机构设置规划》，统筹安排、组建由区域内精神卫生医疗机构（指精神专科医院和综合医院精神科，下同）与基层医疗卫生机构等组成的重性精神疾病管理治疗网络。

3. 设立地市级精防机构，承担区域内重性精神疾病管理治疗工作的组织实施任务。

4. 组织开展基层医疗卫生机构专业人员师资培训。

5. 负责区域内重性精神疾病管理治疗工作的质量控制，开展工作督导、考核与评估。

6. 负责本级重性精神疾病信息管理系统的运行维护。

（四） 县级卫生行政部门

负责区域内重性精神疾病管理治疗工作的组织领导与协调。主要职责为：

1. 制订本区域重性精神疾病管理治疗工作计划，保障必要的工作经费。

2. 负责与有关部门协调，推动建立区域内精神疾病社区康复机构和网络。

3. 设立县级精防机构，承担区域内重性精神疾病管理治疗工作的组织实施任务。

4. 组织基层医疗卫生机构、街道和乡镇相关部门工作人员，开展重性精神疾病管理治疗相关知识与技能培训。

5. 负责区域内重性精神疾病管理治疗工作的质量控制，开展工作督导、考核与评估。

6. 负责本级重性精神疾病信息管理系统的运行维护。

三、医疗机构

（一） 精神卫生医疗机构

1. 地市级及以上政府部门举办的精神卫生医疗机构。主要职责为：

（1） 提供门诊诊疗和急诊住院治疗服务。

（2） 对初诊病情严重患者，民政、公安、城建城管监察等部门转送的急诊患者，司法部门送诊患者，以及基层医疗卫生机构转诊的急诊患者等提供诊疗服务。

（3） 根据知情同意原则（有地方立法规定的除外），向本级精防机构提供出院的重性精神疾病患者信息。

（4） 按照所在地市重性精神疾病管理治疗网络相关工作要求，成立至少由1名副主任医师以上职称人员参加的社区管理治疗组，对精神疾病防治责任区域内的社区卫生服务中心和乡镇卫生院上报的疑似患者进行诊断或复核诊断；定期派员到社区（乡镇）检查社区/乡镇管理患者状况和处理社区管理的疑难患者，调整药物治疗方案，指导基层医疗卫生机构人员开展患者个案管理。

(5) 组建应急医疗处置组，承担本辖区患者应急医疗处置任务；设立应急医疗处置专用电话。

(6) 派出专业人员协助精防机构工作。

根据情况，疑难病症患者的诊疗可以由省级及以上精神卫生医疗机构承担。

2. 县级政府部门举办的精神卫生医疗机构。主要职责为：

(1) 提供门诊诊疗、患者应急状况处置和患者慢性住院治疗服务。

(2) 对初诊普通患者、由上级精神卫生医疗机构转诊的患者、基层医疗卫生机构转诊的慢性患者等提供诊疗服务。

(3) 根据知情同意（有地方立法规定的除外）原则，向本级精防机构提供出院的重性精神疾病患者情况。

(4) 按所在地市重性精神疾病管理治疗网络工作要求，建立至少由1名主治医师以上职称人员参加的社区管理治疗组,对精神疾病防治责任区域内的社区卫生服务中心和乡镇卫生院上报的疑似患者进行诊断或诊断复核；定期派员到社区（乡镇）检查社区/乡镇管理患者状况和处理社区/乡镇管理的疑难患者，调整药物治疗方案，指导基层医疗卫生机构人员开展患者个案管理。

(5) 派出专业人员协助精防机构工作。

在交通不便的偏远县，县级精神卫生医疗机构同时承担患者急诊住院治疗服务。

（二）基层医疗卫生机构

1. 社区卫生服务中心。主要职责为：

(1) 在县级精防机构指导下，承担辖区内重性精神疾病患者信息收集与网络报告工作，开展重性精神疾病患者线索调查，登记已确诊的重性精神疾病患者并建立居民健康档案；必要时联系县级精防机构安排精神卫生医疗机构对未确诊患者进行诊断复核。

(2) 在精神卫生医疗机构指导下，定期随访患者，指导患者服药，向患者家庭成员提供护理和康复指导。有条件的地方，可实施患者个案管理计划。

(3) 协助精神卫生医疗机构开展重性精神疾病患者应急医疗处置。

(4) 向精神卫生医疗机构转诊病情不稳定患者。

(5) 参与重性精神疾病防治知识健康教育工作。

2. 社区卫生服务站。主要职责为：

协助社区卫生服务中心开展辖区内患者信息收集与报告等相关工作，指导监护人落实对患者的护理、康复措施等。

3. 乡镇卫生院。主要职责为：

(1) 协助上级卫生行政部门及精神卫生医疗机构开展村医重性精神疾病防治知识培训，并对其工作进行考核。

(2) 在县级精防机构的指导之下，承担辖区内重性精神疾病患者信息收集与网络报告工作，开展重性精神疾病患者线索调查，登记已确诊的重性精神疾病患者并建立居民健康档案；必要时联系县级精防机构安排精神卫生医疗机构对未确诊患者进行诊断复核。

(3) 在精神卫生医疗机构指导下，定期随访患者，指导患者服药，向患者家庭成员提供护理和康复指导。有条件的地方，可实施患者个案管理计划。

(4) 向精神卫生医疗机构转诊病情不稳定患者。

(5) 参与重性精神疾病防治知识健康教育工作。

4. 村卫生室。主要职责为：

(1) 协助乡镇卫生院开展辖区内重性精神疾病患者的线索调查、登记、报告和患者家庭成员护理指导工作。

(2) 协助精神卫生医疗机构开展重性精神疾病患者应急医疗处置。

(3) 定期随访患者，指导监护人督促患者按时按量服药，督促患者按时复诊。

(4) 参与重性精神疾病防治知识健康教育工作。

(5) 及时向上级医疗机构转诊病情不稳定患者。

(三) 其他医疗机构

对就诊者中疑似重性精神疾病、但未经精神科执业医师确诊者，就近转诊到精神卫生医疗机构确诊，或联络会诊。就近向精神卫生医疗机构转诊确诊的、病情严重的患者。

四、技术指导与管理机构

(一) 精神卫生防治技术管理机构

根据国务院办公厅转发卫生部等部门《关于进一步加强精神卫生工作的指导意见》〔国办发（2004）71号〕和国家发展改革委、卫生部、民政部印发

《精神卫生防治体系建设与发展规划》〔发改社会（2010）2267号〕要求，县级及以上卫生行政部门应在辖区内指定一所具备条件的精神专科医院或有精神专科特长的综合医院设置精神卫生防治技术管理机构（简称精防机构），承担精神疾病和心理问题的预防、治疗与康复以及技术指导与培训工作。

无精神专科医院的，卫生行政部门可以委托同级疾病预防控制中心承担管理任务，并应同时委托一所政府部门举办的设精神科的综合医院承担技术指导任务。

1. 国家级精防机构。主要职责为-

（1）协助卫生部起草全国重性精神疾病管理治疗工作计划、实施方案等，起草相关规范和技术要求等。

（2）指导下级精防机构工作；开展技术指导和质量评估；定期调查、统计、分析和报告相关数据和工作信息；完成全国重性精神疾病管理治疗年度工作报表并上报卫生部。

（3）承担有关重性精神疾病管理治疗的省级师资培训，督导开展培训效果评估；评估省级、地市级精防机构人员培训的质量和效果。

（4）开展重性精神疾病防治的健康教育和宣传。

（5）负责国家重性精神疾病信息管理系统日常管理，定期编制信息简报。

（6）承担卫生部交办的相关任务。

2. 省级精防机构。主要职责为：

（1）协助省级卫生行政部门起草有关重性精神疾病管理治疗工作计划、实施方案等。

（2）指导地市级、县级精防机构工作；定期调查、统计、分析、评估和报告相关数据和工作信息；完成全省重性精神疾病管理治疗年度工作报表并上报省级卫生行政部门。

（3）承担地市级、县级相关人员培训，督导开展培训效果评估，评估地市级精防机构人员培训的质量和效果。

（4）开展重性精神疾病防治的健康教育和宣传。

（5）负责重性精神疾病信息管理系统省级管理及网络报告工作，定期编制信息简报。

（6）承担省级卫生行政部门交办的相关任务。

3. 地市级精防机构。主要职责为：

(1) 协助地市级卫生行政部门规划并建立重性精神疾病管理治疗网络，起草相关工作要求、实施方案等；开展精神疾病防治健康教育和宣传。

(2) 对辖区内精神卫生医疗机构开展患者应急医疗处置提供支持。

(3) 指导县级精防机构工作；定期统计、分析、评估和报告相关数据和工作信息；完成本辖区重性精神疾病管理治疗年度工作报表并上报本级卫生行政部门。

(4) 承担基层医疗卫生机构人员相关专业和管理的师资培训，开展培训效果评估。

(5) 负责重性精神疾病信息管理系统市级管理及网络报告工作。

(6) 承担地市级卫生行政部门交办的相关任务。

4. 县级精防机构。主要职责为：

(1) 协助县级卫生行政部门起草有关重性精神疾病管理治疗工作计划、实施方案等；协助相关部门建立区域内精神疾病社区康复网络；开展精神疾病防治健康教育和宣传。

(2) 指导社区卫生服务中心和乡镇卫生院开展辖区内重性精神疾病患者线索调查工作。

(3) 组织诊断或者复核诊断基层医疗卫生机构筛查上报的疑似患者。

(4) 接收精神卫生医疗机构和上级精防机构提供的重性精神疾病患者出院信息,遵照知情同意原则，将患者纳入本辖区重性精神疾病管理服务范围，通知患者居住地社区卫生服务中心或乡镇卫生院开展建档及随访管理。

(5) 负责重性精神疾病信息管理系统县级管理工作。

(6) 指导基层医疗卫生机构制定社区/乡镇管理工作方案，开展工作效果评估；定期统计、分析、评估和报告社区卫生服务中心和乡镇卫生院患者管理的相关数据和工作信息，提出改进意见和建议；完成年度工作报表并上报本级卫生行政部门。

(7) 承担基层医疗卫生机构、街道和乡镇相关部门工作人员的专业培训和管理培训，开展培训效果评估。

(8) 承担县级卫生行政部门交办的相关任务。

（二）疾病预防控制机构

主要职责为：

1. 承担同级卫生行政部门委托的相关工作。

2. 参与本地区重性精神疾病防治健康教育活动。

3. 负责本级重性精神疾病信息管理系统平台的建立与维护。

人员及保障条件

一、人员

（一）精神卫生医疗机构

精神卫生医疗机构应根据所在地市重性精神疾病管理治疗网络工作要求和承担的任务，

确定适当数量、业务能力强的精神科执业医师、精神科专业护士专职或者兼职开展重性精神疾病管理治疗工作。所有人员在上岗前必须经过相关培训并通过考试。

精神卫生医疗机构要采取措施，保持从事重性精神疾病管理治疗工作的人员稳定。从事重性精神疾病管理治疗工作的精神科执业医师，每月应当有一定比例时间参加临床诊疗工作，每年参加国家或省级继续教育学习，以保持其临床诊疗能力和知识得到不断更新。

（二）精神卫生防治技术管理机构

精防机构应根据工作量，确定适当数量、业务能力强的精神科执业医师、精神科专业护士以及公共卫生专业人员专职开展重性精神疾病管理治疗工作。所有人员在上岗前必须经过相关培训并通过考试。

精防机构要采取措施，保持人员稳定，提高工作能力。

（三）基层医疗卫生机构

社区卫生服务中心、乡镇卫生院应当根据本辖区管理的重性精神疾病患者数量，确定适当数量的执业（助理）医师、注册护士专职或者兼职开展重性精神疾病的社区（乡镇）防治工作。所有人员在上岗前必须经过相关培训和考核。

社区卫生服务中心、乡镇卫生院要采取措施，保持从事精神疾病社区（乡镇）防治工作的医师或者护士（以下简称“精防医师”、“精防护士”）人员稳定，不断提高专业能力。

（四）疾病预防控制机构

疾病预防控制机构应根据其在重性精神疾病管理治疗工作中承担的不同工作任务以及工作量，确定适当数量、业务能力强的相应专业人员专职工作。所有人员在上岗前必须具备相应岗位的工作能力，经过相关培训并通过考试。

疾病预防控制机构要采取措施，保持人员稳定，提高工作能力。

二、保障条件

根据承担重性精神疾病管理治疗工作任务的各级机构职责，参照国家有关部门制定的精神专科机构基本建设标准，为重性精神疾病管理治疗任务提供工作用房，安排人员和工作经费，配置相应的仪器设备。

第二节　患者的发现和登记

符合本《工作规范》开展管理治疗的对象为常住重性精神疾病患者。常住重性精神疾病患者是指在本辖区内有固定居所（包括家庭、康复与照料机构等，除外精神专科医院、综合医院），并且连续居住时间在半年以上的患者。

发现疑似患者

一、线索调查

在社区或者乡镇开展重性精神疾病管理治疗工作之初进行，在上级卫生行政部门安排下，由县级精防机构指导，社区卫生服务中心和乡镇卫生院组织人员使用《行为异常人员线索调查问题清单》（表1–1），在辖区常住人口（指连续居住在半年及以上者）中开展疑似患者调查。

将发现的疑似患者情况填入《重性精神疾病线索调查登记表》（表1–2），报县级精防机构。在征得监护人同意后（有地方立法规定的除外），县级精防机构按照本规范“2.1.3精神专科诊断与诊断复核”的原则组织诊断或复核诊断。

在线索调查中，要充分依靠乡镇政府/街道办事处、村民委员会/居民委员会和当地民政、残联、救助管理站等的力量，提供搜集信息。

二、患者报告

社区卫生服务中心和乡镇卫生院、社区卫生服务站和村卫生室，以及街道办事处和居民委员会、乡镇政府和村民委员会，发现有危及自身或他人生命安全或严重影响社会秩序者为疑似精神疾病患者时，应立即拨打“110”向当地公安机关报警，由公安机关执行公务的人员送往就近或者当地卫生行政部门指定的精神卫生医疗机构明确诊断，并在24小时之内通知监护人或近亲属。

三、精神专科诊断与诊断复核

重性精神疾病的诊断和诊断复核必须由精神科执业医师依据《临床诊疗指南一精神病学分册》、《中国精神障碍分类与诊断标准（第3版）》或《ICD-10精神与行为障碍分类》及相关诊疗规范，结合患者现病史、既往史、精神状况局、体检和辅助检查等进行。

精神卫生医疗机构在人员资质、诊断条件具备的情况下进行诊断或复核诊断；条件不具备，或者不能确定诊断的，请上级精神卫生医疗机构进行诊断或复核诊断。

出院病例通知

各级精神卫生医疗机构在征得患者本人，或者监护人或近亲属同意并签署《参加重性精神疾病管理治疗网络知情同意书》（表1-3〉后（有地方立法规定的除外），每月定期将《重性精神疾病患者出院信息单》（表1-4）复印件交至本级精防机构，由精防体系将出院信息单复印件逐级转至患者居住地的社区卫生服务中心或乡镇卫生院，并开展相关建档、随访工作。社区或乡镇精防医生应提醒并督促患者定期到精神卫生医疗机构复诊。

登记确诊患者

社区卫生服务中心和乡镇卫生院应将线索调查和患者报告中明确诊断为重性精神疾病，且征得患者本人或者监护人或近亲属同意并签署《参加重性精神疾病管理治疗网络知情同意书》（表1–3）的本地居住患者，以及从精神卫生医疗机构出院并签署知情同意书的患者，纳入本地区重性精神疾病管理治疗，按要求建立或补充患者《居民个人健康档案》，按时将患者的相关信息录入国家重性精神疾病信息管理系统。

第三节 社区/乡镇管理

在精神卫生专业机构指导下，由基层医疗卫生机构承担患者社区/乡镇管理，分为患者基础管理、患者个案管理。

根据《关于促进基本公共卫生服务逐步均等化的意见》要求，城市和农村基层医疗卫生机构应开展重性精神疾病患者基础管理。

实施“中央补助地方重性精神疾病管理治疗项目”的地区，应开展患者个案管理。具备条件的其他地区，在做好患者基础管理的同时，可逐步开展患者个案管理。

患者基础管理

一、危险性评估

应对所有患者进行危险性评估，共分为6级。

0级：无符合以下1–5级中的任何行为。

1级：口头威胁，喊叫，但没有打砸行为。

2级：打砸行为，局限在家里，针对财物。能被劝说制止。

3级：明显打砸行为，不分场合，针对财物。不能接受劝说而停止。

4级：持续的打砸行为，不分场合，针对财物或人，不能接受劝说而停止。包括自伤、自杀。

5级：持械针对人的任何暴力行为，或者纵火、爆炸等行为。无论在家里还是公共场合。

二、危重情况处置

观察、询问和检查有无出现暴力、自杀自伤等危险行为，以及急性药物不良反应和严重躯体疾病。若有，对症处理后立即转诊。

三、分类干预

若无上述危重情况，应进一步评估患者病情。检查患者的精神状况，包括感觉、知觉、思维、情感和意志行为、自知力等，询问患者的躯体疾病、社会功能状况、服药情况及各项实验室检查结果等，并根据患者的精神症状是否消失、自知力是否完全恢复，工作、社会功能是否恢复，以及患者是否存在药物不良反应或躯体疾病情况，将患者分为病情稳定、基本稳定和不稳定3大类，进行分类干预。

（一）病情稳定患者

病情稳定患者，指危险性评估为0级，且精神症状基本消失，自知力基本恢复，社会功能处于一般或良好，无严重药物不良反应，无严重躯体疾病或躯体疾病稳定，无其他异常的患者。

要求：

若无其他异常，基层医疗卫生机构继续执行上级医院制定的治疗方案，3个月时随访。

（二）病情基本稳定患者

病情基本稳定患者，指危险性为1~2级，或精神症状、自知力、社会功能状况至少有一方面较差的患者。

要求：

若无其他异常，基层医疗卫生机构的医生首先应判断是病情波动或药物疗效不佳，还是伴有药物不良反应或躯体症状恶化。分别采取在规定剂量范围内调整现用药物剂量和查找原因对症治疗的措施，必要时与患者原主管医生取得联系，或在精神科执业医师指导下治疗，经初步处理后观察2周，若情况趋于稳定，可维持目前治疗方案，3个月时随访；若初步处理无效，则建议转诊到上级医院，2周内随访转诊情况。

（三）病情不稳定患者

病情不稳定患者，指危险性为3~5级，或精神病症状明显、自知力缺乏、有严重药物不良反应或严重躯体疾病的患者。

要求;

基层医疗卫生机构对症处理后立即转诊到上级医院。必要时报告当地公安部门，协助送院治疗。对于未住院的患者，在精神科执业医师、居委会人员、民警的共同协助下，进行系统、规范治疗，1–2周内随访。

四、其他要求

1. 每次随访根据患者病情的控制情况，对患者及其家属进行有针对性的健康教育和生活技能训练等方面的康复指导，为患者及其家属提供心理支持和帮助。

2. 每年应至少进行1次健康检查，可与随访相结合。内容包括一般体格检查、血压、体重、血常规 (含白细胞分类)、转氨酶、血糖、心电图，有条件的地区建议增加尿常规、血脂、眼底、大便潜血、8超等项目；使用不良反应较大的药物应定期进行相关的健康检查。

3. 有条件的地方建议提高经费补助标准，增加对患者的随访次数和工作内容。

4. 对于精神发育迟滞伴发精神障碍者，执行《国家基本公共卫生服务规范》要求，每3个月随访一次；其他精神发育迟滞者每年访视一次，了解病情并评估是否应列为基础管理对象。

五、记录和网络报告

基层医疗卫生机构应按照《国家基本公共卫生服务规范》要求，对确诊的、在家居住的患者建立“居民个人健康档案”和《重性精神疾病患者个人信息补充表》；按规定分类随访干预登记患者，填写《重性精神疾病患者随访服务记录表》（相关表格参见《国家基本公共卫生服务规范〈2011年版〉》）和《重性精神疾病患者个人信息和随访信息补充表》（表1–5）。

随访中，发现患者死亡，或者外出打工、迁居他处、走失等，或者连续3次未访到，基层医疗卫生机构应填写《重性精神疾病失访〈死亡〉患者登记表》(表1–6)。

基层医疗卫生机构及市级精防机构按照《国家重性精神疾病基本数据收集分析系统管理规范（试行)》的具体要求进行患者信息网络报告。

患者个案管理

个案管理是指对已经明确诊断的患者，根据患者的病情、社会、经济状况和心理社会功能特点与需求，通过评估患者的精神症状、功能损害或者面临的主要问题，有针对性地为患者制定阶段性治疗方案，以及生活职业能力康复措施（又称“个案管理计划”）并实施，以使患者的疾病得到持续有效治疗、生活能力和劳动能力得到恢复，帮助患者重返社会生活。

建议具备条件的地区开展患者个案管理。针对本“《工作规范》3.1患者基础管理”中不同病期的患者实行重点不同的分级个案管理。

一、人员组成

实施患者个案管理的人员应以精防医师和精防护士为主，可以吸收经过相关培训并通过考试的社会工作者、心理卫生人员参加。上述人员组成个案管理组，根据各自的专业特长，分工合作。个案管理组长一般由精防医师担任，也可以由从事个案管理工作经验丰富的精防护士担任。个案管理组应取得负责患者治疗的精神科执业医生的支持和指导。

根据情况，个案管理组可以吸收社区卫生服务站、村卫生室经过相关培训并通过考试的执业（助理）医师、乡村医生、注册护士参加。

在当地街道办事处、乡镇政府及公安部门的配合下，应吸收基层民政、派出所、残联等单位和组织的民政干事、民警、助残员等相关人员，以及居民委员会、村民委员会的人员参与患者个案管理。

制定个案管理计划

在精神科执业医师指导下，个案管理组负责全面评估和制定患者个案管理计划，其中，医疗计划由精神科执业医师制定。

个案管理计划分医疗计划、生活职业能力康复计划2个部分。医疗计划主要包括病史采集，患者精神、躯体状况、危险性、服药依从性和药物不良反应检查评估，制定包括药物治疗、药物管理和行为问题处理在内的医疗方案。生活职业能力康复计划主要包括患者个人曰常生活、家务劳动、家庭关系、社会人际交往、社区适应、职业与学习状况、康复依从性与主动性检查评估，提出具体指导和康复措施等。

对于“病情稳定患者”的个案管理计划以生活职业能力康复为主，针对性地提出具体康复措施，发掘患者潜能，改善和提高患者的社会和职业能力。

对于“病情基本稳定患者”的个案管理计划首先应该从医疗计划开始。有条件的地方，逐步增加生活职业能力康复计划。

对于“病情不稳定患者”的个案管理计划以医疗计划为主，旨在改善患者精神症状和服药依从性，降低危险行为的发生。

三、实施个案管理计划

个案管理计划由个案管理员负责指导、督促和帮助患者与家属执行。

（一）分级管理

根据以下情况实行分级管理。同时符合不同级别情况的，按高级别标准管理（一级高于二级，二级高于三级）。

1. 一级管理

一级管理对象（符合下列情况之一）：

（1）病情不稳定患者；

（2）近6个月内有危险性评估2~3级的情况，包括自杀行为或明显自杀企图；

（3）曾经危险性评估4~5级，包括肇事肇祸的患者，且目前病情稳定不满2年。

一级管理要求：以医疗计划为主，执行“危重情况紧急处理”和“病情不稳定患者”的随访时间要求。个案管理小组应及时将患者危险性评估结果、管理等级及干预措施等告知当地社区/居委会/村委会、派出所等。

2. 二级管理

二级管理对象（符合下列情况之一）：

（1）病情基本稳定不满1年的患者；

（2）病情基本稳定1年以上但不能按医嘱维持治疗者；

（3）近6个月内有危险性评估1级的情况。

二级管理要求：从医疗计划开始，逐步增加生活职业能力康复计划。执行“病情基本稳定患者”的随访时间要求。

3. 三级管理

三级管理对象（符合下列情况之一）：

（1）病情稳定不满6个月的患者；

（2）病情基本稳定1年以上且基本按照医嘱维持治疗者，同时危险性评估为0级。

三级管理要求：执行医疗计划，制订针对性生活职业能力康复计划，执行“病情稳定患者”的随访时间要求。

（二）分级干预与报告

个案管理员按照“患者基础管理”中分类干预的随访时间要求开展患者随访，填写《个案管理服务记录手册》（附件2），基层医疗卫生机构应每3个月定期将个案管理患者的随访情况填写《重性精神疾病社区/乡镇个案管理情况季度报表》（表1–7），上报县级精防机构。

1. 随访内容包括：

（1）执行患者基础管理的随访内容和要求。

（2）评估患者危险性和各项心理社会功能，提出个案管理计划更改建议。

（3）提出管理等级更改建议。

（4）如发现患者病情变化或者有发生危险性行为的可能，随时向组长报告，必要时向精神科执业医师报告。

2. 个案管理中需要注意的问题：

（1）患者病情不稳定，要及时寻找可能原因，予以相应处理，包括提高治疗依从性措施、调整药物剂量、种类或者用药途径等。

（2）发现患者和家属存在关于疾病的不良心理反应，要提供心理支持以及家庭教育。

（3）发现患者功能缺陷，提供具体的康复指导和训练，介绍到康复机构接受系统康复训练。

（4）对于已经恢复工作学习者，提供连续性支持，处理压力和治疗相关问题。

（5）与家属建立良好关系，积极争取家属参与个案管理。

（三）会商与专业指导

1. 个案管理组成员每3个月会商患者情况。会商内容包括：

（1）根据评估结果，修订个案管理计划。

（2）调整患者管理级别。

（3）解决诊疗工作中其它问题。

(4) 如遇特殊情况，个案管理组要随时会诊讨论，必要时邀请精神科执业医师参加。

2. 精神科执业医师每季度到社区卫生服务中心和乡镇卫生院开展工作。内容包括：

(1) 检查社区/乡镇管理的疑难患者精神状况和躯体状况，制定或更改治疗用药方案。

(2) 指导个案管理组制定或更改个案管理计划。

(3) 帮助解决基层人员在工作中遇到的疑难问题，指导个案管理计划实施。

社区/乡镇管理中的药物治疗原则

社区/乡镇管理中，对重性精神疾病的药物治疗原则应该遵循《临床诊疗指南-精神病学分册》、《精神疾病诊疗指南》和《中国精神疾病防治指南》的规定，遵循“安全、早期、适量、全程、有效、个体化”的原则。患者治疗药物处方由精神科执业医师出具。

患者治疗前，应该由患者或者其监护人签订知情同意书。精神科执业医师或者精防医师需向患者及家属说明药物性质和作用、可能发生的不良反应及对策，争取他们的主动配合，使患者能遵医嘱按时按量用药。

对于精神发育迟滞不伴发精神障碍者，不属于重性精神疾病药物治疗的范围。

一、安全性

力求做到既能够通过治疗控制症状，减少疾病造成的危害，又避免患者出现严重的药物不良反应。做到以下几点：

1. 全面考虑患者症状特点、年龄、躯体状况、药物的耐受性、有无合并症。

2. 考虑药物作用的特点。用药前必须做好常规体格检查和神经系统检查以及血常规、血生化（包含肝肾功能）和心电图检查；治疗过程中定期（每季度）对上述项目复查；不良反应大的药物每月进行检查。

3. 严格掌握用药禁忌；注意药物之间配伍禁忌。

4. 及时识别和处理药物不良反应。

5. 必要时请上级医疗单位做血药浓度检测。

二、及时性

一旦确定诊断，尽早治疗，争取最佳疗效。

三、有效性

根据疾病表现和既往治疗情况，选择合适药物种类和个体化有效治疗剂量。

四、经济性

选择患者经济条件许可完成全程治疗的药物。

五、个体化

种类和剂型，考虑到患者的躯体特点、个人意愿、长期治疗的依从性、既往的疗效；用药剂量，以达到最佳疗效和能耐受为目标。

六、单一性

除非有必要，抗精神病药之间、抗抑郁药之间最好不联用；急性期治疗有效的药物则在维持期继续使用。

七、系统性

在足够剂量、足长疗程后评估疗效；有换药指征者合理换药。

八、长期性

坚持完成急性治疗期、巩固治疗期和维持治疗期全程治疗，要特别注意功能恢复。

效果评估

一、个体效果评估

主要有以下方面：患者治疗有效性、治疗依从性；患者心理功能、社会功能损害减轻情况；患者参与社会生活程度、能力改善或发展情况；患者客观处境和自我感受改善情况等方面。

二、群体效果评估

1. 患者检出率

患者检出率 = 所有登记在册的确诊患者数 / 辖区内常住人口总数 × 100%

2. 检出患者管理率

检出患者管理率 = 在管患者数/所有登记在册的确诊患者数 × 100%

(在管患者为已进行随访管理的患者。)

3. 检出患者规范管理率

检出患者规范管理率 = 规范管理患者数/所有登记在册的确诊患者数 × 100%

（规范管理患者指按照本《工作规范》要求的随访时间间隔，在一年内完成全部随访次数的患者。例如：对病情稳定患者连续3个月内至少有1次随访，一年至少有4次随访的患者。）

4. 在管患者病情稳定率

在管患者病情稳定率 = 最近一次随访时分类为病情稳定的患者数 /（在管患者数–失访患者数）× 100%

5. 检出患者轻度滋事率

检出患者轻度滋事率 = 检出患者中轻度滋事人数 / 所有登记在册的确诊患者数 × 100%

（轻度滋事：是指公安机关出警并有出警记录，但仅作一般教育等处理的案情，例如患者打、骂他人或者扰乱秩序，但没有造成生命财产损害的，属于此类。以当地公安机关的资料为准。）

6. 检出患者肇事肇祸率

检出患者肇事肇祸率 = 检出患者中肇事肇祸人数 / 所有登记在册的确诊患者数 × 100%

（肇事肇祸：包括“肇事行为”和“肇祸行为”二类。肇事行为是指患者行为触犯了我国《治安管理处罚法》但未触犯我国《刑法》，例如患者有行凶伤人毁物等但未导致被害人轻、重伤的。肇祸行为是指患者行为触犯了我国《刑法》，属于犯罪行为的。以当地公安机关的资料为准。）

第四节　应急医疗处置

突发重性精神疾病，或重性精神疾病患者病情急剧变化，已经出现或可能出现对自身的伤害（自杀、自伤行为），或者对他人造成伤害、对财物造成重大损失、严重扰乱社会治安等（危害社会行为）；或者出现严重药物不良反应，需要通过应急医疗处置及时采取干预措施，以避免伤害和损失的发生或者减轻伤害和损失程度。

除已经纳入重性精神疾病管理治疗的疾病外，例如精神活性物质所致精神疾病等其他精神疾病患者，也可能出现上述需要应急医疗处置的情况。

在精神卫生医疗机构对患者实施应急医疗处置之前，患者家属或者监护人应在《重性精神疾病应急医疗处置知情同意书》（表1–8）上签字同意。应急医疗处置知情同意书不能及时送达患者家属或者监护人时，由在现场履行公务的公安机关人员签字证实。

一、处置原则

1. 合理：应急医疗处置判断要准确，方法要恰当，严格遵循相关的法律法规。

2. 及时：工作人员应该及时赶到现场，采取干预措施，尽可能缩短造成伤害和损失。

3. 安全：采取的一切处置措施，均旨在保护患者、家属、周围人群以及实施应急医疗处置的医疗人员的人身安全；保护公共和私人财物；必要时应联系当地公安机关协助。

二、处置前准备

（一）应急医疗处置组

参加重性精神疾病管理治疗工作的精神卫生医疗机构应当建立应急医疗处置组,制定针对危害社会行为的重性精神疾病患者的应急医疗处置预案。

应急医疗处置组由具有连续5年以上精神科临床工作经验、并且接受过重性精神疾病规范化治疗培训的精神科执业医师，以及具有连续3年以上精神科临床工作经验的精神科专业护士组成。组长应为具有临床和应急处理经验的副主任职称以上精神科高年资医师。应急医疗处置组人员实行24小时轮班。在执行应急医疗处置任务时，所有医护人员需佩戴胸牌，标明身份。

（二）其他参与人员

患者家属或监护人和（或）公安机关公务人员，在需要采取保护性或强制性应急医疗处置措施（如保护性约束、强制性治疗）时，应参与并协同实施应急医疗处置措施。

执行应急医疗处置任务的救护车驾驶员、护理员，须接受危险行为防范措施培训。

在对已接受社区/乡镇管理的患者进行应急医疗处置时，基层精防医生和精防护士应尽可能全程参与现场临时性应急医疗处置过程，并在应急医疗处置组到达现场前做必要的前期处置和准备工作。

（三）绿色通道

承担应急医疗处置任务的精神卫生医疗机构应设立24小时有人值守的应急医疗处置专用电话。

应急医疗处置专用电话主要用于：

1. 在已纳入社区及乡镇管理患者出现紧急情况时，用于应急医疗处置组与基层精防医生或精防护士、片区民警、患者家属等其他相关人员联系；

2. 在条件许可地区，为尚未纳入社区/乡镇管理患者或者疑似患者、非本地常住患者或者疑似患者提供应急医疗处置服务。

（四）设备和设施

具有必要安全防护设施并且设有保护性约束功能的救护车及相关的精神科药品。

三、应急事件指征

（一）危害公共安全或者危害他人安全的行为

危险性评估在3级及以上，已经或可能对他人造成人身伤害、对财物和公共安全造成损失的患者。

（二）自伤或者自杀行为

患者出现下列行为之一的：

1. 有明显的自杀观念，或既往有自杀行为者，可能出现自伤或者自杀行为。

2. 已经出现有自伤或者自杀行为，对自身造成人身伤害。

3. 有扩大性自伤或者自杀的言语、企图或行为，对他人可能或已经造成人身伤害。

（三）急性的或严重的药物不良反应

包括急性药物中毒（自杀或误服），或者长期服药过程中出现的需及时处理的严重药物不良反应。

四、应急事件报告

已经接受社区/乡镇管理的患者发生应急事件的，患者家属或监护人可以向所在社区卫生服务中心或者乡镇卫生院报告。后者在接到报告后，应及时报告上级精神卫生医疗机构。情况紧急的，患者家属或监护人可以直接向就近精神卫生医疗机构报告。

尚未接受社区/乡镇管理的患者或者疑似患者发生应急事件的，患者家属或监护人可以直接送往就近精神卫生医疗机构；目击者、知情者或者当事人可以拨打“110”向当地公安机关报警，送往当地卫生行政部门指定的精神卫生医疗机构。

非本地常住居民，包括临时居住人员、观光旅游人员、流浪乞讨人员中的精神病患者或者疑似患者发生应急事件的，目击者、知情者或者当事人可以拨打“110”向当地公安机关报警，送往就近精神卫生医疗机构。

五、处置方式

精神卫生医疗机构采取的有关应急医疗处置措施，应该遵循《疾病诊疗规范--精神病分册》和《中国精神疾病防治指南》的规定。对“精神科门诊留观”或者“精神科紧急住院治疗”的患者，应按照门诊留观和紧急住院的要求办理相关手续。

（一）现场临时性处置

适用于疾病诊断明确，问题清楚，处理措施不复杂的情况。主要针对一般的急性药物不良反应患者，或病情不重，治疗依从性较好，患者家庭有一定管理条件的患者。

对已经接受社区/乡镇管理的患者，在现场临时性应急医疗处置完毕后，基层精防医生或者精防护士应每4小时随访一次。连续2次随访病情稳定后可停止随访。

如果现场临时性应急医疗处置未能达到预期效果，应及时转为精神科门诊留观、精神科紧急住院治疗或会诊。

（二）精神科门诊留观

适用于不能立即确诊，需进一步检查或观察；或疾病诊断虽已明确，但处理措施较简单，预计问题可以在24小时内得到解决的情况。主要针对较严重的急性药物不良反应，或患者家属/监护人有较强看护能力并且危险性评估在2级及以下的患者。

如果估计病情不能在24小时内得到有效控制，或有继续发展加重的趋势，应随时转为精神科紧急住院治疗。

（三）精神科紧急住院治疗

适用于患者病情危重，需要保护性治疗或强制性治疗；或处理措施复杂，病情需要较长时间（24小时以上）才能控制；或不能确诊，需进一步检查、观察或会诊的情况。主要针对危险性评估在3级及以上的患者，或出现严重的急性药物不良反应患者。

（四）院外应急医疗处置常用措施

1. 心理危机干预。

使用支持性和解释性言语，缓解患者紧张、恐惧和愤怒情绪，劝说患者停止危害行为。同时对现场其他人的焦虑、紧张、恐惧情绪给予必要的安慰性疏导、转移。

2. 保护性约束。

保护性约束为及时控制和制止危害行为发生或者升级，而对患者实施的保护性措施。

经患者监护人（家属）同意，在当地公安机关公务人员协同下，使用有效的保护性束手段对患者进行约束，对其所携危险物品及时全部搜缴、登记、暂存，将患者限制于相对安全的场所。

3. 快速药物镇静。

为迅速控制患者情绪，经应急医疗处置组的精神科执业医师诊断并处方，可使用抗精神病药物（如氟哌啶醇等，或加用苯二氮卓类药物）快速镇静。用药后，应注意观察药物不良反应。

4. 持续性药物治疗。

对已经接受社区/乡镇管理的患者，根据疾病诊断和既往治疗情况，应及时制定和调整长期药物治疗方案，以巩固治疗效果，控制并缓解病情。

5. 其他治疗。

查看并处理患者出现的身体损伤。必要时，请就近综合性医院会诊或协助诊疗。

六、处置后患者管理

已经接受社区/乡镇管理的患者，在应急医疗处置结束后仍然在家居住的，社区卫生服务中心或者乡镇卫生院按照要求进行患者社区/乡镇管理。

尚未接受社区/乡镇管理的本地常住患者，在应急医疗处置结束后仍然在家居住的，社区卫生服务中心或者乡镇卫生院在征得患者本人，或者监护人或近亲属同意并签署《参加重性精神疾病管理治疗网络知情同意书》后（有地方立法规定的除外），按照要求登记和开展患者社区/乡镇管理。

七、几种常见危害行为的处置原则

（一）暴力攻击行为

1. 评估患者危险性。

根据患者病史及目前的状况，评估冲动和暴力行为发生的可能性以及可能带来的不良后果，进行危险性评估。

2. 非药物性干预措施。

（1）一般的安全技巧：与对方保持一定的距离，避免直接的目光对视，不要随便打断患者的谈话，要有安全的逃离通道，及时发现患者愤怒的迹象，取走患者携带的凶器等。

（2）检查技巧：避免给患者过度的刺激（声光）予以足够的个人空间，尽量保持开放的身体姿势，尊重、认可患者的感受，向患者表示随时愿意提供帮助。多做言语的安抚，以减少患者的恐惧，劝阻患者停止暴力无效时，则予以身体约束。

3. 药物治疗。

采用快速镇静疗法，使用抗精神病药物，如使用氟哌啶醇，或氯硝西泮肌肉注射。

4. 积极处理原发疾病。

（二）自伤自杀行为

1. 阻止自伤自杀行为，救治躯体损伤。

立即阻止正在实施的自伤自杀行为；快速进行必要的躯体检查，实施现场急救，恢复并维持生命体征正常。视躯体损伤程度及医疗处理条件,决定是否转入综合性医院急诊科急救，或请其他科会诊。

如生命体征平稳，应将患者转移至安全场地，由专人看护，避免再度发生自伤自杀行为。如在社区内缺少安全保护措施，应采取精神科门诊留观或紧急住院治疗。

2. 快速药物镇静。

3. 积极处理原发疾病。

适时开始或调整针对原发疾病的治疗方案。了解并分析自伤自杀的成因，给予支持性心理治疗。

（三） 与抗精神病药相关的急性不良反应

抗精神病药副作用较多，特异质反应也常见，所以处理和预防药物的不良反应与治疗原发病同等重要。常见的急性药物不良反应有锥体外系反应、恶性综合征、体位性低血压、药物过量中毒等。

处置急性药物不良反应，应遵照《疾病诊疗规范--精神病分册》、《中国精神疾病防治指南》的要求实施。

八、处置记录和报告

执行应急医疗处置任务的精神科执业医师,在应急医疗处置完成后24小时内应填写《重性精神疾病应急医疗处置记录单》（表1–9）一式三份。其中，一份留应急医疗处置组存档，一份交本级精防机构，一份随同应急医疗处置有关的材料一并移交有关部门。采取“现场临时性处置”的，移交社区卫生服务中心或者乡镇卫生院保存；采取“精神科门诊留观”的，移交接诊医院的精神科门诊；采取“精神科紧急住院治疗”的，移交接诊医院的精神科住院部。

未纳入社区/乡镇管理，但接受应急医疗处置的患者，由市级精防机构汇总本市此类患者的应急处置情况，每月填写《非在管重性精神疾病患者应急医疗处置月报表》（表1–10），并于每月10日前将上月月报表网络录入国家重性精神疾病信息管理系统。

第五节　人员培训与健康教育

一、人员培训

（一） 培训目的

1. 使行政管理人员了解开展重性精神疾病管理治疗工作的目的、意义、主要工作内容等。

2. 使精神卫生专业人员掌握重性精神疾病管理治疗工作要求、工作程序和相关诊疗规定。

3. 使基层医疗卫生工作人员掌握必要的重性精神疾病管理治疗知识和技能、相关工作要求和规定，能够开展社区/乡镇管理。

4. 使社区其他相关人员了解开展重性精神疾病管理治疗工作的目的和意义，掌握必要基本技能，主动配合、协助开展工作。

（二）培训对象

行政管理人员，包括政府和精神卫生相关部门的行政管理人员等。精神卫生专业人员，包括精神科执业（助理）医师、注册护士等专业人员。

基层医疗卫生工作人员，包括在社区卫生服务机构和农村卫生机构中从事精神疾病防治工作的精防医生、精防护士等。

社区其他相关人员，包括患者家属、公安机关人员、居委会（村委会）干部、社区助残员等。

（三）培训内容及方式

培训内容包括，重性精神疾病防治工作管理、患者规范化治疗、患者基础管理和个案管理、国家重性精神疾病信息管理系统业务管理与质量控制、患者家属护理教育、民警和居委会人员相关知识与技能等。随着工作进展，培训内容可根据当地情况及各地需求进行调整。

培训方式：各级依照本规范的职责分工开展培训。

（四）培训评估

培训举办单位应在每次培训结束时，对培训效果、内容、教材、讲员、培训班组织管理等进行评估，根据评估结果及时改进培训。

二、健康教育与宣传

（一）职责和任务

对首诊确诊为重性精神疾病的患者及其亲属，在进行临床治疗的同时开出健康教育处方，降低患者及家属的病耻感，提高他们对于重性精神疾病的应对能力，预防向慢性和残疾转化。

对于慢性精神病病人，健康教育要围绕提高自知力和社会适应能力为主。

预防措施以早发现为主，在社区中要积极开展早期识别重性精神疾病的宣传教育，鼓励疑有重性精神疾病的人员及早去正规的精神卫生医疗机构咨询。

（二）农村地区健康宣传

可以通过精神卫生医疗机构下乡送知识送技术的方式，帮助乡村医生普及常见重性精神疾病早期表现的知识。

在乡镇卫生院重点培养精神卫生专（兼）职人员熟悉重性精神疾病防治的宣传要点和核心信息，利用广播、电视和宣传材料等为农村常住及流动人口、乡镇企业工人等进行重性精神疾病防治宣传教育。

（三）城市社区健康教育与健康促进

在精防机构指导下，依托健康教育机构和社区卫生服务机构开展重性精神疾病防治知识的普及宣传工作。

社区居委会等要积极倡导社区居民对已患有重性精神疾病的患者和家庭给予理解和关心，平等对待病人，促进社区和谐稳定。

（四）学校健康教育与宣传

根据重性精神疾病多在青壮年发病的特点，配合学校健康教育，开展有针对性的讲座，通过宣传墙报或手册，提高青少年对于重性精神疾病早期症状的知晓。

在有条件的学校配备心理辅导老师，对学生开展心理咨询和行为干预。

（五）健康教育与宣传评估

应开展健康教育材料的形成评估，健康教育和宣传活动的过程评估、效果评估，根据评估结果及时改进健康教育与宣传的方法和内容。

第六节　资料信息管理与工作总结、年度报表

一、资料信息管理

收集、整理、审核、汇总、分析重性精神疾病管理治疗工作资料信息的目的，是为制定和调整管理治疗策略和措施、评估管理治疗效果提供依据。

资料信息管理包括纸质资料和电子化信息两个方面的管理。所有参加重性精神疾病管理管理治疗工作的人员，在工作完成后，应及时将有关资料、信息

交数据质控员集中管理，不得据为己有，不得丢失、自行销毁或拒绝归档。各级精防机构应当确定专人负责管理患者个案资料，不得泄漏相关信息。

（一）数据质控员

开展重性精神疾病管理治疗工作的各级精防机构、精神卫生医疗机构、基层医疗卫生机构应该配备数据质控员。

数据质控员应具备精神疾病相关专业知识，熟知精神疾病管理治疗工作内容和相关制度，熟悉所有资料的存档方式，并能进行存档工作的改进，熟练掌握办公自动化软件及互联网络的使用。

数据质控员职责：

1. 负责本单位与重性精神疾病管理治疗工作有关的文件、资料、数据存档管理工作。

2. 按照要求，做好文件、资料和数据收文登记并分发、存档。

3. 负责对需录入国家重性精神疾病信息管理系统的相关信息进行审核、基本数据录入及质量管理，按时进行信息网络报告。

4. 遵守国家法律法规，熟悉国家保密制度有关规定，具备基本的网络安全知识，不参加任何非法网络组织，确保资料和患者信息的安全、完整，定期清点整理资料，未经许可不得泄露患者和系统的相关信息。

（二）纸质资料管理

1. 政策类

政策类资料是指各级政府及卫生和相关部门发布的有关重性精神疾病管理治疗工作的文件和函件。主要包括相关法规、规划、计划、实施方案、工作制度等规范性文件、批示和批复等函件。

此类资料的管理要求按自然年度、按时间顺序，从前向后整理、归档。如果资料内容较多，可以再适当细分。

2. 技术类

（1）患者个案资料

患者个案资料是指精神卫生医疗机构、基层医疗卫生机构，在开展重性精神疾病管理治疗工作过程中，产生的与患者治疗和管理有关的患者个人的所有信息和资料。主要包括：摸底检查和诊断复核、门诊和住院治疗、应急医疗处置、社区/乡镇管理、家属教育和康复指导等过程中产生的资料信息。其中，尤其要注意保存患者申请治疗、应急医疗处置的申请和审批资料、知情同意书等资料。

患者个案资料由专人保管，不得泄漏。

患者个案资料应一人一档，以居委会、村委会为单位，按年度、依时间顺序做好登记，由社区卫生服务中心和乡镇卫生院负责保存。其中，患者在精神卫生医疗机构门诊和住院治疗的资料，按照医疗机构诊疗的规定由精神卫生医疗机构存档。

社区卫生服务中心和乡镇卫生院应整理患者个案档案，并按以下编号要求给每份档案按顺序依次编号。

重性精神疾病管理治疗患者编号办法按照卫生部“居民个人健康档案”编码要求，采用17位码制。（此号码同时也将作为患者在“国家重性精神疾病信息管理系统”中的计算机编号）。:

患者编号即：区县国标码（6位）十街道（乡镇）编码（3位）十居委会（村委会）编码（3位）十患者顺序号码（5位）

区县国标码：按照《中华人民共和国行政区划代码（国家标准）（G8/T2260-1999)》要求执行。

街道（乡镇）编码：按照《县级以下行政区划代码编制规则（国家标准）(GB/T10114-2003)》要求执行。当地已对街道（乡镇）编码的，执行现有编码；当地尚未对街道（乡镇）编码的，由县级卫生行政部门依照上述国家标准规则进行编码。

居委会（村委会）编码：由街道（乡镇）按顺序编排（注意：编排顺序应与“居民健康档案管理服务规范”的顺序一致）。

患者顺序号码：与“居民个人健康档案”号码一致，由社区卫生服务中心和乡镇卫生院按要求编排。在填写健康档案的其他表格时，必须填写居民健康档案编号的后8位编码。

(2) 患者管理过程中的资料信息

患者管理过程中的资料信息是指各级精防机构、基层医疗卫生机构在开展重性精神疾病管理治疗工作过程中，产生的与患者管理治疗、管理人员、管理流程等有关的各种统计、汇总、报告等资料和信息。主要包括：各种管理流程文件、各级管理人员和个案管理员联络信息、工作信息和统计报表、工作方案和总结报告等。

县级精防机构负责对患者管理过程中的资料信息的收集、分析、统计工作，并按有关要求逐级上报，并将统计分析结果向社区卫生服务中心和乡镇卫生院反馈。

对此类资料的管理，要求先按类别细分（如管理流程、管理人员、工作方案和总结、患者管理治疗情况统计信息和报表等、再按自然年度、按时间顺序整理、归档。如果资料内容较多，如对患者管理治疗情况统计信息和报表一类资料，还可以按照工作流程再细分为登记和复核诊断、门诊和住院（含解锁）、应急医疗处置、随访管理等。

3. 工作和管理类

工作和管理类资料是指各级精防机构、基层医疗卫生机构开展重性精神疾病管理治疗工作产生的相关资料。主要包括：健康教育和宣传、人员培训、患者管理治疗质量控制、工作督导检查和评估考核等的计划方案、总结报告、教材、图片、音像资料等资料。

对此类资料的管理，要求先按类别细分，再按自然年度、按时间顺序整理、归档。

（三）电子化信息管理

重性精神疾病管理治疗相关患者个案资料及进度报表等信息，应根据《国家重性精神疾病基本数据收集分析系统管理规范（试行）》要求，由各级数据质控员按时录入国家重性精神疾病信息管理系统。

国家重性精神疾病信息管理系统相关信息的使用和管理由专人负责，要严格按照国家重性精神疾病信息管理系统有关数据管理办法执行，任何人不可随意修改、删除、导出数据，不可随意扩大数据使用范围。

二、工作总结和年度报表

工作总结和进度报表是各级卫生行政部门和重性精神疾病管理治疗工作实施单位，通过自我检查和评估，了解各项任务完成情况及其效果的常用方法。

（一）工作总结

工作总结包括年度工作总结、单项活动总结。

年度工作总结主要包括：

1. 一般情况

本地区城市、农村的人口数及15岁及以上年龄构成，村或居委会数、乡镇或街道数、区县数、地市数等；城镇职工基本医疗保险、城镇居民基本医疗保险、新型农村合作医疗的覆盖率和报销办法；当地精神卫生医疗机构、社区和农村基层医疗卫生机构的数量等。

2. 工作开展情况

(1) 政策制度。包括：地方政府、卫生行政部门以及相关部门发布的有关重性精神疾病管理治疗政策；财政对精神卫生医疗机构、城市和农村基层医疗卫生机构开展重性精神疾病管理治疗工作的机构、人员补助政策等。

(2) 组织管理。包括：政府工作领导、协调组织的活动情况；本地区重性精神疾病管理治疗工作的执行主管机构以及相关的人员数量、职称等。

(3) 网络建设。包括：参与开展重性精神疾病管理治疗服务的各种机构数、人员数等。

(4) 工作进展和效果评估。包括：登记符合诊断的重性精神疾病患者数；社区/乡镇管理患者数以及管理情况;应急医疗处置患者数以及应急医疗处置效果;药物治疗补助患者数、住院治疗补助患者数及平均住院日；患者出现轻度滋事、肇事肇祸危险行为情况；解锁救治关锁患者情况等。

(5) 人员培训和健康教育与宣传。包括：培训内容、对象、天数、人数和效果评估；各类健康教育和宣传活动的内容、方式、覆盖人数和效果评估等。

(6) 经费保障。包括：人员经费、工作经费来源、使用情况；设备配置情况等。

(7) 督导。包括：各类督导时间和内容、次数与参加人员；督导的主要发现（成绩、经验、存在的问题、解决意见），对存在问题的改进措施等。

单项活动总结可以选取上述一项或几项内容进行总结。

(二) 年度报表

各级精防机构应当及时收集、整理、汇总本辖区重性精神疾病管理治疗年度工作情况（1月1日至12月31日），填写《重性精神疾病管理治疗工作年度报表》（附件3），经同级卫生行政部门审核后报上一级卫生行政部门，并抄送上一级精防机构。省级精防机构汇总报表经省级卫生行政部门主管处室审核后加盖公章留存备案，并于次年3月1日前通过计算机网络录入国家重性精神疾病信息管理系统。

（三）重性精神疾病信息管理简报

各地要建立重性精神疾病信息管理的简报制度。各级精防机构按照同级卫生行政部门的要求编制本辖区重性精神疾病信息管理月报、季报、年报，定期报送同级卫生行政部门，并抄送上一级精防机构。

第七节 督导、考核与评估

督导、考核与评估是各级卫生行政部门检查、指导下级部门或者单位的工作进展和效果、发现和解决工作中存在问题、总结工作经验与不足等的常用方法。

一、人员

执行督导（考核、评估）的人员应得到组织实施督导（考核、评估）的卫生行政部门或者单位的授权或许可。

所有人员在开展督导（考核、评估）前，应事先了解督导（考核、评估）计划、内容和程序；在督导（考核、评估）过程中，要遵照督导（考核、评估）计划进行检查，客观公正；在督导（考核、评估）结束后，要实事求是反映检查发现，及时完成督导（考核、评估）报告，并提交主持实施督导（考核、评估）的卫生行政部门或者单位。

执行督导、考核和评估的人员通常为以下二类：

1. 卫生行政管理人员。要求：熟悉重性精神疾病管理治疗工作的相关政策和管理要求。

2. 精神卫生专业人员。要求：副高及以上技术职称，熟悉重性精神疾病管理治疗的相关技术和管理要求。

根据需要，督导、考核也可以请其它行政管理人员（如民政、公安等部门）和有关组织的管理人员（如残联等）参加。

二、督导

督导是上级卫生行政部门组织或者委托同级精防机构组织，对下级卫生行政部门工作情况进行个别检查和指导的一种方式。通过督导，促进下级提高工作质量，改进工作方式，总结成绩和发掘典型事例，发现问题并提出改进意见。

(一) 内容

主要围绕工作制度和机制建立情况、各项工作内容开展情况、人财物等保障措施落实情况等方面进行检查。主要有：

1. 领导及协调机制、工作制度、工作流程等制度落实情况。、

2. 各项技术指标的完成数量和质量。

3. 各类人员配备及其职责。

4. 人员经费、工作经费、患者门诊及住院治疗补助经费的数量、经费管理。

5. 资料管理和重性精神疾病信息报告管理工作。

6. 总结工作成绩和先进典型事例。

7. 协调、指导、帮助解决工作中存在的管理问题和技术问题。

(二) 要求

1. 准备

(1) 制定督导计划。

明确本次督导目的，根据目的确定督导内容，撰写督导计划，拟定督导表格并明确填表须知，提出本次督导的特殊要求。

(2) 事先准备被督导地区或者单位既往工作情况和相关资料,供督导中备用。

(3) 确定参加督导人员，拟定日程安排。

2.现场检查和指导

(1) 汇报座谈会。

督导组长向被督导单位说明督导目的，介绍督导主要内容和过程；听取被督导单位的工作汇报；双方共同讨论，提出问题或者进一步了解情况。

(2) 现场检查，收集信息。

分别填写《重性精神疾病管理治疗工作督导检查表（A）（卫生行政部门用)》、《重性精神疾病管理治疗工作督导检查表（B）（业务部门用)》（表1-11）。

在重性精神疾病管理治疗工作的具体落实单位、患者家庭、社区等场所开展现场检查。现场检查场所应能满足收集督导信息的要求，并具有代表性。根

据督导目的，现场检查场所可以随机抽取，也可以指定。现场检查全过程应与相关人员讨论和分析问题，必要时进行现场指导。

现场检查主要包括：① 检查各种管理或技术指导性文件、会议材料、医学记录，包括病案、表、册、卡片及登记资料。② 检查核实各种重要数据和填报内容。③ 观察被督导者实际具体工作程序及诊断治疗操作过程。④ 与患者、家属、社区管理人员、民警等个别交谈，访谈对象应由督导员选定。

⑶ 分析评估。

现场检查结束后，督导组成员集体讨论和分析，总结被督导单位的成绩和亮点，找出主要问题，分析问题产生的原因，并提出解决问题的建议，形成督导意见。

⑷ 反馈交流会。

督导结束后，督导组与被督导单位及其上级部门召开反馈交流会。督导组应口头反馈督导发现和结果，提出改进意见和建议，并与被督导单位及其上级部门就相关工作意见进行交流。

3. 总结

督导组在督导结束后应及时向组织实施督导的单位提交督导报告和记录表格。督导报告应有督导组全体成员签字；记录表格应有被督导单位主管领导签字。

督导报告内容包括：基本情况，督导活动内容概述，成绩、问题及整改建议。

督导报告和记录表格的原件，以及督导相关资料，由组织督导工作的同级精防机构保存。

三、考核

考核是上级卫生行政部门对照已经下达的重性精神疾病管理治疗的工作目标、指标和要求，全面检查下级部门和单位工作绩效的一种方式。考核一般与奖惩措施、绩效工资制度等挂钩。

㈠ 内容

考核内容以各项工作完成的数量和质量为主，同时检查工作制度和机制、人财物等保障措施等的落实情况。主要有：

1. 领导及协调机制、工作制度、工作流程等制度落实情况。

2. 各项技术指标的完成数量和质量。

3. 各类人员配备及工作质量。

4. 人员经费、工作经费、患者门诊及住院治疗补助经费的数量、经费管理。

（二） 要求

1. 准备

（1） 制定考核计划。

根据有关重性精神疾病管理治疗的工作目标、指标和要求，制定考核计划和方案，提出各项内容的考核方法、评分方式和计分权重，拟定考核表格并明确±真表须知。

（2） 确定参加考核人员，拟定日程安排。

2. 现场考核

根据考核计划和方案进行。主要包括听取汇报，现场收集信息等。

3. 分析与总结

考核组在考核结束后，应及时分析资料，提出考核报告。

考核各项资料和记录的原件，以及相关资料，由组织考核的部门保存。

四、评估

评估是对某地区开展重性精神疾病管理治疗工作效果、患者需求、相关措施的有效性等进行考量的一种方法。评估由各级卫生行政部门负责组织，可以委托具备评估能力的精防机构或者科研单位等承担。

应根据不同的评估目的，采用制定相应评估计划和方案。